ALBERTO VILLOLDO

Das erleuchtete Gehirn

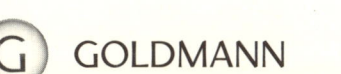

GOLDMANN

Lesen erleben

Alberto Villoldo
David Perlmutter

Das erleuchtete Gehirn

Mit Schamanismus und Neurowissenschaft das Geheimnis gesunder Zellen entdecken

Aus dem Englischen von Andrea Panster

GOLDMANN

Die Originalausgabe erschien 2011 unter dem Titel »Power Up Your Brain. The Neuroscience of Enlightenment« bei Hay House Inc., USA.

Unseren Frauen Marcela Lobos und Leize Perlmutter –
unseren Partnerinnen, die uns stets liebe- und
verständnisvoll zur Seite stehen.

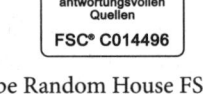

Verlagsgruppe Random House FSC-DEU-0100
Das für dieses Buch verwendete FSC®-zertifizierte Papier
Super Snowbright liefert Hellefoss AS, Hokksund, Norwegen.

1. Auflage

Deutsche Erstausgabe September 2011
© 2011 der deutschsprachigen Ausgabe
Wilhelm Goldmann Verlag, München
in der Verlagsgruppe Random House GmbH
© 2010 by David Perlmutter and Alberto Villoldo
Umschlaggestaltung: UNO Werbeagentur, München
Umschlagmotiv: Bob Commander
Redaktion: Georg Patzer
SB · Herstellung: cb
Satz: EDV Fotosatz Huber/Verlagsservice G. Pfeifer, Germering
Druck: GGP Media GmbH, Pößneck
Printed in Germany
ISBN: 978-3-442-21963-6

www.goldmann-verlag.de

INHALT

VORWORT
DES HERAUSGEBERS

Was haben Schamanismus und Neurowissenschaften gemeinsam? Beide verfügen über den Schlüssel zu Gesundheit und Wohlbefinden, überragenden geistigen Leistungen, spirituellem Gewahrsein, Wachstum und Wohlstand, besseren zwischenmenschlichen Beziehungen und höherer Lebensqualität. Beide können uns helfen, unsere Aufgaben besser zu bewältigen und einen gesellschaftlichen Beitrag zu leisten – um nur einige Vorzüge zu nennen.

Dennoch finden wir diese beiden Begriffe – *Schamanismus* und *Neurowissenschaften* – nur selten im selben Satz. Woran liegt das? Weil wir in einer Zeit des Reduktionismus leben, in der Spiritualität und Wissenschaft gespalten und getrennt, entzweit und geschieden sind.

Das war nicht immer so. Jahrtausendelang waren Schamanen auch Astronomen, Zauberer auch Wissenschaftler, spirituell Suchende auch Forscher, und Forscher gingen Risiken ein. Kaiser, Stammesführer, Zaren, Könige und Potentaten wussten ihre Meinung zu schätzen. Zumindest so lange, bis die etablierten Autoritäten – die Päpste und Fürsten des mächtigen Status quo – Visionäre als Ketzer brandmarkten und verfügten, fortan sollten Religion und Wissenschaft getrennte Wege gehen.

Die Beziehung zwischen Geist und Materie wurde zwar in den Hintergrund gedrängt, sie ist aber zum Glück nie ganz aus dem menschlichen Bewusstsein verschwunden. Wissenschaftler vermuteten stets, dass eine Verbindung zwischen Gehirn und Seele existiert, und diese Vorstellung ist in einem Grundparadigma erhalten geblieben. Vor einigen Jahrzehnten tauchte sie erneut auf und kam in dem Begriff der Körper-Geist-Seele-Verbindung zum Ausdruck.

Nun bündeln zwei Männer, zwei Seher – ein Schamane und ein Wissenschaftler – ihre Erfahrung und ihr Wissen, um die Gesamtheit der spirituellen und wissenschaftlichen Welt zu erforschen – als Einheit.

Das vorliegende Buch *Das erleuchtete Gehirn: Mit Schamanismus und Neurowissenschaft das Geheimnis gesunder Zellen entdecken* ist ein Gemeinschaftsprojekt von Dr. David Perlmutter, einem Neurowissenschaftler, und Dr. Alberto Villoldo, einem medizinischen Anthropologen und Schamanen. Im Gegensatz zu den meisten anderen Wissenschaftlern, die sich mit der Meditation und den außerordentlichen Leistungen von Yogis beschäftigen, sind beide Autoren in der klinischen Praxis tätig. Sie helfen unzähligen Patienten, ihre Gefühle und ihr Gehirn zu heilen und geistige Erleuchtung zu finden. Daher ist die Botschaft dieses Buches eine Wiedervereinigung des ätherisch Spirituellen mit dem solide Wissenschaftlichen. Sein Inhalt wird Ihnen – und allen, denen Sie davon berichten – spirituellen Segen und körperlichen Nutzen bringen.

Warum? Weil es tiefe schamanische Wahrheiten mit harten wissenschaftlichen Fakten paart.

Werden David Perlmutter und Alberto Villoldo es wagen, die Worte *Neurowissenschaften* und *Schamanismus* im selben Satz zu verwenden? Ja! Denn Neurowissenschaften und Schamanismus sind aus demselben Stoff. Beide sind Fäden im Gewebe der menschlichen Geschichte und der menschlichen Evolution.

VORWORT
DER AUTOREN

David Perlmutter:
Expeditionen, damals und heute

Wir folgten dem Schamanen auf dem uralten Steinweg, den die Inkas vor etwa sechshundert Jahren angelegt hatten, den Berg hinauf. Nur der Klang seiner Flöte durchbrach die Stille. Unser Ziel war Ollantaytambo unweit von Machu Picchu, eine der am besten erhaltenen archäologischen Stätten in ganz Peru und zugleich ein Ort von großer spiritueller Bedeutung.

Meine Begleiter schienen Kraft aus ihrem kühnen Unterfangen zu ziehen, ich dagegen war mehr mit dem Pochen in meinem Kopf beschäftigt. Die kurze Reise von dem auf Meereshöhe gelegenen Florida an einen Ort in beinahe 3000 Metern Höhe in den Anden war ein körperlicher Schock, und ich konnte nicht umhin festzustellen, dass ich kurzatmig war und verschwommen sah. Zum Glück schien der große Höhenunterschied meiner Frau und meinen beiden Kinder weniger auszumachen. Einer der Schamanen, die mit uns gingen, bemerkte meine Schwierigkeiten und gab mir eine Handvoll Coca-Blätter zum Kauen. Ich beschloss, es damit zu versuchen, statt das Acetazolamid zu nehmen, das ich für den Fall im Rucksack hatte, dass ich Probleme mit der Höhenkrankheit bekam. Schon bald wurde mein Mund taub, und schnell waren meine Symptome verschwunden!

Woher wusste dieser Nachfahre der Inkas, dass die Blätter von *Erythroxylum coca* die Anzeichen von Höhenkrankheit linderten? Die offenkundige Antwort lautet, dass dieses Wissen sehr alt ist – aber sie überzeugte mich nur zum Teil. Ich hielt es für unwahrscheinlich, dass man einen glücklosen Ahnen erwählt hatte, um sich durch die heimische Pflanzenwelt zu kauen und die Gewächse auf mögliche medizinische Wirkungen zu prüfen. Unterdessen musterte mich mein Begleiter, so wie ich immer meine Patienten beobachte. Als ich seinen Blick erwiderte, wurde mir klar, dass ihm die Kenntnis von der Wirkung des Coca-Blattes nicht von anderen vermittelt worden war, sondern in einem tiefen seelisch-spirituellen Wissen wurzelte. Diese Vorstellung ließ sich nur schwer mit meiner schulmedizinischen Ausbildung vereinbaren, und dennoch war ich geneigt, sie zu akzeptieren.

Die Reise in die Anden mit meiner Familie war auf Anregung meiner Frau zustande gekommen, nachdem sie mehrere Bücher von Dr. Alberto Villoldo gelesen hatte. Wir hatten uns für diese Expedition entschieden, weil *er* sie leitete, und schon bald nach meiner heilenden Begegnung mit dem Schamanen ergab sich die Gelegenheit zu einem Gespräch. Die Unterhaltung entwickelte sich ganz natürlich, ohne dass wir uns einander umständlich vorstellen mussten, und sie drehte sich schon bald um die Zukunftsfähigkeit von Kulturen, die scheinbar aus dem Raster fallen. Als wir später wieder im Hotel waren, fragte ich Alberto nach der offenbar einzigartigen Fähigkeit der Schamanen, sich intuitiv Zugang zu komplexen Informationen zu verschaffen.

»Daran arbeite ich seit dreißig Jahren«, erwiderte er und erklärte, er habe sein Leben der Frage gewidmet, wie es diesen bescheidenen Menschen gelingen konnte, einen derart großen Informationsschatz anzuhäufen. »Sie übernehmen dieses Wissen nicht von anderen«, fuhr er fort. »Es stammt unmittelbar aus der Quelle allen Wissens, dem Großen Geist, zu dem die Weisen Zugang haben. Bis zu einem gewissen Grad verfügen wir alle über diese Fähigkeit, nicht nur die indigenen Völker. Schließlich gab es zu jeder Zeit und in allen Kulturen Menschen, die als erleuchtet galten.«

Nach dieser Reise kehrte ich in meine Arztpraxis zurück, wo ich Patienten mit schweren Erkrankungen des Gehirns helfe. Meine Behandlungspläne beinhalteten neben der üblichen Verabreichung von Medikamenten immer auch Empfehlungen zur Lebensführung sowie eine Umstellung der Ernährung. Dank dieser im Bereich der Neurologie eher unorthodoxen Vorgehensweise gelangte ich zu einem tiefen Verständnis gesundheitlicher Probleme und bewahrte mir gleichzeitig eine gewisse geistige Offenheit für Neues. Trotzdem begegneten mir immer wieder schwierige medizinische Fälle von Patienten mit Krankheiten, die weit über den Bereich der Neurologie hinausreichten, zum Beispiel Krebs, Arthritis im fortgeschrittenen Stadium, Diabetes und ähnlich schwere Erkrankungen.

Ich begann, mich auf die kleine, aber wachsende Zahl von Patienten zu konzentrieren, die sich tatsächlich erholten, obwohl bei ihnen eine Erkrankung festgestellt worden war, die sich durchaus als unheilbar hätte erweisen können. Was hatten diese Patienten an sich, das eine solche Entwicklung erklärte? Die Antwort auf diese Frage bekam ich an einem späten Freitagnachmittag im Behandlungsgespräch mit einer Frau namens Beth, die unter chronisch progredienter Multipler Sklerose litt, einer lähmenden und meist tödlichen Autoimmunerkrankung des Gehirns.

Wir hatten bei Beth bereits vor Jahren mit unserem Standardprogramm aus Nahrungsergänzungsmitteln, essentiellen Fettsäuren sowie Nährstoffinjektionen begonnen. Dadurch hatte sich der Verfall zwar etwas verlangsamt, trotzdem brauchte sie eine Gehhilfe und musste manchmal sogar im Rollstuhl sitzen. An jenem Nachmittag sahen meine Angestellten und ich jedoch verblüfft, wie sie selbständig den Flur entlanggelaufen kam.

»Wir setzen Sie auf unsere Wunderliste«, sagte ich zu ihr und meine damit die wachsende Zahl von Patienten, deren Besserung wissenschaftlich nicht zu erklären war. Im Untersuchungszimmer überlegten wir, was sich in ihrem Leben verändert hatte und worauf sie diese wundersame Besserung zurückführte.

»Ich beschäftige mich schon seit Jahren mit dem Schamanismus«, erwiderte Beth und suchte in meinem Gesicht nach Hinweisen, ob ich mit diesem Begriff etwas anfangen konnte. »Im Grunde habe ich gelernt, die – wie ich sage – *Heilenergie* anzuzapfen«, fuhr sie fort. »Es geht mir nicht nur im Hinblick auf meine MS-Erkrankung sehr viel besser. Ich habe auch eine wirklich friedliche und positive Einstellung zu meinem Leben entwickelt. Ich meditiere schon seit Jahren«, erklärte sie. »Aber erst vor ungefähr drei Monaten hat es klick gemacht.«

In den darauffolgenden Monaten fiel mir auf, dass die Wunderliste immer länger wurde. Allmählich wurde mir klar, dass die Patienten, die sich in irgendeiner meditativen oder spirituellen Praxis übten, auch die umfassendste Genesung erzielten. Es spielte keine Rolle, ob diese Patienten Affirmationen wiederholten, meditierten oder beteten. Fast alle verbanden sich in irgendeiner Weise mit dem – wie der Schamane gesagt hatte – Großen Geist.

Abgesehen von einer solchen spirituellen Praxis entdeckten wir bei den Patienten auf unserer Wunderliste allmählich auch weitere Faktoren aus dem Bereich der Lebensführung. Viele von ihnen hatten angefangen, gelegentlich zu fasten. Fast alle achteten darauf, sich zu bewegen. Ein überwältigender Teil von ihnen nahm Docosahexaensäure (DHA) in irgendeiner Form. Die Einnahme dieser Omega-3-Fettsäure war zweifellos die Folge meiner ganz persönlichen Begeisterung dafür. In der Tat sollte ich später feststellen, dass sie eine besondere Eigenschaft besitzt, die vermutlich dafür sorgte, dass sich die Veränderungen in der Lebensführung meiner Patienten als sehr viel wirksamer erwiesen als ich ursprünglich angenommen hatte.

Im Laufe der nächsten drei Jahre entwickelte sich aus den Begegnungen mit Alberto eine enge Freundschaft, und wir erkannten, dass wir die Köpfe zusammenstecken sollten. Uns war klar geworden, dass alle Menschen Zugang zum Großen Geist oder der Göttlichen Energie finden konnten – zu der natürlichen Kraft, die so viele Namen trägt. In gewisser Weise ist jeder von uns ein Schamane. Die neuesten Erkenntnisse aus der Zellbiologie sprechen für eine Lebensführung, die seit Jahrhunderten nicht nur wenigen Auserwählten mit gewissen Meditationstechniken den Weg zur Erleuchtung ebnet, sondern allen, die sich damit beschäftigen. Im Rahmen unserer Zusammenarbeit erforschen wir, was dies für den Einzelnen und für die gesamte Menschheit bedeutet.

■ ■ ■

Alberto Villoldo:
Vom Hirnlabor zur Erleuchtung

Im Laufe der Zeit gewöhnte ich mich an den Gestank von Formaldehyd. In übelriechenden 20-Liter-Gefäßen schwammen Gehirne aller Art – Gehirne von Schafen, Kühen und Menschen. Allerdings war dies der einzige Laborplatz, den ich dem Institut für Biologie der San Francisco State University hatte abringen können, und so erforschte ich unter diesen Bedingungen und umgeben von zahllosen Gehirnen die Psychosomatik von Gesundheit und Krankheit und die Frage, wie Schamanen Erkrankungen heilen.

Eines Tages – zwei Jahre nach Forschungsbeginn – wurde mir klar, dass ich mich dem Geist auf völlig falsche Weise näherte. Ich versuchte, die spirituelle Tradition eines indigenen amerikanischen Volkes zu verstehen, indem ich die chemischen Veränderungen im Gehirn und im Blut untersuchte. In der folgenden Woche kündigte ich meine Stelle an der Universität und schloss mein Labor. Noch vor Ablauf des Monats hatte ich einen einfachen Flug an den Amazonas nach Peru gebucht, um die Schamanen in ihrer natürlichen Umgebung zu studieren. Mein bester Freund, ein Medizinstudent, schenkte mir ein großes Jagdmesser mit einer Karte, auf der stand: »Das wirst du am Oberen Amazonas vielleicht brauchen.« Alle Bekannten und Verwandten hielten mich für verrückt, weil ich eine vielversprechende akademische Karriere hinwarf, um einem hirnverbrannten Traum vom Leben als Forscher und Abenteurer nachzujagen. Auch ich hatte meine Zweifel und Vorbehalte, aber die behielt ich für mich. Ich war ein Stadtjunge und hatte noch nie einen Fuß in den Dschungel gesetzt. Aber eines wusste ich: Im Labor würde ich die Antworten auf meine Fragen bezüglich des Geistes nicht finden.

Die nächsten fünfundzwanzig Jahre verbrachte ich damit, mit den berühmtesten Weisen des amerikanischen Doppelkontinents umherzureisen und von ihnen zu lernen. In dieser Zeit wurde ich Zeuge außergewöhnlicher Heilungen. Menschen, die die westliche Medizin längst aufgegeben hätte, erholten sich auf eine Weise, die ich nur als Wunder bezeichnen oder einer Spontanheilung zuschreiben konnte. Später ging ich selbst bei den Schamanen in die Lehre und meisterte ihre Heilmethoden. Trotzdem fühlte sich ein Teil von mir immer als Außenseiter. Ein alter Indianer, mit dem ich viele Jahre arbeitete und der später mein Mentor werden sollte, erklärte dies so: »Das liegt daran, dass ihr einen herabsteigenden Gott habt. Er kommt nur selten vom Himmel herab, um die Menschen hier auf Erden zu berühren. Wir aber kennen eine aufsteigende Gottheit, die wie der goldene Mais aus der Erde emporsteigt und unter uns lebt. Unsere Schöpferkraft trägt den Namen Pachamama, Göttliche Mutter.«

Die Weisen, bei denen ich in die Lehre ging, arbeiteten mit dieser Energie oder Intelligenz und konnten in Wechselwirkung zu ihr treten, um ihre Patienten zu heilen. Sie glaubten, *wir selbst* seien die Verkörperung dieser göttlichen Energie – so wie sich Bänder aus Sonnenlicht um die Stämme der Bäume schlingen und ihr Licht wieder freigeben, wenn wir ein Holzscheit aufs Feuer legen. Sie behaupteten, die Energiestrahlung *sehen* zu können, die den Körper der Menschen wie eine leuchtende Matrix umgibt. Dunkle Stellen, so sagten sie, deuteten auf Krankheiten hin, selbst wenn sie sich noch nicht im physischen Körper manifestiert hätten.

Jahre später lernte ich, dieses leuchtende Energiefeld zu *spüren* und die Vorstellung der Schamanen zu verstehen, alles Leben sei über Lichtfäden miteinander verbunden. Mein wissenschaftliches Denken konnte dies anfangs nur begreifen, wenn ich es mir so erklärte, dass wir Tiere aßen, die Gras fraßen, das sich wiederum von Sonnenlicht nährte. Ich vergegenwärtigte mir, dass Chlorophyll Lichtenergie in Kohlenhydrate verwandelte, die dann zum Beispiel in Form von Weizen und anderem Getreide gespeichert wurden, und dass wir aus diesen Kohlenhydraten wieder Energie gewannen, indem wir sie über den sogenannten Zitronensäurezyklus in unseren Zellen in Licht zurückverwandelten. Mit der Zeit löste sich mein Gewahrsein aus dem eisernen Griff meines logischen Denkens, und ich konnte das leuchtende Netz der gesamten Schöpfung unmittelbarer wahrnehmen.

Im Laufe der Zeit lernte ich, dass Traumata nahezu unauslöschliche Signaturen hinterlassen, die Heiler im leuchtenden Energiefeld ihrer Klienten wahrnehmen können. Sie glauben, dass diese Male die Gesundheit der Menschen ein Leben lang beeinflussen – wie ein Kreuz, das jeder zu tragen hat. Schamanen können den Menschen die Last erleichtern und ihnen vielleicht sogar helfen, die von dem ursprünglichen Trauma vermittelten Lektionen zu verstehen. Aber jeder entscheidet selbst, wie leicht er sein Kreuz trägt, ob er es ablegen oder sich von seiner Last niederdrücken und überwältigen lässt. Den Schamanen zufolge können wir diese Male beseitigen und uns von dieser Last befreien, die unsere Persönlichkeit prägt und unsere Gesundheit beeinflusst, indem wir uns mit Hilfe der Energieheilung von belastenden Gefühlen befreien.

Ich selbst lernte die Praxis der Energieheilung in meiner Zeit bei den Schamanen und gebe sie nun an meine Schülerinnen und Schüler in den Vereinigten Staaten und Europa weiter. Sie lernen zeitlose Heiltechniken, um ihren Freunden, ihrer Familie und ihren Klienten zu helfen. Wir modernen Schamanen wissen auch: Wenn ein Mensch von einer Krankheit genesen und wirklich frei und erleuchtet sein möchte, muss er die weibliche Lebenskraft in seinem Inneren stärken. Dies geschieht durch Fasten, Beten und Meditation sowie die Verwendung von Heilkräutern und –pflanzen.

Als ich bei den Schamanen in die Lehre ging, erfuhr ich auch von ihrem Glauben an die Göttliche Mutter, die jeder Mensch in der Natur finden kann. Dies war nicht der bärtige alte Mann, dessen Bild ich mit dem Wort »Gott« zu verbinden gelernt hatte. Es war eine Kraft, die die ganze Schöpfung durchdrang; ein Meer aus Energie und Bewusstsein, in dem alle Menschen schwammen und von dem wir alle ein Teil waren. Ich vermutete in den westlichen Gottesvorstellungen eine männliche Version dieser Lebenskraft, die jede Zelle unseres Körpers durchdringt, die alle lebenden Wesen beseelt und sogar die Sterne antreibt. Die Schamanen halfen mir, eine erfüllende persönliche Beziehung zur Kraft Pachamamas aufzubauen.

2006 lernte ich bei einer meiner jährlichen Expeditionen in die Anden David Perlmutter kennen. Er fiel mir auf, als wir die alten Steinstufen der Inkas zum Tempel der Winde unweit der Stadt Ollantaytambo erklommen. Er war kurzatmig, aber das besserte sich rasch, als er ein paar Coca-Blätter kaute, denen die Menschen dort eine medizinische Wirkung zuschreiben. Sein Schritt wurde schneller, seine Stimmung besser und später kamen wir so mühelos miteinander ins Gespräch, als würden wir uns schon ewig kennen.

Ich hatte bereits von David und seiner Arbeit gehört und stellte erfreut fest, dass er sich auch für indigene Heilmethoden interessierte. Als wir uns an jenem ersten Tag unterhielten, erwähnte ich die Vorstellung der Schamanen, wie wichtig es sei, die weibliche Lebenskraft zu stärken. Sofort erhellte sich sein Gesicht. »Ja,« sagte er, »die Mitochondrien.«

Bei diesen Worten wäre ich fast vom Stuhl gefallen. Hier war die Verbindung zwischen den uralten schamanischen Praktiken und den modernen Neurowissenschaften. Ich erinnerte mich daran, dass wir die Mitochondrien ausschließlich von der mütterlichen Seite erben. Dies war die Quelle der weiblichen Energie, von der die Weisen sprachen, und sie befand sich in den Zellen aller lebenden Wesen. Ich wurde ganz aufgeregt, als David erklärte, der ständige Stress unserer schnelllebigen Existenz und Gifte wie Quecksilber, Schädlingsbekämpfungsmittel, Wasser- und Luftverschmutzung würden diese Kraftwerke stark belasten. Er deutete an, dass uralte schamanische Praktiken wie Beten, Fasten und Meditation sowie eine Ergänzung der Nahrung durch bestimmte Kräuter helfen können, die Funktion der Mitochondrien wiederherzustellen.

Je länger wir uns unterhielten, desto klarer wurde uns beiden, dass sich viele Elemente *uralter* Heilmethoden und spiritueller Praktiken mit *modernen* neurologischen Zusammenhängen erklären ließen. Die weibliche Lebenskraft von Pachamama fand sich in unseren Mitochondrien. Die Traumamale in unserem leuchtenden Energiefeld entsprachen den neuronalen Netzen im Gehirn, die giftige Gefühle hervorriefen und unsere Persönlichkeit bestimmten.

Ich war überglücklich. Dies war das fehlende Element, das mir im Amazonas entgangen und von dem ich damals im Labor umgeben gewesen war – in Form von Regalen mit chemisch konservierten Gehirnen.

Es war mir zwar gelungen, uralte schamanische Heilmethoden in wissenschaftlich fundierte Praktiken zu überführen, und meine Schüler und Patienten berichteten von lebensverändernden Verwandlungen. Dennoch bereitete es einigen von ihnen große Probleme, sich von ihren zerstörerischen Überzeugungen und Emotionen zu befreien. Darüber hinaus war es ihnen meist schlecht möglich, das zu tun, was ich in den fünfundzwanzig Jahren im Amazonas und den Anden getan hatte, nämlich tagelang in der Wildnis zu fasten und mich ausschließlich von bestimmten Rinden- und Beerensorten zu ernähren.

David kannte wunderbare Nährstoffe für das Gehirn, die das Gleiche bewirkten. Vielleicht sogar auf elegantere, gewiss aber auf einfachere Weise als die strikte Diät, die die Schamanen verordneten. Er wusste, wie man die Mitochondrien reparieren und die weibliche Lebenskraft stärken konnte. Er wusste, wie man das Gehirn auf die Erleuchtung vorbereitete. Ich dagegen hatte mich intensiv mit den Praktiken der Schamanen und Yogis auseinandergesetzt, die uns helfen, die höheren Funktionen des Gehirns zu aktivieren, damit es sich leichter von Traumata erholen und wieder Freude empfinden konnte.

Was wäre, wenn es uns gelänge, diese Ansätze miteinander zu verbinden, um unseren Schülern und Patienten zu helfen, wieder gesund zu werden und sich von zerstörerischen Emotionen wie Wut und Angst zu befreien?

EINLEITUNG

Erleuchtung. Einige der klügsten Köpfe der Welt richteten ihr ganzes Trachten auf diesen Zustand, der doch so schwer zu fassen ist. Unzählige Menschen widmen ihr Leben der Suche danach. Wir sehen Bilder von Mönchen, die friedlich auf Meditationskissen sitzen ... von ins Gebet vertieften, knieenden Nonnen ... von Schamanen in der Wildnis des Amazonas. Diese Darstellungen erleuchteter Menschen mögen der Wahrheit entsprechen, sie erwecken aber auch den Eindruck, der ersehnte Zustand sei einer privilegierten Minderheit vorbehalten.

Wir dagegen glauben, dass jeder Erleuchtung erlangen kann, wenn er bereit ist, die nötige Zeit und Mühe aufzuwenden. Um diesen Zustand zu erreichen, muss man keineswegs ein Leben führen, das mit dem Überleben in der modernen westlichen Welt unvereinbar ist. Der Lohn der Erleuchtung liegt nicht nur darin, das spirituelle Wissen kontemplativer Mystiker zu erlangen. Er kann auch darin bestehen, dass ein innovativer Wissenschaftler die DNA-Sequenzierung entdeckt, ein fantasievoller Koch eine köstliche Mahlzeit zubereitet oder ein wissender Künstler ein inspirierendes Meisterwerk schafft. Wir glauben, die Erleuchtung bietet jedem Menschen die Möglichkeit zu Innovation, außerordentlicher Kreativität und innerem Frieden.

Wir glauben ferner, dass wir die Suche nach der Erleuchtung beschleunigen können, indem wir uns einer Praxis widmen, die darauf ausgerichtet ist, die Kraft der höheren Hirnfunktionen zu wecken.

Sind sie aktiv, können wir unser Leben sowohl auf spirtueller als auch auf biologischer Ebene verändern.

Um den ersehnten Bewusstseinszustand zu erlangen, müssen wir allerdings nicht nur die uralten Erleuchtungstechniken meistern, sondern auch die Gesundheit unseres Gehirns auf Zellebene wiederherstellen. Beide Ziele sind untrennbar miteinander verbunden.

Das optimale Gehirn

Wut, Angst, Eifersucht, Gier und Sorge sind alltäglich, aber sie untergraben unseren inneren Frieden und unser Selbstwertgefühl. Selbst an einem Meditationswochenende oder beim Spaziergang in der Stille des Waldes jagen wir Gedanken hinterher, erstellen To-Do-Listen, sorgen uns um unvollendete Aufgaben und ungelöste Situationen. Wir können uns noch so sehr bemühen, still dazusitzen und den Geist zu leeren, er kehrt immer wieder zu den unerledigten Angelegenheiten in unserem Leben zurück.

Das vorliegende Buch wird Ihnen zeigen, warum Ihr Gehirn nicht optimal arbeitet, sondern sich lieber auf die neuronalen Netze verlässt, die von den prähistorischen, auf ein Überleben um jeden Preis ausgerichteten Gehirnregionen – dem Reptilienhirn und dem limbischen System – angelegt wurden. Es wird Ihnen auch erklären, wie Sie die von uralten Verdrahtungen erzeugten giftigen Gefühle, also die aufgrund schlechter Erfahrungen entstandenen Konditionierungen, überwinden können. Sie heilen den prähistorischen Teil Ihres Gehirns und aktivieren dadurch neuere, höhere und weiter entwickelte Gehirnstrukturen – den Neokortex und vor allem den präfrontalen Kortex. Dies wird Ihnen helfen, ohne Angst, Mangeldenken und Wut zu leben. Dafür wird die Bildung neuer neuronaler Netze sorgen.

Bis vor kurzem waren die meisten Hirnforscher der Ansicht, das menschliche Gehirn sei nur in den ersten Jahren der kindlichen Entwicklung formbar und das Fenster für eine mögliche Neuverkabelung würde sich im Alter von etwa sieben Jahren schließen. Das Gehirn eines Fötus oder eines Kleinkindes hat tatsächlich eine gewisse Ähnlichkeit mit einem trockenen Schwamm und kann Wissen, Überzeugungen und Verhaltensweisen aller Art aufsaugen, die zum Überleben in seiner neuen Umgebung nötig sind. Die Annahme, das Gehirn ließe sich ab einem bestimmten und sehr frühen Zeitpunkt nicht mehr neu verkabeln, wurde jedoch inzwischen widerlegt.

Jüngste neurowissenschaftliche Forschungen bestätigen, dass wir durchaus neue Gehirnzellen bilden und die vorhandene Vernetzung beeinflussen können. Sobald wir unsere Nervenzellen mit Nährstoffen versorgen, die in der normalen Kost nicht ausreichend vorhanden sind, und uns geistig anregenden Aktivitäten widmen, können wir neue neuronale Netze bilden. Sie werden uns helfen, einschränkende Überzeugungen und Verhaltensweisen abzulegen sowie verloren geglaubte Gefühle wie Freude, Optimismus und Ruhe wiederzufinden.

Um in den Genuss dieser Vorzüge zu kommen, müssen Sie zunächst herausfinden, wie das Gehirn funktioniert und was Ihre Mitochondrien schwächt.

Ein gesunder Körper

Neurowissenschaftlich gesprochen ist die Erleuchtung jener Zustand, in dem die Mitochondrien und das Gehirn optimal funktionieren und wir *sowohl* Wohlbefinden und inneren Frieden *als auch* den Wunsch haben, zu erschaffen und zu erneuern. Die Mitochondrien sind die Kraftwerke der Zellen. Sie haben Einfluss darauf, wie Sie sich fühlen, wie vital Sie sind, wie Sie altern und vielleicht sogar darauf, wie Sie einmal sterben werden. Ihre Aufgabe ist es, alte Zellen zu entsorgen und durch neue zu ersetzen, was völlig automatisch und ohne Ihr bewusstes Zutun geschieht.

Die Mitochondrien werden davon beeinflusst, welche Nahrungsmittel Sie verzehren, wie viele Kalorien Sie aufnehmen, wie viel Sport Sie treiben und wie gut Sie mit bestimmten Nährstoffen versorgt sind.

Das vorliegende Buch wird Ihnen Zugang zu den entscheidenden Informationen geben, die in der mitochondrialen DNA verschlüsselt sind. Da Sie die von den freien Radikalen im Gehirn angerichteten Schäden bislang nicht beheben konnten, war dieses Wissen wie durch ein Passwort geschützt. Doch wenn Sie diesen Code knacken, werden Sie den von Krankheiten bestimmten Weg verlassen, der im Westen vielen Menschen von der Wiege bis zur Bahre vorgezeichnet ist. Die gesunden Mitochondrien werden dann dafür sorgen, dass jene Gene zum Zuge kommen, die der Gesundheit des Gehirns und der Langlebigkeit des Körpers dienen, und dass Sie die Leiden und Traumata Ihrer Herkunftsfamilie nicht mehr weitergeben müssen.

Wege zu einem neuen Gehirn – das Programm

»Blaue Zonen« sind Landstriche auf unserem Planeten, in denen es zehn Mal mehr Hundertjährige gibt als in den Vereinigten Staaten. Dan Buettner arbeitet für die Zeitschrift *National Geographic* und hat ein Buch über dieses Phänomen verfasst. Darin berichtet er von gewissen Gemeinsamkeiten dieser Menschen. Sie sparen unter anderem Kalorien (und essen fünfundzwanzig Prozent weniger als nötig wäre, um sich voll zu fühlen), meiden Fleisch und Fertigprodukte und führen ein Leben, das sie als sinn- und bedeutungsvoll empfinden.[1] Buettner zitiert eine dänische Zwillingsstudie, die nahelegt, dass der Einfluss der Gene auf Gesundheit und Langlebigkeit nicht einmal fünfundzwanzig Prozent ausmacht. Die verbleibenden fünfundsiebzig Prozent sind eine Frage der Lebensführung: Was Sie essen, wie Sie lieben und geliebt werden, wie viel Sie sich bewegen und wie Sie Ihrem Leben einen Sinn verleihen.

Dadurch, dass eine bestimmte Lebensführung die Gene abschalten kann, die unsere Anfälligkeit für bösartige Tumore und andere Erkrankungen erhöhen, verändert sie sogar unsere Genexpression. Für das An- oder Abschalten dieser Gene sind unsere Mitochondrien zuständig, und wenn wir lange und gut leben möchten, müssen sie optimal funktionieren.

An unseren Instituten – dem Center for Energy Medicine in Los Lobos, Chile, und dem Perlmutter Health Center in Naples, Florida – helfen wir unseren Klienten, ihre Mitochondrien und ihr Gehirn zu heilen. Zur Behandlung gehören die intravenöse Verabreichung von Glutathion und die hyperbare Sauerstofftherapie, um die Funktion der Mitochondrien zu optimieren. Bestimmte Lebens- und Nahrungsergänzungsmittel tragen dazu bei, die durch jahrelangen Stress entstandenen Schäden im Gehirn zu beheben. Unserer Erfahrung nach sprechen die Mitochondrien, der Geist und das Gehirn sehr schnell auf diese Behandlung an. Im Anschluss daran können wir mit schamanischen Meditationstechniken giftige Gefühle heilen und inneren Frieden finden.

Sie müssen sich dazu keineswegs einer unserer einwöchigen Kuren unterziehen. Das vorliegende Buch enthält ein Programm, das Ihnen ebenfalls helfen kann, diese Ziele zu erreichen, also Ihre Mitochondrien zu heilen und Ihr Gehirn auf Frieden und Freude statt auf Leid zu programmieren. Dazu kombinieren wir zwei Strategien, die sich gegenseitig ergänzen, und verbinden spezielle Gehirnnährstoffe mit Fastentagen und Erleuchtungsübungen. Die von David Perlmut-

ter empfohlenen Nährstoffe reparieren die von Stress, Psychotrauma-
ta und degenerativen Erkrankungen geschädigten Bereiche des Gehirns, um das Wachstum neuer Gehirnzellen anzuregen und die für
Langlebigkeit, eine stärkere Immunabwehr und eine verbesserte Gehirnfunktion verantwortlichen Gene anzuknipsen. Die von Alberto
Villoldo entwickelten Erleuchtungsübungen tragen dazu bei, bestimmte Gehirnregionen zu erwecken, damit sich ganz automatisch
Frieden, Mitgefühl, Innovationsgeist und Freude einstellen. Die Kombination beider Programmteile wird es Ihnen ermöglichen, neue neuronale Netze für Freude und Wohlbefinden zu knüpfen.

Mit unserer Methode können Sie Fähigkeiten entwickeln, die man
einst nur einer privilegierten Minderheit zuschrieb. Möglicherweise
werden Sie auch in den Genuss weiterer gesundheitlicher Vorteile
kommen und zum Beispiel Ihr Risiko für verheerende Gehirn-,
Krebs-, Herzerkrankungen oder die Parkinson-Krankheit senken,
lähmende Stimmungsschwankungen beseitigen, ungesunde emotionale Muster und Verhaltensweisen durchbrechen, schmerzliche Erinnerungen und alte Traumata überwinden, große gedankliche Klarheit finden und die Chance haben, die maximale menschliche
Lebensdauer zu erreichen. All dies ohne die Einnahme von Medikamenten.

Indem wir unser Gehirn und unsere giftigen Gefühle heilen, gehen wir einem Zustand der individuellen Gesundheit und des Wohlbefindens entgegen. Dann werden wir auch jene Eigenschaften zum
Ausdruck bringen können, die erleuchteten Wesen nachgesagt werden: inneren Frieden, Weisheit, Mitgefühl, Freude, Kreativität und
eine neue Vision der Zukunft.

Kapitel 1

DIE NEUROWISSENSCHAFTEN DER ERLEUCHTUNG

Können die Neurowissenschaften die von der Religion gegebenen Versprechen einlösen und uns von Leid, Gewalt, Mangel und Krankheit befreien? Können sie uns erlösen und uns ein Leben in Gesundheit, Frieden und Fülle schenken?

Die Versprechen der Weltreligionen ähneln sich so sehr, dass die Sehnsucht nach Freude, innerem Frieden und Wohlbefinden vermutlich im menschlichen Gehirn angelegt ist und sich zu einem ebenso starken sozialen Instinkt entwickelt hat wie der Fortpflanzungstrieb. Die Bibel, der Koran, die heiligen Schriften der Buddhisten und Hindus lehren, dass wir Erlösung finden und einen paradiesischen Zustand erlangen können – ob nach dem Tod, am Ende der Zeit, nach zahlreichen Reinkarnationen oder aufgrund persönlicher Bemühungen und Verdienste. Dieser Zustand der Befreiung wird von den christlichen Religionen als Gnade oder Himmel, von den Muslimen als Paradies bezeichnet. Die östlichen Religionen nennen ihn Erwachen oder Erleuchtung und verwenden verschiedene Begriffe wie *samadhi*, *mukti*, *bodhi*, *satori* und *nirvana*.

Was wäre, wenn Gnade, Samadhi und Erleuchtung eine biologische Grundlage hätten? Was wäre, wenn programmierbare Schaltkreise im Gehirn diese Zustände höherer Ordnung und Komplexität hervorriefen? Was wäre, wenn diese Schaltkreise uns helfen könnten, bereits in der physischen Welt und nicht erst in ferner Zukunft oder im Jenseits Freude, inneren Frieden, Gesundheit und Wohlbefinden zu finden?

Die Energiematrix

In den 1930er Jahren setzten Schamanen des westafrikanischen Volkes der Dogon zwei französische Anthropologen von der Existenz eines Begleitsterns zu Sirius, dem Hundsstern, in Kenntnis. Dieser Himmelskörper war mit bloßem Auge nicht zu erkennen, und die Schamanen hatten keinen Zugang zu modernen Teleskopen. Sie behaupteten, er sei sehr schwer, kreise auf einer elliptischen Umlaufbahn um Sirius und ein ganzer Umlauf nähme ein halbes Jahrhundert in Anspruch. Vierzig Jahre später wurde dieser Stern von Astronomen mit starken Teleskopen entdeckt. Sie nannten ihn Sirius B.[1]

Es gibt viele weitere Beispiele für die Entdeckung scheinbar unzugänglichen Wissens. Die Weisen im Amazonas behaupteten, nachdem sie sich auf Visionssuche begeben, gefastet und gebetet hätten, hätten die Pflanzen selbst sie die Herstellung von Curare gelehrt – eines Nervengifts, das bei der Jagd und in der modernen Anästhesie verwendet wird.

Curare enthält tödliche Gifte aus der Rinde von *Strychnos toxifera* und aus einigen Mondsamengewächsen, allen voran *Chondrodendron tomentosum*. Die übliche Herstellungsmethode sieht vor, die abgeschabte Rinde exakt fünfundsiebzig Stunden lang zu kochen, bis aus der Mischung eine dunkle, sirupartige Masse entstanden ist. Atmet man beim Kochen die süßen Dämpfe ein, erschlafft die Atemmuskulatur und reagiert nicht mehr, was den unmittelbaren Tod durch Ersticken zur Folge hat. Bei der Herstellung von Curare beobachten die Männer den Kochvorgang aus sicherer Entfernung, um sich vor den Dämpfen zu schützen. Das Opfer einer Curarevergiftung ist sich grausam bewusst, dass es nicht atmet. Es ist bei klarem Verstand, wenn sein Körper zu krampfen beginnt, und kann sich dennoch weder bewegen noch um Hilfe rufen. Erstaunlicherweise lässt sich Curare nach dem Kochen gefahrlos anfassen und zu einem Klumpen zusammenrollen. Diese Masse ist sogar dann unschädlich, wenn man sie schluckt. Gelangt das Gift dagegen in die Blutbahn, ist es tödlich, zum Beispiel, wenn es auf Pfeilspitzen aufgebracht wird, die sich in die Haut der Opfer bohren. Woher kannten die Schamanen diese Wirkung? Es ist statistisch unmöglich, die Methode zur Herstellung von Curare durch Versuch und Irrtum zu entdecken. Dies stützt die Behauptung der Schamanen, sie hätten auf Informationen aus der natürlichen Welt – der Biosphäre selbst – zugegriffen und sich der unsichtbaren Weisheit eines Feldes bedient, das alles Leben durchdringt. Dieses Netz des Lebens, das sie Göttliche Mutter nennen, ist ein lebendiges Energiesystem, an das alle Geschöpfe angeschlossen sind und das alle Geschöpfe unterstützt. Im Grunde ist es eine Energiematrix, die alle lebenden Wesen verbindet. Diese Vorstellung hält gerade erneut Einzug in das Denken der Wissenschaftler, die darüber hinaus ihre Auffassung vom Weltraum als einer gewaltigen Leere überdenken. Immer mehr Wissenschaftler behaupten, der Weltraum sei nicht leer, sondern voller Energie: kosmischer Strahlung vom Urknall, pulsierenden elektromagnetischen Feldern und Schwerkraft. Könnte diese Energie auch ein riesiger Informationsspeicher sein?

Die Bedeutung des Weiblichen in der Geschichte

In alter Zeit kannten die Völker die Kraft des göttlich Weiblichen und verehrten es in all seinen Formen, wie etwa in Gestalt der Göttlichen Mutter der Schamanen. Vor der Entdeckung des Alphabets huldigten die Kulturen in aller Welt – vom Indus-Tal bis Mitteleuropa – jahrtausendelang der Göttin. In Indien wird Kali von den Menschen seit langer Zeit als Große Mutter und höchste Realität verehrt. In Griechenland rückte Hera an die Stelle einer sehr viel älteren und möglicherweise mit der sumerischen Göttin Inanna verwandten

Gottheit. Die Göttin Demeter, der zu Ehren die eleusinischen Mysterien stattfanden, galt hingegen als Große Mutter des Säens und des Erntens.

Die ersten mitteleuropäischen Darstellungen der Großen Mutter sind Stein- und Knochenstücke, die als Venusstatuetten bezeichnet werden. Am bekanntesten ist die Venus von Willendorf, ein Fruchtbarkeitssymbol mit großen Brüsten und breiten Hüften. Sie ist nach dem Dorf in Österreich benannt, in dessen Nähe sie gefunden wurde. Die Statuette wurde vor beinahe 25.000 Jahren aus Kalkstein gehauen und mit Rötel eingestrichen, der in dieser Gegend nicht vorkommt. Möglicherweise war sie der kostbare Besitz eines Pilgers, der sie mitgebracht hatte. In der gesamten Region wurden so viele ähnliche Figurinen gefunden, dass einige Anthropologen glauben, es müsse sich um Überreste aus einer Zeit handeln, in der das Göttliche ausschließlich in weiblicher Gestalt dargestellt wurde.

Die Archäologin Marija Gimbutas ist für ihre Forschungen im Bereich der Kulturen der europäischen Jungsteinzeit bekannt. Sie liefert zwingende Beweise dafür, dass einst indogermanische Völker aus einer Region, die heute zur Ukraine und dem südlichen Russland gehört, ins europäische Kernland vordrangen. Diese Eindringlinge waren wilde Krieger, ritten auf jüngst gezähmten Pferden und machten kurzen Prozess mit den jungsteinzeitlichen Ackerbauern, die die Göttin verehrten. Sie werden als Angehörige der Streitaxtkultur bezeichnet, da sie über den Gräbern der Männer meist steinerne Äxte aufrichteten, die damals nicht mehr als Waffen verwendet wurden, sondern nur noch symbolische Bedeutung hatten.

Als sich die Streitaxtkultur etwa 3000 v. Chr. in Europa ausbreitete, wurden die Göttliche Mutter und ihre Mythologien von einer männlichen Gottheit verdrängt. Der Phallus oder Lebensbaum wurde zur Darstellung des Göttlichen. Die wichtigste Gottheit des indogermanischen Pantheons ist Dyēus, Gott des Himmels, der Vater Himmel oder Leuchtender Vater genannt wurde. Sein Name ist die Wurzel des lateinischen Wortes *deus*, »Gott«. In Griechenland wurde er zu Zeus, in Rom zu Jupiter.

Der Verlust des Weiblichen

Zu Beginn der Bronzezeit, etwa 3000 bis 2500 v. Chr., entstanden die ersten sumerischen Keilschrifttafeln, die Indus-Schrift und die ägyptischen Hieroglyphen. Damals begannen die Schreiber auch, die Geschichten der Heerführer und die Werke der Dichter aufzuzeichnen. Bald galten ihre Schilderungen historischer Ereignisse als unumstößliche Tatsachen und ersetzten die Legenden, die eine Mischung aus Fakt und Fiktion waren und im Rahmen lebendiger mündlicher Traditionen von einer Generation an die nächste weitergegeben wurden. Männliche Himmelsgottheiten wie Zeus, Jahwe, Thor und Shiva übernahmen die Herrschaft über die Göttinnen der Erde und ihre Religionen.

Die Menschen betrachteten die Natur nicht mehr als Manifestation des Göttlichen, sondern als Ressource: Die Wälder waren dazu da, Baumaterial für Häuser und Schiffe zu liefern. Der Boden war dazu da, bestellt zu werden. Die Tiere waren dazu da, um als Nahrung gezüchtet zu werden. Als die Alchemisten den Chemikern und die Astrologen den Astronomen wichen, setzte sich allmählich eine mechanistische Sicht der Natur durch. Mit der newtonschen Physik Ende des 17. Jahrhunderts wurden alle Kräfte, die sich wissenschaftlich nicht erklären ließen, in den Bereich des Aberglaubens verwiesen.

Aus diesem Weltbild ist auch die westliche Medizin hervorgegangen. Statt körperliche Beschwerden mit natürlichen Mitteln zu behandeln, wandten sich die Ärzte den Pharmazeutika und der Chirurgie zu. Die mysteriöse Welt des Altertums wurde vom wissenschaftlichen

Weltbild abgelöst. Die Erfindung des Mikroskops ermöglichte es den Wissenschaftlern, jene Phänomene zu untersuchen, für die man einst krankmachende unsichtbare »Geister« verantwortlich gemacht hatte, und die neu entdeckten Mikroorganismen zu katalogisieren.

Später kamen die Forscher dem genetischen Code auf die Spur und damit auch auf den Gedanken, der sterbliche Mensch könne seine Gesundheit ebenso kontrollieren wie die Natur. Genetiker und Chemiker fanden Möglichkeiten, Gene zu manipulieren und Krankheiten mit verschreibungspflichtigen Medikamenten zu bezwingen.

Heutzutage reagieren Schulmediziner offenbar reflexartig auf die körperlichen Probleme, in denen sie die Ursache für die Beschwerden ihrer Patienten sehen. Dabei spielt es keine Rolle, ob sie von einem schwelenden Infekt oder einem chemischen Ungleichgewicht verursacht werden. Viel zu häufig halten sowohl Arzt als auch Patient den Rezeptblock für die einzige Behandlungsmöglichkeit und ignorieren darüber die sehr viel grundlegendere Tatsache, dass jeder Patient einzigartig ist.

Eine Rückkehr zum Weiblichen

Und doch schwingt das Pendel allmählich wieder zurück zum Glauben an ein vernetztes Universum und an die Bedeutung des göttlich Weiblichen. Zeitgenössische Wissenschaftler wie der mit dem Nobelpreis ausgezeichnete Erwin Schrödinger, der Neurowissenschaftler Humberto Maturana und der Biologe und Neurowissenschaftler Francisco Varela sprechen davon, dass alle Teilchen im Universum miteinander verbunden sind.

Beweise für diese gegenseitige Verbundenheit liefert ein physikalisches Phänomen namens Quantenverschränkung. Es gibt Anzeichen dafür, dass zwei Teilchen, die etwa infolge des radioaktiven Zerfalls anderer Teilchen gleichzeitig entstehen, unabhängig von ihrer tatsächlichen räumlichen Entfernung miteinander verbunden oder verschränkt bleiben. Die Variablen ihres Zustands bleiben so lange unbestimmt, bis sie beobachtet und gemessen werden. Ist ein verschränktes Teilchen zum Beispiel positiv geladen, hat das andere automatisch eine negative Ladung. Kehrt man die Ladung eines Teilchens um, verändert sich auch die des anderen. Dies widerspricht den Gesetzen der allgemeinen Relativitätstheorie, denn dazu wäre ein Signal nötig, das schneller ist als das Licht. Das Konzept der Verschränkung deckt sich hingegen mit den Gesetzen der Quantenmechanik, in der Wechselbeziehungen über weite Entfernungen nicht nur statthaft, sondern sogar gang und gäbe sind. Es heißt, die Quantenmechanik gelte nur für subatomare Teilchen, da auf höheren Ebenen keine Quanteneffekte zu beobachten seien. Dagegen behaupten Stuart Hameroff, Anästhesist und Professor an der University of Arizona, und Jack A. Tuszynski, Physiker an der University of Alberta, im Gehirn fänden sehr wohl Quantenprozesse statt – und zwar auf einer höheren als der subatomaren Ebene.[2]

Einem allgemein akzeptierten wissenschaftlichen Modell zufolge entsteht Bewusstsein aus der Rechenleistung des menschlichen Gehirns – also seiner Fähigkeit zur Informationsverarbeitung. Hameroff erforscht die Mikrotubuli. Dabei handelt es sich um Bestandteile des Zellskeletts, die Nährstoffe aus dem Zellkörper zum Synapsenendknöpfchen transportieren. Im Rahmen seiner Arbeit stellte er fest, dass die Funktion der Anästhesie auf ihrer Wirkung auf die Neurotubuli – die Mikrotubuli der Nervenzellen – beruht. Der Zusammenhang zwischen Bewusstsein und Rechenleistung veranlasste ihn zu der Behauptung, die Mikrotubuli könnten als informationsverarbeitende Elemente fungieren, was die aktuelle Schätzung der menschlichen Gesamtrechenfähigkeit um das Millionenfache erhöhen könnte. Wenn dies tatsächlich der Fall ist, könnte seine bloße Rechenleistung dem Menschen die nötige geistige »Bandbreite« für den bewussten Austausch mit der Biosphäre verleihen – um sich so im Wesentlichen die Informationen des vernetzten Universums zu erschließen. Derartige Forschungen liefern Wissenschaftlern Modelle für die Erklärung dessen, was Schamanen und Seher früher schlicht und elegant als die menschliche Fähigkeit zum aktiven Dialog mit der ganzen Natur bezeichneten.

Das Gehirn als Computer

Das Gehirn besteht aus 10^{11} oder 100 Milliarden Nervenzellen – das ist eine Eins gefolgt von elf Nullen! Jede Nervenzelle besitzt bis zu 10.000 Synapsen. Bei einer Schaltgeschwindigkeit von bis zu tausend Schaltungen pro Sekunde sind somit im Gehirn bis zu 10^{18} Operationen in der Sekunde möglich.[3] Eine unglaubliche Zahl, die freilich verblasst, wenn wir auch noch die Neurotubuli in die Berechnung einbeziehen. Bei über 100 Millionen Mikrotubuli pro Nervenzelle wäre der weitere Zuwachs der Rechenfähigkeit des Gehirns unvorstellbar.

Aber wie viele Rechenoperationen das menschliche Gehirn nun ausführen kann und ob die Anzahl in der Größenordnung einer 10 gefolgt von 18 oder 27 Nullen liegt, ist lange nicht so entscheidend wie die Frage, wie gut wir unser Gehirn nutzen. Wenn wir Sie bäten, sich kurz an das Lied »Hey Jude« zu erinnern, und anschließend von Ihnen verlangten, es wieder zu vergessen, dürfte es Ihnen wie den meisten anderen nur schwer wieder aus dem Kopf gehen. Im Grunde nutzen die meisten Menschen ihr Gehirn – unabhängig von der Anzahl der möglichen Rechenvorgänge – in erster Linie dazu, um Alltagsprobleme zu wälzen. Bei einer solchen Verschwendung von Rechenleistung bleiben kaum Kapazitäten für Neuerungen, kreative Problemlösungen und Erleuchtung übrig.

Was wäre, wenn Hameroff Recht hätte und in Ihren Neurotubuli tatsächlich quantenmechanische Vorgänge stattfinden? Bedenken Sie nur, über welche Möglichkeiten und Potenziale Sie dann verfügten – vor allem, wenn es Ihnen gelänge, Gedanken der Angst, Sexualität, Gier oder ständigen Besorgnis abzustellen! Vielleicht wären Sie zu nichtlokalen Interaktionen in der Lage, könnten Informationen vom anderen Ende der Galaxie abrufen und auf Lektionen aus Ihrer persönlichen Vergangenheit und Ihrer persönlichen Zukunft oder gar der kollektiven menschlichen Vergangenheit und der kollektiven menschlichen Zukunft zurückgreifen, wie es erleuchtete Meditierende und Schamanen tun. Der Dalai Lama formuliert es so: »Menschen mit sehr viel spiritueller Erfahrung haben … ihre meditative Konzentration so weit entwickelt, dass sie hellsichtig werden und Wunder wirken können.«[4]

Das Gehirn und die Erleuchtung

Wonach streben wir nun mit diesem enormen Intellekt? Im Osten ist die Erleuchtung traditionell mit Eigenschaften wie Großzügigkeit, Mitgefühl, friedlicher Akzeptanz sowie der Erfahrung des Einsseins mit der ganzen Schöpfung verbunden. Im Westen sind wir sehr auf Individualität bedacht, und zu unserer eher vagen Vorstellung von Erleuchtung gehört, die Welt so zu akzeptieren, wie sie ist, oder Möglichkeiten zu finden, sie besser zu machen. Erleuchtung bedeutet für uns auch die allgemeine Sehnsucht nach Neuem, nach Erkundung und Kreativität, wie sie zum Beispiel von den Forschern verkörpert wird, die sich in den Weltraum hinauswagen.

Wenn wir die Erleuchtungseigenschaften des Ostens aus ihrem religiösen Rahmen lösen und auf den Bereich der Biologie übertragen, werden Zusammenhänge zur Aktivierung des präfrontalen Kortex deutlich – des neuesten Teils des menschlichen Gehirns. Personen, die regelmäßig meditieren, wurden mit funktioneller Magnetresonanztomographie (fMRT) untersucht. Die Aufnahmen zeigten, dass ihr Gehirn anders *verdrahtet* ist als das von Nichtmeditierenden. Sie sind besser in der Lage, ruhig und stressfrei zu bleiben, in Frieden zu leben und Mitgefühl zu praktizieren. Erstaunlicherweise ist in dem Zustand, den sie Samadhi oder Erleuchtung nennen, der präfrontale Kortex die aktivste Gehirnregion. Seine Heiligkeit der Dalai Lama beschreibt Erleuchtung als »Zustand der Freiheit, nicht nur von den kontraproduktiven Emotionen, die den Prozess der zyklischen Existenz in Gang halten, sondern auch von den Neigungen, die diese betrüblichen Gefühle im Geiste wecken.«[5] Der Dalai Lama deutet damit an, Erleuchtung sei ein Zustand der Freiheit von zerstörerischen Emotionen und den sich daraus ergebenden einschränkenden Überzeugungen und immer gleichen Verhaltensweisen.

Großzügigkeit und Mitgefühl können nur aufkommen, wenn es dem präfrontalen Kortex gelingt, die älteren Gehirnregionen zu beruhigen. Er kann allerdings nur dann funktionsfähige Nervenbahnen für Frieden und Freude anlegen, wenn Körper und Gehirn gesund, mit den erforderlichen Nährstoffen versorgt und in innerer Disziplin geschult sind. Wir müssen Körper und Geist heilen, um den präfrontalen Kortex zu stärken – das neue Gehirn, das sich biologisch auf Glückseligkeit, ein langes Leben, Frieden und Regeneration programmieren lässt. Dieser Bereich ist schon viel zu lange außer Funktion und wird ausgerechnet von den Kräften – Mangel, Gewalt und Trauma – blockiert, von denen er uns zu erlösen verspricht.

Sobald diese neue Gehirnregion aktiv ist, wird Synergie im Gehirn möglich. Synergie bedeutet, dass das Ganze mehr ist als die Summe seiner Teile. Ingenieure wissen, wie das funktioniert. Die Zugfestigkeit von Stahl ist fast zehn Mal so hoch wie die von Eisen, obwohl es sich im Grunde ebenfalls um Eisen handelt, dem winzige Mengen

Kohlenstoff beigefügt wurden. Für sich genommen sind sowohl Kohle als auch Eisen spröde und splittern rasch, aber in der Kombination entsteht ein äußerst widerstandsfähiges Material.

Bezogen auf das Gehirn bedeutet Synergie, dass alle Schaltkreise unseres Neurocomputers aktiviert wurden, aufeinander abgestimmt sind und zusammenarbeiten. Jede Gehirnregion erfüllt ihre Aufgabe – so wie das Herz das Blut durch den Körper pumpt, während sich die Lunge um die Atmung kümmert. Auf diese Weise entsteht ein System, das sich anhand seiner Einzelteile nicht mehr beschreiben und erst recht nicht mehr definieren lässt.

Synergie schaffen

Im Osten sagt man, der Weg zur Synergie im Gehirn führe über die Meditation. Die Schamanen verwenden den Begriff *klare Wahrnehmung*. Im Yoga heißt die höchste Stufe der Meditation, das Einssein mit dem Universum, Samadhi. Unabhängig von der Bezeichnung besteht die Herausforderung darin, *die Identifikation mit einem von zerstörerischen Emotionen geprägten eingeschränkten Selbstverständnis aufzugeben.*

Denken Sie an einen See. Ist das Wasser ruhig, spiegelt sich die ganze Umgebung darin wider. Man sieht das Bild der Kiefern am anderen Ufer oder des aufgehenden Mondes. Weht aber nur eine leise Brise über den See, spiegelt die Oberfläche nur noch sich selbst. Damit sagt sie im Grunde: »Sieh mich an.« Wird Ihr Geist von ungebetenen Gedanken oder Gefühlen gestört oder vom Fernsehen, von einem Werbefeuerwerk, von Klatsch oder trivialen Scherzen abgelenkt, kappt er die Verbindung zum Universum. Der tiefe, angeborene Wunsch, das große Mysterium der Schöpfung wahrzunehmen – und daran teilzuhaben – verschwindet vorübergehend. Die Schamanen glauben, dass ein Zustand klarer Wahrnehmung nötig sei, um eine wechselseitige Beziehung zu den riesigen Informationsfeldern der Biosphäre aufbauen zu können. Sie brauchen einen friedlichen Geist, um das wahre Wesen der Welt erkennen zu können und nicht nur die Reflexion des Dramas zu sehen, das Ihre zerstörerischen Emotionen unter der Oberfläche inszenieren.

In einer Parabel der nordamerikanischen Prärieindianer fragt ein junger Mann seinen Großvater: »In mir sind zwei Wölfe. Der eine will töten und zerstören, der andere Frieden und Schönheit bringen. Sag, Großvater, welcher Wolf wird siegen?« Der alte Mann erwidert: »Der, den du fütterst.«

Auch Sie haben die Wahl: Sie können dem Wolf des Chaos und der Verwirrung Nahrung geben, der Ihre positiven Gedanken verschlingt, Ihr Selbstwertgefühl zerstört und Sie ganz und gar verzehrt. Sie können aber auch den Wolf des inneren Friedens füttern, der Ihrem Geist hilft, ruhig wie der glatte Spiegel eines Sees zu werden und auf die Eigenschaften und Gaben des höheren Gehirns zuzugreifen.

Sobald Sie den emotionalen Teil Ihres Gehirns heilen und Synergie entsteht, wird Ihr präfrontaler Kortex mit all seinen Gaben von ganz allein erwachen. Sie werden dem Glück nicht mehr mit künstlichen Mitteln hinterherjagen müssen, denn *es wird mühelos aus Ihrem Inneren aufsteigen*. Für den präfrontalen Kortex ist Glück weder Zufall noch Glückssache. Es ist der Schatz einer klaren Wahrnehmung, der auf ewig Ihnen gehören wird.

Kapitel 2

DIE MACHT DES GEISTES

Wir sind ein Anthropologe, der jahrelang die Heilmethoden der Weisen im Amazonas und den Anden erforschte, und ein Neurologe, der seit Jahren Menschen mit degenerativen Erkrankungen des Gehirns behandelt. An unserer Arbeit faszinieren uns vor allem die unglaublichen physischen und mentalen Leistungen, zu denen der Geist fähig ist. Wir begegnen weisen Menschen, die über außerordentlichen Scharfsinn, inneren Frieden und Kreativität verfügen, und lernen von ihnen. Wir hören von tibetischen Mönchen, die eine ganze Nacht lang auf einem eisbedeckten Berg meditieren, ohne zu erfrieren, und bei Sonnenaufgang den Schnee von ihren nackten Schultern wischen.

Das volle Ausmaß der Macht unseres Geistes ist noch immer unbekannt, aber wir sehen regelmäßig Beispiele dafür.

Gesundheit und Denken

Vor Jahren hielt man Selbsthilfegruppen und Stressmanagement für harmloses Beiwerk zur medizinischen Behandlung schwerkranker Menschen. Jüngste Forschungen zeigen jedoch: Patienten, die Techniken wie die Achtsamkeitsmeditation nutzen, empfinden ihre Erkrankung nicht nur emotional als weniger belastend, sie sind auch in einer besseren körperlichen Verfassung. Im Grunde sind diese Studien der Beweis dafür, dass Gedanken, Überzeugungen und Gefühle die körperliche Gesundheit beeinflussen.

In der Juli-Ausgabe 2009 der Zeitschrift *Scientific American* schildert der Neurologe Martin Portner den Fall einer Frau namens Gretchen, die 2005 an einer Studie zur Untersuchung der Wirksamkeit von Testosteronpflastern bei Mangel oder Verlust des sexuellen Verlangens teilgenommen hatte. In diesem Fall ist die Libido eines Menschen so schwach, dass er oder sie weder sexuelles Interesse noch sexuelle Anziehung empfindet. Das Hormon Testosteron wird beim Mann in den Hoden, bei der Frau im den Eierstöcken produziert und steht mit sexueller Erregung in Zusammenhang. Seit der operativen Entfernung ihrer Eierstöcke hatte Gretchen kein sexuelles Verlangen mehr empfunden.

Nachdem sie zwölf Wochen lang ein Pflaster getragen hatte, kehrte ihre Lust allmählich zurück, was sie sich folgendermaßen erklärte: »Das kann nur an diesem Pflaster liegen.« Kurz darauf schlief sie zum ersten Mal wieder mit ihrem Mann und hatte den ersten Orgasmus seit Jahren. Das Erstaunliche an dieser Geschichte aber ist, dass Gretchen zur Kontrollgruppe gehörte, was sie nicht wusste, und ein Placebopflaster ohne Testosteron bekommen hatte.

Die Rückkehr ihres sexuellen Verlangens war eindeutig auf neue neuronale Verbindungen, buchstäblich auf einen *Sinneswandel* zurückzuführen, der sich in ihrem ganzen Körper bemerkbar machte, obwohl sie sich dessen nicht einmal bewusst war.

Die meisten Menschen wissen mehr über psychosomatische Erkrankungen als über psychosomatische Heilung. Wir wissen, Sorgen können krank machen, und vermuten, Lachen sei gesund. Trotzdem schenkt die Medizin der Vorstellung, der Mensch könne auf psychosomatischem Wege genesen, nur wenig Glauben. Schließlich kann man sich selbst nicht kitzeln, und ebenso wenig kann man wissentlich ein Placebo einnehmen. Gesellschaften, die auf traditionelle Heiler – auf Medizinmänner und -frauen – vertrauen, wissen seit langem um die Macht des Geistes, zu heilen oder zu töten. Gelegentlich bedienen sich Schamanen pompöser Zeremonien, um die heilenden Kräfte des Geistes zu mobilisieren. Ihre komplexen Zeremonien regen den präfrontalen Kortex an, Gesundheit zu erzeugen.

In modernen Gesellschaften werden derartige Praktiken allerdings meist in den Bereich des Aberglaubens oder der Kurpfuscherei verwiesen. Der Begriff »Placebo« hat im alltäglichen Sprachgebrauch sogar eine abwertende Bedeutung. Die Ironie liegt darin, dass die moderne »Zeremonie« darin besteht, Patienten wirkstofffreie Zuckerpillen zu verabreichen. Es ist gängige Praxis, die Wirksamkeit neuer Medikamente in placebokontrollierten Studien zu testen. Im Grunde ist dies ein starkes Indiz dafür, dass der Geist Entzündungen lindern, Nerven beruhigen sowie die Organe und Gewebe des Körpers in einen Zustand der Gesundheit zurückversetzen kann.

Studien zeigen zum Beispiel, dass bei 56 Prozent der Menschen eine Zuckerpille ebenso wirksam ist wie Morphium.[1] Sie ist das von Arzneimittelherstellern und Pharmazeuten am besten erforschte »Medikament« und wird dennoch kaum als potenzielles Heilmittel anerkannt oder gewürdigt.

Ein Freund riet uns einst, wenn wir reich werden wollten, müssten wir lediglich Hühnersuppe zu Tabletten pressen und rezeptfrei unter der Bezeichnung »Placebo« in den Handel bringen. Schließlich könnten wir zu Recht den wissenschaftlichen Anspruch erheben, dass sie bei vielen Beschwerden vom Kopfschmerz bis zur Erektionsstörung ebenso wirksam seien wie die teuersten Medikamente.

Der Placeboeffekt und die Psychosomatik der Gesundheit ergeben sich daraus, dass sich ein Mensch der heilenden Kraft des Geistes bedient, wie dies jahrtausendelang üblich war. Die westliche Medizin ignoriert den Placeboeffekt und damit im Grunde auch die Gelegenheit zu erforschen, wie uns dieses Phänomen Einblick in die immense Kraft des präfrontalen Kortex gewähren kann.

■ ■ ■

David:
Krebs? Welcher Krebs?

Ich bin Neurologe, deshalb fasziniert es mich, wie oft man mir vorwirft, keine »traditionelle« Schulmedizin zu praktizieren. Ich gebe nämlich nicht nur Ernährungsempfehlungen, der Behandlungsplan unserer Klinik enthält auch Elemente wie Affirmationen und Meditation. Das Paradoxe ist, dass diese oder ähnliche Praktiken seit Jahrtausenden der Gesundheitspflege dienen und damit per definitionem »traditionell« sind.

Ende 2007 trat ein Patient mit einem ernsten gesundheitlichen Problem an mich heran. »Marvin« war 74 Jahre alt und soeben aus einer hervorragenden Krebsklinik entlassen worden, wo man ihm geraten hatte, seine »Angelegenheiten zu regeln«. Man hatte einen aggressiven Bauchspeicheldrüsenkrebs entdeckt, der auch schon die angrenzenden Lymphknoten befallen hatte. Es bestand die Möglichkeit einer Chemotherapie, aber die Erfolgschancen tendierten gerade in seinem Alter gegen null. Die Krebsspezialisten hatten Marvin angesichts dessen, was die moderne Medizin für einen Menschen in seiner Situation noch tun konnte, das gesagt, was sie für die Wahrheit über seine verheerende Krankheit hielten: Dass er im besten Falle noch etwa sechs Monate zu leben habe.

Da ich weiß, wie sehr unsere Überzeugungen unsere körperliche Gesundheit beeinflussen, fragte ich ihn, ob er dies wirklich glaube. Er antwortete: »Natürlich nicht!« Dies war genau die Reaktion, auf die ich gehofft hatte.

Zusammen mit meinem Team stellten wir ein Programm für die Einnahme bestimmter Nahrungsergänzungsmittel zur Stärkung seines Immunsystems zusammen. Des Weiteren empfahl ich hochdosierte DHA, um die Wirkung der Meditations- und Affirmationsübungen zu erhöhen, mit denen er ebenfalls beginnen würde. Im Mittelpunkt beider Techniken stand schlicht der Gedanke: »Ich bin gesund.«

Innerhalb von einer Woche war Marvins Blässe verflogen, und innerhalb von unglaublichen sechs Wochen hatten sich seine abnormen Bauchspeicheldrüsen- und Leberfunktionswerte vollständig normalisiert. Drei Monate später kehrte er in die renommierte Klinik zurück, in der die Diagnose gestellt worden war. Die computertomographische Untersuchung ergab nicht die geringste Spur von Krebs.

»Was haben die Ärzte gesagt, als sie Ihre Testergebnisse sahen?«, fragte ich.

»Nun ja«, erwiderte er, »sie wollten offenbar gar nicht wissen, wie ich das gemacht habe. Sie sagten nur, was immer es wäre, ich sollte damit weitermachen.«

Knapp zwei Jahre später ist Marvin noch immer krebsfrei. Natürlich könnte man behaupten, hier läge ein Fall von Spontanheilung vor. Allerdings wird jeder Krebsspezialist bestätigen, dass so etwas bei dieser Krebsart höchst selten vorkommt. Ich behaupte, dass die entscheidende Intervention darin bestand, dass Marvin seine Beziehung zum Göttlichen pflegte, was wiederum die Folge des zweigleisigen Ansatzes aus Neuronährstoffen und schamanischen Meditationstechniken war, der ihm Zugang zu der heilenden Energie verschaffte, die das ganze Sein durchdringt.

■ ■ ■

Der Noceboeffekt ist das heimtückische Gegenstück zum Placeboeffekt. Dabei kann eine normalerweise harmlose Substanz oder ein wirkstofffreies Präparat aufgrund von negativen Erwartungen, Überzeugungen oder der psychischen Verfassung des Patienten – sowie unabhängig von seinem körperlichen Befinden – eine schädigende Wirkung entfalten.

■ ■ ■

Alberto:
Der Fluch ist echt

Das dramatischste Beispiel für den Noceboeffekt erlebte ich im peruanischen Amazonas, wo ich einen kerngesunden Mann kennenlernte, der von einem ortsansässigen Zauberer »verflucht« worden war. Damals studierte ich die Heilmethoden der Schamanen am Oberlauf des Marañón. Als der Patient den Heiler aufsuchte, erklärte dieser, er könne nichts für ihn tun. Übelkeit und Kopfschmerzen seien die Folge des Fluches, er und seine Familie sollten sich auf sein Ableben vorbereiten. Innerhalb von vierundzwanzig Stunden war er tot. Als ich den Heiler fragte, weshalb er ihm denn nicht geholfen hätte, erwiderte er, der Mann habe eines der Tabus im Dorf gebrochen. Gestorben aber sei er an seiner eigenen Angst. Ich horchte den Heiler weiter aus, ob der Fluch vielleicht nur im Kopf des Mannes existiert habe und der Zauber gar nicht echt gewesen sei. »O nein«, betonte der Heiler. »Der Fluch, der Zauber ist natürlich echt.«

In jenem Winkel des Amazonas lernte ich, was auch die Werbeleute auf der Madison Avenue längst wissen: Der Geist lässt sich darauf programmieren, Fahrzeuge zu kaufen, die uns das Gefühl geben, wieder jung zu sein, und Kleider, die versprechen, schmerzliche

Depressionen zu vertreiben. Er lässt sich sogar darauf programmieren, wider sämtliche lebenserhaltende Instinkte zu handeln, die im Laufe der Evolution in Jahrmillionen verankert wurden. Es ist sehr schwer, das Immunsystem des Körpers außer Kraft zu setzen. Und doch wurde dieser Mann von seiner Überzeugung getötet. An jenem Tag fragte ich mich: Was ist mit der langen Liste von Ausschlussklauseln und möglichen Nebenwirkungen auf den Beipackzetteln der Medikamente, die wir kaufen? Könnte all das nachteilige Auswirkungen auf unser leicht beeinflussbares Denken haben? Und wie können wir uns auf Leben, Gesundheit und Freude programmieren, statt körperlichen oder geistigen Noceboeffekten zum Opfer zu fallen?

Inzwischen weiß ich, dass Ärzte nur selten Placebos oder – wie es früher hieß – »sanfte Behandlungsmethoden« wie Psychotherapie, Entspannungstechniken oder Meditation empfehlen. Sie halten dies für Scheinmedizin. Sie sorgen sich um die eventuellen Folgen, wenn sie einen Patienten mit einem »Trick« dazu brächten, seinen Körper zu heilen – obwohl auch der Erfolg der medizinisch anerkannten Behandlungsmethoden und chirurgischen Eingriffe, die sie derzeit praktizieren, zu einem großen Teil auf dem Placeboeffekt beruht oder davon verstärkt wird.

Ich weiß nun, wozu der menschliche Geist fähig ist. Daher ist mir vor allem bewusst, dass Sie, ich und jeder andere diese Fähigkeiten bewusst einsetzen kann, um psychosomatische Gesundheit zu erzeugen. Im Grunde gibt uns das die Möglichkeit, willentlich körperliche und emotionale Störungen zu heilen, ohne uns irgendwelcher Tricks bedienen zu müssen. Dazu müssen wir zunächst verstehen, wie das Gehirn funktioniert und wie Traumata die Gehirnregionen schädigen, die uns Zugriff auf diese Fähigkeiten gewähren.

■ ■ ■

Das dreieinige Gehirn

Mitte der 1950er Jahre präsentierte der amerikanische Neurowissenschaftler Paul D. MacLean ein Modell, das die Evolution des menschlichen Gehirns erklären sollte. Es wurde unter der Bezeichnung »das dreieinige Gehirn« bekannt und zeigt, dass wir drei unterschiedlich weit entwickelte Neurocomputer besitzen, die jeweils über ihre eigene Intelligenz, ihren eigenen subjektiven Eindruck von der Welt und ihr eigenes zeitliches und räumliches Empfinden verfügen. MacLeans Modell ist zu allgemein, um Studenten der evolutionären Anatomie von Nutzen zu sein. Aber es ermöglicht ein metaphorisches Verständnis dessen, dass jeder Mensch anders auf bestimmte Situationen reagiert – je nachdem, welches »Gehirn« gerade angesprochen wird. Es erklärt, weshalb der eine den Geruch eines Wolfes als Bedrohung, der andere ihn als Chance empfindet.

Die alten Gehirne

Das erste Gehirn ist das protoreptilische Gehirn oder R-Gehirn. Es hat große anatomische Ähnlichkeit mit dem Gehirn moderner Reptilien. Diese Gehirnregion reagiert rein instinktiv und will vor allem überleben. Sie reguliert die meisten vegetativen Körperfunktionen wie Atmung, Herzschlag sowie Körpertemperatur und entscheidet mit, ob wir kämpfen oder flüchten. Reptilien sind keine Kuscheltiere, und wie die kaltblütige Schlange kennt auch diese Gehirnregion keine Gefühle.

Das zweite Gehirn ist das limbische System, das in erster Linie aus Amygdala, Hypothalamus und Hippocampus besteht. MacLean nannte es das Gehirn des Instinkts und der Gefühle. Das limbische System wird auch als paläomammalisches Gehirn oder M-Gehirn bezeichnet. Wie der Name sagt, dominiert es bei den Säugetieren, deren Entwicklung etwa zur selben Zeit ihren Aufschwung nahm, als die Dinosaurier vom Aussterben bedroht waren. Es ist eine weitere Sprosse auf der Leiter evolutionärer Komplexität.

Das limbische System entschlüsselt Signale anhand der vier Grundprogramme Angst, Nahrung, Kampf und Fortpflanzung. Das M-Gehirn wird einen anderen Menschen bei der ersten Begegnung als jemanden einordnen, vor dem man sich hüten sollte, es wird ihn als Verabredung zum Abendessen oder vielversprechenden Geschäftspartner, als möglichen Feind oder möglichen Freund beurteilen. Es deutet Farben anhand der kulturellen Vorgaben, auf die es geprägt wurde: Die Farbe Rot zum Beispiel bedeutet in den Vereinigten Staaten »Gefahr« oder »Stopp«. In China steht sie für »Glück«, in Russland für »sehr gut« oder »schön«.

Die Anatomie des limbischen Systems

Um besser verstehen zu können, wie das limbische System oder paläomammalische Gehirn funktioniert, werden wir uns mit seinen Strukturen beschäftigen, die entstanden sind, um unser Überleben zu sichern. Zum limbischen System gehören der wie ein Seepferdchen geformte Hippocampus und die mandelförmige Amygdala. Beide sind an der emotionalen Verarbeitung der eingehenden Umweltinformationen beteiligt. Wenn wir von einem Feind in den Hinterhalt gelockt werden, bekommen wir schreckliche Angst, kämpfen oder fliehen. Wenn wir von einer Schlange angegriffen werden, springen wir instinktiv zurück.

Der Hippocampus befindet sich an der tiefsten, vordersten Stelle der beiden medialen Temporallappen und erstreckt sich auf beide Gehirnhälften. Seinen Namen erhielt er im 16. Jahrhundert von dem italienischen Anatom Giulio Cesare Aranzi, der die verblüffende Ähnlichkeit mit dem Seepferdchen bemerkte und sich für den Begriff *Hippocampus* – die griechische Bezeichnung für diese Tiere – entschied.

Schon früh versuchten Forscher, den Gehirnregionen bestimmte Funktionen zuzuordnen. Sie vermuteten eine Verbindung zwischen Hippocampus und Geruchssinn. In dieser Ansicht wurden sie zweifellos durch die anatomische Nähe von Hippocampus und Riechbahn bestärkt. Obwohl spätere Studien ergaben, dass der Geruchssinn keineswegs zu seinen Hauptfunktionen gehört, untersucht die Wissenschaft noch immer die Beziehung zwischen dem Hippocampus und der Geruchserinnerung. Denken Sie nur daran, wie leicht vertraute Gerüche Kindheitserinnerungen wecken können und Sie zum Beispiel der Duft brutzelnden Specks an das Frühstück Ihrer Mutter erinnert.

Eingehendere moderne Forschungen zeigen jedoch, dass der Hippocampus kein Erinnerungslager ist. Er dient vielmehr als eine Art Durchgangsstation, wo die von den fünf Sinnen gesammelten Informationen zusammengetragen, sortiert und zur Verarbeitung weitergeleitet werden. Im Falle einer vermeintlichen Bedrohung werden sie an die Amygdala, hinsichtlich aller anderen Bedürfnisse an die Großhirnrinde weitergegeben.

Der Hippocampus arbeitet im Wesentlichen wie eine Digitalkamera, die sowohl Bilder als auch Filme verarbeiten kann. Fakten und Fotos sind einzelne Daten, die sich im Allgemeinen mit einfachen Worten ausdrücken lassen. Abrufbare Fakten werden als deklaratives Wissen bezeichnet. Ereignisse und Filme sind vielschichtiger, hier spielen sowohl räumliche als auch zeitliche Beziehungen eine Rolle. Diese geistige Aktivität wird episodisches Wissen genannt.

Sobald der Verfall des Hippocampus beginnt, verringert sich die Wahrscheinlichkeit, dass der Betreffende neue Erfahrungen speichert und später auch wieder abrufen kann. Dies ist ein typisches Symptom der Alzheimer-Krankheit. Untersuchungen mit modernen bildgebenden Verfahren wie Magnetresonanztomographie und Positronen-Emissions-Tomographie zeigen deutlich, dass sowohl Gewebs- als auch Funktionsverluste im Hippocampus erste Hinweise auf diese Krankheit geben.

Wie Sie später sehen werden, sind für diesen beginnenden Verfall Schäden durch freie Radikale und chemische Stoffe verantwortlich, wie sie infolge von Stress und traumatischen Erfahrungen entstehen. Sobald der Hippocampus nachlässt, ist für den Betreffenden die Schule vorbei und er hat mehr oder weniger aufgehört zu lernen. Im Allgemeinen geht die Meinung dahin, dass die Fähigkeit zur Informationsverarbeitung durch die höheren Gehirnzentren nachlässt, unser emotionales Repertoire verkümmert und wir den Zugang zu authentischen Gefühlen verlieren.

Wir möchten dieses Paradigma jedoch in Frage stellen und Ihnen zeigen, dass sich neurodegenerative Erkrankungen verhindern oder gar rückgängig machen lassen. Läuten Sie die Glocke. Die Schule fängt wieder an.

Die Amygdala hat ihren Namen von dem griechischen Wort für *Mandel*. Sie sorgt dafür, dass wir auf echte oder vermeintliche Bedrohungen automatisch mit Kampf oder Flucht reagieren. Im Grunde ist sie das Angstzentrum des Gehirns und gestattet uns, reflexartig, unbewusst und unmittelbar auf gefährliche Situationen zu reagieren.

Das neue Gehirn

Das dritte von MacLean identifizierte Gehirn ist der Neokortex. Er ist bei allen höheren Säugetieren gut entwickelt und beim Menschen für die Sprache, das Schreiben und die höheren Denkfunktionen zuständig. Wenn wir einem Mitmenschen begegnen und ihn weder fürchten noch bekämpfen, verführen oder mit Nahrung versorgen müssen, gibt der Thalamus die von der Freude, der Erregung, der Sorge oder den Bedenken des limbischen Systems gefärbten Sinneseindrücke zur weiteren Betrachtung und der Entscheidung über ein angemessenes Verhalten an den Neokortex weiter.

Der Neokortex verarbeitet die Signale auf ganzheitliche Weise und interpretiert die von außen eingehenden Bilder und Geräusche als zusammenhängende Botschaften. Der Neokortex hilft uns, den Wert aller Menschen zu erkennen und nicht darüber nachzudenken, wie sie uns nützen oder was wir auf legalem oder illegalem Wege von ihnen bekommen könnten. Er erinnert uns daran, auch ganz ohne Grund bei Freunden anzurufen und ihnen alles Gute zu wünschen, und uns nicht nur zu melden, wenn wir sie um einen Gefallen bitten möchten.

In diesen höheren kortikalen Arealen sind die selbstlose Liebe, das logische Denken und das Urteilsvermögen zu Hause. Dieser Teil des Gehirns sorgt dafür, dass wir innovative Ideen haben, dass wir über Demokratie nachdenken, Mathematik verstehen, Gedichte schreiben, Musik komponieren, Kunst schaffen, von Freiheit träumen und uns die Zukunft vorstellen können.

Die beiden älteren Neurocomputer, das Reptilienhirn und das limbische System, beurteilen die Dinge hauptsächlich im Hinblick auf die Entfernung zur Beute und zum Ausgangspunkt, zu den sicheren Grenzen des Elternhauses und bezüglich der persönlichen Distanz. Sie können die für Beziehungen, Blutsverwandtschaften, Clanterritorium, ethnisches Umfeld und einzelne Länder geltenden räumlichen Grenzen ausmachen. Wenn dieses Wissen fest im Gedächtnis verankert ist, können die älteren Teile des Gehirns mühelos sagen, wo »mein Land« endet und das »der anderen« beginnt. Sie sind der Ansicht, gute Zäune sorgten für gute Nachbarschaft, und meinen, »die da drüben« seien »anders als wir«. Sie verknüpfen Menschen und Orte. Dieses Wissen ist sehr nützlich, um das Überleben zu sichern, beeinträchtigt aber die Vorstellung von einer globalen Gemeinschaft. Bedenken Sie nur, wie leicht man den Namen eines Menschen vergisst im Gegensatz zu seinem Gesicht. Diese Situation ergibt sich aus der Fähigkeit des primitiven Gehirns, auf Erinnerungen und Gefühle zurückzugreifen, um zwischen »den schlechten Leuten im Armenviertel« und »guten Leuten wie uns« zu unterscheiden.

Der Neokortex wird dagegen mit den höheren Hirnfunktionen in Verbindung gebracht. Er kann nicht nur räumliche, sondern auch zeitliche Bezüge herstellen. Er kann dafür sorgen, dass wir Vorräte für den Winter einlagern, einen Bewässerungskanal für die Trockenzeit planen und absehen, wo sich die Herde im Frühjahr aufhalten wird. Er wird den Wandel der Jahreszeiten zur Kenntnis nehmen sowie mathematische und musikalische Neigungen entwickeln. Dieses Gehirn kann das weitere Vorgehen durchspielen und seine Konsequenzen absehen, um zwischen gut und schlecht, richtig und falsch zu unterscheiden und gesellschaftlich unangemessene Verhaltensweisen und Reaktionen zu unterdrücken. Der Neokortex kann die vier Grundprogramme des limbischen Systems bändigen und ist an meditativen sowie transzendentalen Erfahrungen beteiligt.

Vielleicht kommt mit der Erkenntnis des Neokortex, dass unsere Zeit auf Erden begrenzt ist, auch die Angst vor dem Tod, die viele Menschen davon abhält, ihre Möglichkeiten auszuloten. Das limbische System weiß auf primitive Art und Weise, dass der Tod kommen wird, so wie auch Kinder wissen, dass kleine Kätzchen und Großeltern sterben. Es begreift jedoch nicht, dass auch *wir* sterben werden, und hält sich offenbar für immun gegen den Tod. Dies erklärt zusammen mit dem Umstand, dass ein in der Entwicklung befindliches Gehirn besonders risikobereit ist, weshalb sich manche Teenager benehmen, als hätten für sie weder die Gesetze der Schwer- noch der Fliehkraft Gültigkeit, wenn sie mit ein paar Gläschen zu viel und dem Auto voller Freunde über eine kurvenreiche Bergstraße rasen.

Wenn Sie die Gaben des Neokortex nicht bereits in Ihrer Jugend wecken, werden sie erst sehr viel später und meist nur widerwillig erwachen. Mit vierzig Jahren akzeptieren die meisten Menschen, dass sie keine Chance auf eine zweite Jugend bekommen werden. Vielleicht rieten orthodoxe Rabbis deshalb traditionell davon ab, vor dem vierzigsten Lebensjahr mit dem Studium mystischer Texte zu beginnen, wenn die Wahrscheinlichkeit größer war, dass mit der körperlichen Reife auch Weisheit einherging. Versicherungsvertreter wissen ebenfalls, dass es schier unmöglich ist, einem Menschen eine Lebensversicherung zu verkaufen, solange er nicht weiß, dass seine Tage gezählt sind und jeder Augenblick kostbar ist. Denn bis zu diesem Stadium der praktischen Erleuchtung, das um das vierzigste Lebensjahr beginnt, wird er fest davon überzeugt sein, dass er nicht sterben wird.

Höheres neokortikales Denken

Die Synästhesie ist die Fähigkeit, getrennte Wahrnehmungsbereiche miteinander zu verknüpfen. Sie ist eines der vielen Talente des Neokortex. Sie ermöglicht es Künstlern und Musikern, sich das Geräusch des Flügelschlags vorzustellen, wenn sie in weiter Ferne eine V-Formation von Gänsen am Himmel sehen, und diese Verbindung aus optischen und akustischen Eindrücken in Musik zu verwandeln oder mit dem Pinsel auf die Leinwand zu bringen. Selbst im umgangssprachlichen Gebrauch verwenden wir gelegentlich synästhetische oder sinnvermischende Redewendungen wie »bitterer Wind« oder »schreiende Farben«.

Der englische Savant Daniel Tammet bringt synästhetische Fähigkeiten im wahrsten Sinne des Wortes bis zur x-ten Potenz zum Ausdruck. Er kann zum Beispiel die Kreiszahl Pi bis auf 22.514

Stellen hinter dem Komma aus dem Gedächtnis aufsagen und die Zahl 97 bis auf über hundert Dezimalstellen genau durch 13 teilen. In seinem Bestseller *Elf ist freundlich und Fünf ist laut: Ein genialer Autist erklärt seine Welt* beschreibt er, wie er denkt.

Mathematische Berechnungen wie 37^4 löst er schneller als Sie die Zahlen in den Taschenrechner tippen können. Die Antwort steigt als komplexes, kaleidoskopisches Zusammenfließen von Farben, Texturen, Formen, Schattierungen und Gefühlen in ihm auf.

Bei Tammet wurde hochfunktionaler Autismus festgestellt. Seine außerordentlichen Fähigkeiten entwickelten sich nach einer Reihe von epileptischen Anfällen in seiner Kindheit, die sein Gehirn neu verdrahtet und es ihm ermöglicht haben könnten, einen begrenzten Teil – einen schmalen, aber sehr tiefen Ausschnitt – seiner neokortikalen Fähigkeiten zu nutzen. Daniels Erfahrung hat eine gewisse Ähnlichkeit mit den Schilderungen der Weisen der hohen Anden, die behaupten, ihre außergewöhnlichen telepathischen und hellsichtigen Kräfte hätten sich eingestellt, kurz nachdem sie der Blitz getroffen oder sie eine anstrengende mehrtägige Visionssuche mit Fasten und Beten abgeschlossen hätten.

Daniel Tammets Talent beschränkt sich nicht auf den Bereich der Mathematik. Er kann auch innerhalb kürzester Zeit eine Fremdsprache erlernen. Für eine Sondersendung im Fernsehen meisterte er in einer knappen Woche das schwierige und komplexe Isländisch – das zum Beispiel abhängig vom Zusammenhang je zwölf Wörter für die Zahlen eins, zwei, drei und vier kennt und eine strenge Übereinstimmung im Genus von Haupt- und Eigenschaftswort fordert. Dies ermöglichte es ihm, ein Live-Interview im isländischen Fernsehen in der Landessprache zu führen und diese Aufgabe fehlerfrei zu bewältigen.

Einige Wissenschaftler behaupten, Inselbegabte zahlten einen hohen Preis für ihre außerordentlichen Fähigkeiten. Sie sagen, fast die Hälfte aller Savants seien Autisten. Dies veranlasste den Psychiater und Wissenschaftler Darold Treffert aus Wisconsin zu der Aussage, Inselbegabungen seien die Folge von Schädigungen der linken Hirnhälfte, vor allem dem vorderen Bereich – was die rechte Hemisphäre zu einer Überkompensation veranlasse.[2]

Laut Dr. Treffert geht damit ein Übergang von komplexen Gedächtnis- und Verarbeitungsleistungen im Stirnlappen zu einem schwachen Verhaltensgedächtnis einher, was es Menschen wie Daniel Tammet erlaubt, Zahlen und Sprachen mit einer solchen Leichtigkeit zu meistern.

Kapitel 3

DIE EVOLUTION VON GEIST UND GEHIRN

Vor vielen tausend Jahren bot sich unseren Vorfahren eine ähnliche neurologische Chance wie wir sie heute haben – die Chance auf einen großen Entwicklungssprung. Mit dem erwachenden Neurokortex erwarben unsere Ahnen eine neue Gehirnstruktur, die von der Natur auf Freude, Kreativität und Innovation programmiert war.

Um dieses Potenzial nutzen zu können, benötigten sie bestimmte Nährstoffe als Energielieferanten für ihren Neurocomputer. Als sie Nahrungsmittel auf den Speiseplan setzten, die das Gehirn nährten, erwachten die Fähigkeiten der damaligen Visionäre, und sie begannen, große Kunstwerke zu schaffen, die Schrift zu erfinden, Zivilisationen zu gründen und die Grundlage für die moderne menschliche Erfahrung zu legen.

Zu jener Zeit hielten die Schamanen unserer Vorfahren die Schöpfung für ein Lebensnetz, das uns alle miteinander verbindet. Diese Vorstellung findet sich auch in der altindischen Mythologie als Netz Indras. Es besteht aus unendlich vielen, miteinander verknüpften Fäden, und an jedem Kreuzungspunkt sitzt ein Edelstein, in dem sich alle anderen perfekt widerspiegeln. Dieses mythische Netz verbindet alle Wesen, weshalb jede noch so unbedeutende Handlung allgemeine Auswirkungen hat. Innerhalb dieses Netzes kommunizieren Propheten mit Gott und deuten seinen Willen, suchen Mystiker nach dem Elixier der Unsterblichkeit und versuchen Alchemisten, Blei in Gold zu verwandeln. Diese Weisen, Mystiker und Alchemisten wurden von denselben Gedanken bewegt wie die modernen Seher. Auch sie fragten: Wie können wir ein langes und gesundes Leben führen, frei von zerstörerischen Krankheiten und degenerativen Erkrankungen des Gehirns? Wie können wir das stumpfe *Blei des menschlichen Leids* in das *Gold eines erleuchteten Bewusstseins* verwandeln?

Historisch betrachtet endete die Suche nach metaphysischen Antworten auf die Frage nach dem Ursprung des Lebens mit der Veröffentlichung von Charles Darwins Werk *Die Entstehung der Arten durch natürliche Zuchtwahl*. Damals glaubte man, das Leben sei ein ständiger Kampf ums Überleben und der Mensch einem brutalen Gesetz des Dschungels unterworfen, wonach nur der am besten Angepasste überlebte.

Nachdem Wissenschaftler die alten Lehren jahrhundertelang abgetan und ignoriert haben, stellen nun zum Glück wieder Menschen aus allen Gesellschaftsbereichen die Fragen der Mystiker nach Bedeutung und Potenzial des menschlichen Bewusstseins. Könnte es sein, dass die Evolution auch das Überleben der Klügsten begünstigte?

Wege der Angst, Wege der Weisheit

Die Geschichte des menschlichen Bewusstseins ist vom Kampf zwischen dem älteren Gewahrsein, *den Wegen der Angst,* und dem neueren Gewahrsein, *den Wegen der Liebe*, gezeichnet. Wenn das neuere Gewahrsein siegt, entdecken wir einen liebenden, mitfühlenden Gott, bringen religiöse Freiheit zum Ausdruck und üben uns in Großmut. Wenn das ältere Gewahrsein dominiert, verehren wir meist einen wütenden Gott, der seine Feinde mit Plagen überzieht und sein auserwähltes Volk in einen sogenannten heiligen Krieg schickt, um seine Vorherrschaft zu sichern. Wenn das ältere Gehirn den Ton angibt, siegen Gier und Intoleranz.

Ein schwächer entwickeltes Gewahrsein betrachtet alles als Ware – sogar die Schönheit und Fülle der Natur. Es schätzt die Dinge lediglich im Hinblick auf die Möglichkeit, Gewinn daraus zu schlagen. Es betrachtet das Wasser, eines der Grundelemente des Lebens, nicht als Lebensraum bestimmter Organismen und natürlichen Transportweg, sondern als Flüssigkeit, die es in Flaschen abzufüllen und zu verkaufen gilt. Es erkennt nicht, dass wir die Luft – ein weiteres Grundelement – zum Atmen brauchen, sondern versteht sie als leeren Raum, den man mit Industrieabfällen füllen kann. Es sieht die Erde nicht als unverzichtbare Grundlage des Nahrungsanbaus, sondern als Eigentum, das man besitzen, einzäunen und mit Chemikalien und Müll aus Landwirtschaft, Industrie und Privathaushalten verseuchen kann. Es schätzt an den Bergen nicht ihre Erhabenheit, sondern betrachtet sie als Orte, die man ihrer Mineralien und Erze berauben kann. Es sieht die Wälder nicht mehr als Lebensraum für Tiere und als spirituelle Rückzugsgebiete, sondern als Rohmaterial für Bretter und Dielen. Es versteht selbst das Weltall jenseits des Himmels nicht ausschließlich als Möglichkeit, den Kosmos zu erforschen, sondern als Ort, um planetaren Müll abzuladen und die globalen Nachbarn auszuspionieren.

Ist unser Denken von Angst geknebelt, wird sogar der Mensch zur Ware. In den Entwicklungsländern sind Kinder Arbeitskräfte, die man an Ausbeuterbetriebe verpfänden kann. In den Industrieländern sieht man in ihnen das Heer der künftigen Arbeitnehmer. Ältere Mitbürger werden zumindest in den westlichen Gesellschaften nicht wegen ihrer Weisheit verehrt, sondern in »Altenheime« gesperrt, bis der Tod sie endlich aus dem Weg räumt. Dazwischen werden Menschen aller Altersstufen oft gemäß der Darwinschen Lehre in Kriegsführung geschult oder darauf programmiert, mit anderen »gleichzuziehen« oder sie gar zu »überflügeln« – selbst, wenn dies auf Kosten anderer geht. Die vielleicht schlimmste Abwertung des Men-

schen aber zeigt sich in dem von öffentlichen Meinungsmachern geprägten Begriff des »Kollateralschadens«, mit dem wir herzlos den
Mord an unschuldigen Zivilisten beschönigen, die in einem Kriegsgebiet zufällig zwischen die Fronten geraten.

Das neue, höhere Gewahrsein ermöglicht es uns, auf hohem Niveau und in großem Maßstab zu denken – die Erde aus dem Weltraum zu betrachten und zu erkennen, dass mit der Lebenskraft des
Planeten auch unsere Gesundheit und unser Wohlergehen schwin-
den. Gleichzeitig sehen wir, dass sowohl Entwicklungs- als auch In-
dustrienationen immer wieder auf die scheinbar unumgängliche Gewalt zurückgreifen, um Konflikte zu lösen und anderen ihre Werte
aufzuzwingen.

Während über die globale Erwärmung gestritten wird – ob sie tatsächlich existiert und wenn ja, wer die Verantwortung dafür trägt,
wodurch sie verursacht wird und wie sie aufzuhalten ist – und darüber, ob sich die Welt tatsächlich am Rande einer Umweltkatastrophe
befindet, wird vielen Menschen allmählich klar, dass die menschliche
Gemeinschaft an der Schwelle zu einem außerordentlichen Bewusstseinssprung steht.

Im letzten Kapitel haben wir uns eingehend mit den Charakteris-
tika der ersten drei Entwicklungsstufen des Gehirns beschäftigt: dem
Reptilienhirn oder R-Gehirn, dem limbischen System und dem Neokortex. Um den enormen bevorstehenden Entwicklungssprung verstehen und die Gelegenheit besser nutzen zu können, müssen wir uns
eingehender mit der Entwicklung des vierten Gehirns beschäftigen
– des präfrontalen Kortex.

Der präfrontale Kortex: Schlüssel zur Erleuchtung

Beim Menschen ist der präfrontale Kortex an der Stirnseite des Gehirns von entscheidender Bedeutung. Er ist unsere Verbindung zur Zukunft, unser Schlüssel zur Erleuchtung, unsere Antwort auf die uralten Fragen: Wie können wir ein langes und gesundes Leben führen, frei von zerstörerischen Krankheiten und degenerativen Erkrankungen des Gehirns? Wie können wir das stumpfe Blei des menschlichen Leids in das Gold eines erleuchteten Bewusstseins verwandeln? Wie können wir das Gehirn auf Leben, Gesundheit und Freude programmieren? *Wie können wir uns entwickeln?*

Der präfrontale Kortex wird den höheren Hirnfunktionen wie dem logischen Denken, der Erfindung des Alphabets und der Musik, der Entdeckung der Wissenschaft und dem kreativen Denken zugeordnet. Viele seiner Funktionen sind uns noch immer ein Rätsel. Wir wissen aber, dass er eine gewisse Rolle für den menschlichen Unternehmungsgeist und die Fähigkeit spielt, zukünftige Szenarien zu entwerfen, und er dürfte der Ursprung unserer Individualität und unseres Selbstverständnisses sein.

Wenn Synergie in unserem Gehirn herrscht, ist der präfrontale Kortex voll erwacht. Wir können Intelligenz und Kreativität in ihrer höchsten Form entwickeln und sind *doch* geerdet und können in der Welt funktionieren. Wir wissen, welche Rolle wir in unserem Dorf und in der Geschichte spielen. Wir sind zu neuen Gedankengängen fähig und können erkennen, was uns daran hindert, eine höhere Bewusstseinsstufe zu erreichen, und was uns dabei helfen kann. Uns wird klar, wie wir überleben *und* gedeihen können.

Welches Gehirn nutzen Sie?

Ist Ihr Leben ein Kampf ums Überleben? Müssen Sie ständig kämpfen, um finanziell über die Runden zu kommen? Leben Sie von der Hand in den Mund? Wenn ja, sitzt das Reptilienhirn am Steuer Ihres Denkapparats.

Lernen Sie Ihre Lektionen aus schwierigen Liebesbeziehungen? Verwandelt sich Ihr Prinz nach den Flitterwochen in einen Frosch mit Alkoholproblem – wie schon der vor ihm? Geraten Sie immer an beleidigende Chefs oder Geschäftspartner, die Ihre Arbeit offenbar nicht zu schätzen wissen? Wenn ja, steht Ihr Bewusstsein unter dem Einfluss des emotionalen paläomammalischen Gehirns.

Steht Ihr Intellekt Ihrer Leidenschaft und Ihrer Freude im Weg? Müssen Sie immer alles analysieren? Hören Sie weder auf Ihren Instinkt noch auf Ihre Intuition? Misstrauen Sie allem, was nicht wissenschaftlich bewiesen ist? Sind Sie von Ihren Gefühlen abgeschnitten und für die Gefühle anderer unempfänglich, selbst wenn Sie sich Mühe geben? Wenn ja, sind Sie an die teuflische Logik des Neokortex gefesselt.

Oder sind Sie flatterhaft, fehlt es Ihnen an Erdung, sind Sie völlig abgehoben? Haben Sie beim Betreten eines Zimmers schon wieder vergessen, was Sie dort eigentlich wollten? Sind Sie mit Quantenphysik, dem Stammbaum Maria Magdalenas und internationalen Verschwörungstheorien besser vertraut als mit den Hausaufgaben Ihrer Kinder oder dem, was in Ihrer Nachbarschaft vor sich geht? Wenn ja, dürfte der präfrontale Kortex Ihr Bewusstsein fest im Griff haben.

Falls eines der Gehirne die Oberhand hat, ist dies ein Zeichen dafür, dass die einzelnen Teile nicht zusammenarbeiten und dass diejenigen, die sich gerade im Hintergrund halten, einem anderen den Vortritt lassen und ihm gestatten, nur einen begrenzten Ausschnitt an Eigenschaften zum Ausdruck zu bringen.

Um Synergie zu erleben, müssen Sie sich allerdings sowohl Ihrer finanziellen Situation als auch Ihrer Beziehungen bewusst sein, müssen Sie sowohl logisch denken als auch fantastisch träumen und müssen unbedingt dafür sorgen, dass alle geistigen Aktivitäten im Gleichgewicht sind.

Das neue Gehirn erwecken

James Ussher war anglikanischer Erzbischof von Armagh und Primas von Irland. Im 17. Jahrhundert veröffentlichte er eine Abhandlung, in der er als Schöpfungszeitpunkt den Vorabend des Sonntags, 23. Oktober 4004 v. Chr. nach dem julianischen Kalender nannte. Obwohl die Berechnung des Erzbischofs auf den patriarchalischen Abstammungslinien im ersten Buch Mose beruhte und aus wissenschaftlicher Sicht völlig falsch war, lag er nicht völlig daneben. Heute verwerfen wir die Behauptung des guten Mannes als religiöses Hirngespinst. Dabei kam er dem Zeitpunkt sehr nahe, als die Kräfte des präfrontalen Kortex mit der Entstehung der Zivilisation und der Erfindung der Schrift großen Teilen der Menschheit zugänglich wurden.

Dieses Selbstgewahrsein entstand natürlich nicht über Nacht. Es dauerte viele Generationen, bis sich der präfrontale Kortex so weit entwickelt hatte, dass eine Anbindung an die älteren Teile des Gehirns geboten war. Fossilien, die auf erste Veränderungen in diesem Gehirnbereich hinweisen, reichen 2,5 Millionen Jahre bis ins Pliozän zurück. Damals lebte eine Gattung namens *Australopithecus africanus*, die wie der Mensch zur Familie der »Menschenaffen« gehörte. Ihre Angehörigen hatten größere Schädel, die mehr Ähnlichkeit mit denen moderner Menschen als mit denen ihrer unmittelbaren Vorfahren hatten.

Die Künstler der Höhle von Altamira und die Jäger des Pleistozäns, die vor 20.000 Jahren lebten, hatten die gleiche Hirnstruktur wie wir heute. Allerdings verfügten die meisten Angehörigen dieser Spezies weder über die nötigen Nährstoffe noch die entsprechenden Schulungstechniken für Körper und Geist, die künstlerische Kreativität und wissenschaftliche Entdeckungen möglich gemacht hätten. Deshalb erwachten nur vereinzelt Individuen und verwirklichten das Potenzial des präfrontalen Kortex. Oft schufen sie ihre großen Kunstwerke sogar in heimlichen Zeremonien und in tiefen Höhlen verborgen.

Als vor etwa 10.000 Jahren die letzte Eiszeit zu Ende ging und auf einmal Gehirnnahrung im Überfluss zur Verfügung stand, regte sich auch der präfrontale Kortex. Vor etwa 7000 Jahren, gegen Ende der Jungsteinzeit, begannen unsere Vorfahren mit dem Pflanzenanbau und mussten nun nicht mehr den umherziehenden Herden folgen, die ihnen bislang als Nahrungsquelle gedient hatten. Sie zähmten Vieh, säten Getreide und mahlten die Ernte zu Mehl. Ihr Interesse an der Wissenschaft, Entdeckungsreisen und vielleicht sogar an der Liebe erwachte. Sie segelten übers Meer. Die mikronesischen Seefahrer etwa bauten Segelkanus, in denen sie Hunderte von Kilometern über das offene Meer fuhren, sich dabei nur an den Sternen orientierten und Inseln erreichten, die vom Ausgangspunkt ihrer Reise nicht zu sehen waren. Etwa zur selben Zeit entstanden in vielen geographisch unverbundenen Gesellschaften in aller Welt Stadtstaaten und die Schrift.

Als im Fruchtbaren Halbmond in Vorderasien die Zivilisation keimte und sich am Unterlauf des Indus im heutigen Pakistan die Stadt Mohenjo-Daro ausbreitete, ernährten sich die politischen und religiösen Führer aus den Flüssen des Himalaya und dem Mittelmeer. Die Fische und Meeresfrüchte hatten einen hohen Anteil an Docosahexaensäure (DHA) – einem hervorragenden Nährstoff für das Gehirn, der in der modernen menschlichen Kost immer seltener wird. DHA lieferte die erforderlichen Nährstoffe, damit die bereits installierte Software des präfrontalen Kortex aufgerufen werden konnte. Vielleicht können die Vorzüge einer DHA-reichen Ernährung sogar erklären, weshalb ein großer Meister – Jesus von Nazareth – einfache

Fischer für weise genug hielt, seine Apostel oder »Menschenfischer«
zu sein.

Obwohl die präfrontale Software damals bereits bei allen Menschen vorinstalliert war und auch die breite Masse die Vorzüge dieses
Gehirns hätten nutzen können, schwankte sie noch zwischen dem alten und dem neuen Denken.

Das alte und das neue Denken

Um den Konflikt im menschlichen Geist nachvollziehen zu können,
müssen wir die Macht des präfrontalen Kortex oder des neuen, höheren Gehirns mit der des alten Gehirns vergleichen. Diese Gegenüber-
stellung hat eine gewisse Ähnlichkeit mit dem weiter oben gezogenen
Vergleich zwischen den »Wegen der Angst und den Wegen der Weisheit«. Dort haben wir Angst und Liebe aus der Perspektive der *Software*, also als Gefühle betrachtet, die unserem Glaubenssystem entspringen. Nun werden wir sie aus der Sicht der *Hardware* untersuchen,
also unter dem Aspekt des physischen Gehirns, das diese Gefühle
verarbeitet.

Für das alte Gehirn ist die Welt ein furchterregender Ort. Es sieht
überall Rivalen, die um die knappen Ressourcen konkurrieren. Es
will nur überleben und ist stets bereit, zu kämpfen oder zu fliehen.
Bei den Säugetieren entstand das alte Gehirn in einer Zeit, als noch
riesige Dinosaurier durch die Welt stapften. Kein Wunder, dass diese
Überlebensmechanismen tief in den kleinen, flauschigen Wesen verankert waren, von denen wir abstammen.

Das alte menschliche Gehirn ist auch der Ursprung des Glaubens,
in der Geistwelt lebten wilde Götter, die Opfer verlangten, und die
physische Welt sei unsichtbaren Kräften unterworfen, die besänftigt
werden müssten. In vielen Mythologien ist davon die Rede, dass Ti-

tanen auf der Erde lebten. Von Riesen mit gewaltigen Kräften, die es zu bezwingen galt. Die alten Griechen kannten zwölf Titanen, die im legendären Goldenen Zeitalter über die Erde herrschten. In der Bibel erzählt Gott Mose von einem »Land der Riesen, und es haben auch vorzeiten Riesen darin gewohnt«.[1] Die Titanen der griechischen Mythologie waren ein älteres Göttergeschlecht, das von den Göttern des Olymps im Krieg der Titanen in die tiefsten Tiefen der Unterwelt verbannt wurde.

Das alte Gehirn sucht nach magischen und religiösen Erklärungen für Naturphänomene wie die Entstehung von Bergketten, den Lauf von Flüssen oder das Tosen der Stürme. Die Legenden der Inka erzählen von vier Urwesen, die mit bloßen Händen Berge versetzen und den Lauf der Flüsse bestimmen können. Zeus, der Herrscher des Himmels, konnte Blitze schleudern und brachte damit regelmäßig verheerende Verwüstung über die Erde.

Angesichts dieser mythischen Traditionen kann das alte Gehirn zu Recht behaupten: »Mein Gott ist stärker als dein Gott«, und annehmen, nur die Menschen des eigenen Glaubens seien auserwählt und würden gerettet. Alle anderen seien Heiden, denen im Jenseits eine höllische Erfahrung bevorstünde.

Aber das neue Gehirn weiß, dass wir nicht in ständiger Angst leben müssen. Es weiß, dass wir nicht in einer feindlichen, vom Tod heimgesuchten Welt ums Überleben kämpfen müssen. Es versteht, dass wir alle miteinander verbunden sind; dass wir Mitgefühl praktizieren können, indem wir »die andere Wange hinhalten« und »unseren Nächsten lieben wie uns selbst«; dass der »Tod« des Körpers in Wirklichkeit die Gelegenheit ist, in ein himmlisches Reich heimzukehren. Diese Lehre bildet den Kern der drei abrahamitischen Religionen: Judentum, Christentum und Islam.

Doch selbst dieses Denken ist eine Frage des Bewusstseins. Anfangs gelangten nur Menschen in klösterlichen Gemeinschaften und religiösen Orden zu dieser Einsicht in die Wege der Weisheit. Unterdessen führten das ältere Denken und die Wege der Angst die breite Bevölkerung auch weiterhin in Versuchung. Es strebte weiter nach Reichtum und einer Rechtfertigung für seine Gier, während das neuere und weiter entwickelte Denken von den Menschen verlangte, die Wege der Liebe zu beschreiten. Seit Jahrtausenden wird die Menschheit von diesen scheinbar gegensätzlichen Forderungen gequält – bis heute. Der Widerspruch wird sich erst auflösen, wenn es uns gelingt, die wahrhaft heilenden neuronalen Programme des präfrontalen Kortex aufzurufen.

Offensichtlich kann das im höher entwickelten Teil des Gehirns verankerte logische Denkvermögen nicht verhindern, dass wir leiden, oder uns helfen, eine bessere, friedlichere und zukunftsfähigere Welt zu erschaffen. Hätte die Vernunft je über die Leidenschaft gesiegt, wäre die Geschichte der Menschheit nicht mit Blut geschrieben.

An diesem Punkt der Geschichte muss unsere Spezies die nächste große Chance wahrnehmen, die der präfrontale Kortex bietet, um die uralte Vorstellung von einem Netz des Lebens zu verstehen, das alle Geschöpfe und sogar die leblose Materie über ein Informations- und Energiefeld miteinander verbindet. Um Erleuchtung zu finden und den Umgang mit diesem kosmischen Netz zu lernen, müssen wir zunächst den Teil des Körpers heilen, mit dessen Hilfe wir eine neue Welt ins Dasein träumen können: unseren präfrontalen Kortex.

Kapitel 4

DIE MITOCHONDRIEN UND DIE WEIBLICHE LEBENSKRAFT

Es besteht ein enger Zusammenhang zwischen einem voll funktionsfähigen präfrontalen Kortex und den Mitochondrien, den Kraftwerken Ihrer Zellen, und der von den Schamanen erwähnten weiblichen Lebenskraft. Die Mitochondrien sind die Dirigenten des genetischen Orchesters und steuern Alterung, Teilung und Tod der Zellen. Sie schwingen den Taktstock und entscheiden mit, welche Gene in den Zellen an- und abgeschaltet werden. Sie stellen die Energie für die Bildung neuer neuronaler Netze zur Verfügung. Die gesamte mitochondriale DNA Ihres Körpers stammt ausschließlich von der mütterlichen Seite der Familie. Das bedeutet, dass die Quelle Ihrer Lebensenergie ausschließlich von den Frauen in Ihrem Stammbaum – von der mütterlichen Linie – auf Sie übergegangen ist.

Die Kraftquelle in Ihren Zellen

Die Mitochondrien wurden 1890 vom deutschen Pathologen Richard Altmann entdeckt. Unter dem Mikroskop ähneln sie winzigen fadenartigen Körnern, daher auch die Bezeichnung Mitochondrium, die sich aus den griechischen Wörtern *mitos* »Faden« und *chondros* »Korn« zusammensetzt. Allerdings wurde ihre Funktion als Energielieferanten der Zelle erst 1949 von den Biochemikern Eugene Kennedy, Harvard Medical School, und Albert Lehninger, damals University of Wisconsin-Madison, vollständig erklärt.

Die Mitochondrien nutzen Kohlenhydrate als Brennstoff und verwandeln sie in lebensspendende Energie, wobei als Abfallprodukte Wasser und Kohlendioxid anfallen. Dieser Vorgang wird als *aerobe Energiegewinnung* bezeichnet, da wie bei einem Feuer Sauerstoff verbraucht wird (was deutlich wird, wenn wir Flammen löschen, indem wir sie ersticken und die Sauerstoffzufuhr unterbinden).

Doch im Gegensatz zum Feuer, bei dem die Energie in einer unkontrollierten Reaktion freigesetzt wird, wird die von den Mitochondrien erzeugte Lebenskraft in einer chemischen »Batterie«, einem einzigartigen Molekül namens Adenosintriphosphat (ATP) gespeichert. Das energiereiche ATP kann nun durch die Zelle transportiert werden und bei Bedarf unter Einwirkung bestimmter Enzyme Energie freisetzen.[1]

Bei der Erzeugung dieses Energieträgers entstehen auch Sauerstoffabbauprodukte, sogenannte reaktive Sauerstoffspezies (ROS), besser bekannt als freie Radikale.[2]

Die Rolle der freien Radikale

Die freien Radikale erfüllen eine wichtige, positive Funktion im menschlichen Körper. Sie spielen eine zentrale Rolle bei der Regulierung der *Apoptose*, also des Prozesses, mit dem Zellen die Selbstzerstörung einleiten. Zur Apoptose kommt es, wenn genetische Schalter umgelegt werden und die Zelle Anweisung zur Selbstauflösung erhält. Es mag etwas verwirrend sein, den Zelltod als etwas Positives zu betrachten, aber die Apoptose ist in der Tat sehr wichtig, da sie das Wachstum und die Heilung des gesamten Organismus ermöglicht.

Bis vor kurzem glaubten die Wissenschaftler mehr oder weniger, alle Zellfunktionen einschließlich der Apoptose würden vom Zellkern gesteuert. Doch wie Nick Lane in seinem fesselnden Buch *Power, Sex, Suicide* schreibt, »fand eine Verschiebung des Schwerpunktes statt, die im Grunde einer Revolution gleichkommt. Sie stürzte das im Entstehen begriffene Paradigma, der Zellkern sei die Schaltzentrale der Zelle und entscheide über ihr Schicksal. Natürlich entspricht dies in vieler Hinsicht der Wahrheit, nicht aber im Fall der Apoptose. Erstaunlicherweise können auch Zellen ohne Zellkern Selbstmord begehen. Die radikale Entdeckung war, dass die Mitochondrien das Schicksal der Zellen lenken: Sie entscheiden, ob eine Zelle lebt oder stirbt.«[3] Somit sind die Mitochondrien keineswegs nur einfache Organellen, die unter anderem die Aufgabe haben, Brennstoff in Energie umzuwandeln. Sie schwingen das Schwert des Damokles.

Schon Hippokrates verwendete den Begriff der *Apoptose*, was wörtlich übersetzt »das Fallen der Blätter« heißt. Diese Vorstellung fasste allerdings erst dann allmählich in der wissenschaftlichen Gemeinschaft Fuß, als der Pathologe Alastair R. Currie eine wichtige Arbeit zur Selbstzerstörung der Zellen als grundlegendem biologischem Phänomen veröffentlichte.[4] Von da an bezeichnete die Forschung mit dem Wort *Apoptose* den Prozess eines Zellabbaus, der bewusst stattfindet und höheren Zielen dient.

Die Apoptose beginnt bereits im Mutterleib. Im Laufe der Embryonalentwicklung ähnelt die menschliche Hand zunächst den mit Schwimmhäuten versehenen Extremitäten des Frosches. Doch dann führt das Absterben von Zellen in diesem Bereich zu Veränderungen und ermöglicht damit die Ausbildung der einzelnen Finger und die Entwicklung der ganzen Hand.

Nach der Geburt hilft die Apoptose dem Körper überdies, tagtäglich bis zu zehn Milliarden Zellen zu entsorgen, um Platz für neueren und gesünderen Ersatz zu schaffen. Im Zuge dessen werden auch viele Krebszellen beseitigt. Wenn Zellen entarten, befehlen ihnen die

Mitochondrien meist, sich zu töten statt sich zu teilen. Dies ist enorm wichtig, da entartete Zellen nicht wissen, dass sie die Apoptose einleiten müssen. Ohne das Signal der Mitochondrien würden sie sich unkontrolliert weitervermehren bis sie zur Gefahr für ihren Wirt – also für Sie – werden.

Das Problem der freien Radikale und des Zelltodes

Im Allgemeinen ist der programmierte Zelltod, wie oben dargestellt, positiv. Die Situation kann sich jedoch ins Negative verkehren, wenn die Mitochondrien in ihrer Funktion gestört sind und gesunde Zellen zum Selbstmord auffordern. Diese grundlegende Schwachstelle ist bei allen neurodegenerativen Erkrankungen für die Zerstörung von Gehirnzellen verantwortlich, unter anderem bei Alzheimer, der Multiplen Sklerose, der Parkinson-Krankheit und der Amyotrophen Lateralsklerose (ALS), um nur einige zu nennen. Der programmierte Tod von Gehirnzellen beschränkt sich allerdings nicht auf diese Krankheiten. Er vollzieht sich ein Leben lang und ist für das allgemeine Nachlassen der Gehirnfunktion verantwortlich, selbst wenn dies nicht als Krankheit gilt.

Die Katalysatoren – oder Schuldigen – sind die freien Radikale. Freie Radikale sind chemische Stoffe, die oxidative Schäden am Gewebe verursachen, das daraufhin im Grunde rostet wie ein Stück Eisen, das zu lange der Witterung ausgesetzt war. Sie können auch Proteine, Fette und die DNA schädigen. Man vermutet sogar, dass dem Alterungsprozess Gewebeschäden durch freie Radikale zu Grunde liegen. Diese Theorie wurde von dem Biogerontologen Denham Harman aufgestellt, als er noch wissenschaftlicher Mitarbeiter am Donner Laboratory of Medical Physics der University of California in

Berkeley war. Seine viel zitierte und inzwischen als bahnbrechend geltende Arbeit erschien 1956.[5]

Dr. Harman behauptete auch, Antioxidantien könnten freie Radikale unschädlich machen. Damit legte er das Fundament für das Verständnis, der Verzehr von Antioxidantien habe eine positive Wirkung, worauf wir später noch genauer eingehen werden.

Die mitochondriale DNA

Die Mitochondrien sind nicht nur die Kraftwerke der Zelle und der Ursprung der reaktiven Sauerstoffspezies, sie spielen noch eine sehr viel interessantere Rolle. Sie unterscheiden sich in vieler Hinsicht von anderen Zellstrukturen. Sie haben zum Beispiel eine eigene DNA (die sogenannte mtDNA), die sich erheblich von der bekannteren und häufiger untersuchten DNA des Zellkerns (der nDNA) abhebt.

Während der Zellkern genau zwei Kopien der DNA enthält, finden sich in den Mitochondrien zwischen zwei und zehn Kopien. Interessanterweise ist die mitochondriale DNA im Gegensatz zur nukleären DNA ringförmig, wie man dies auch bei Bakterien findet. Darüber hinaus ist weder der genetische Code der Mitochondrien noch der Bakterien von einer Proteinhülle umgeben, die sie vor Schäden durch freie Radikale bewahren würde. Dagegen verfügt die nDNA über schützende Proteine, die sogenannten Histone, die außerdem dazu dienen, ihre Funktion zu regeln.

Diese Ähnlichkeiten veranlassten die Biologin Lynn Margulis dazu, eine wichtige neue Theorie zur Entstehung der Mitochondrien aufzustellen.[6] Sie postulierte, die Mitochondrien hätten sich vor Abermillionen von Jahren aus aeroben (sauerstoffabhängigen) Bakterien entwickelt, die allmählich eine »endosymbiotische« Beziehung mit anaeroben Bakterien eingegangen seien. Sie begannen, in diesen Organismen zu leben. Diese symbiotische Verbindung ermöglichte den anaeroben Organismen das Überleben in einer sauerstoffreichen Umgebung. Im Laufe der Zeit übernahmen die Mitochondrien in erster Linie die Aufgabe der Energiebereitstellung, der Signalübertragung innerhalb der Zelle, der Steuerung der Apoptose und vielleicht sogar der Kommunikation mit der Biosphäre. Die menschliche mtDNA enthält nur siebenunddreißig, die nDNA dagegen Tausende von Genen. Es wäre möglich dass die nDNA den Mitochondrien im Laufe der Zeit immer weitere Funktionen abnahm, so dass sich andere Organellen auf Aufgaben wie die Herstellung von Proteinen, die Beseitigung von Abfallstoffen und die Reproduktion spezialisieren konnten.

Schließlich ging das eine Bakterium vollkommen im anderen auf, weshalb sich diese früher selbständigen Organismen nun in allen Ihren Zellen finden. Wegen der Bedeutung der Mitochondrien für den Energiestoffwechsel wäre zu erwarten, dass jede Zelle über große Mengen dieser metabolisch aktiven Organellen verfügt. In der Tat können einzelne Gehirn-, Skelettmuskel-, Herz-, Nieren- und Leberzellen Tausende von Mitochondrien enthalten, die in manchen Fällen sogar bis zu vierzig Prozent des Zellmaterials ausmachen. Laut Professor Enzo Nisoli von der Universität Mailand hat ein Erwachsener über zehn Millionen Milliarden Mitochondrien, die volle zehn Prozent seines Gesamtkörpergewichts ausmachen.

Die Hauptaufgabe der DNA ist es, den Zellen die Informationen zur Verfügung zu stellen, die sie zur Herstellung der einzelnen Proteine brauchen, um Stoffwechsel- und Reparaturvorgänge zu kontrollieren und die strukturelle Integrität Ihres Körpers zu gewährleisten. Die mitochondriale DNA hingegen steuert Produktion und Verwendung Ihrer *Lebensenergie*. Sie entscheidet über das Schicksal aller Zellen, Gewebe und Organe in Ihrem Körper und über Ihre gesamtenergetische Zukunft.

David:
Eine Energiekrise

»Wo möchten Sie anfangen?«, fragte ich »Susan« und machte es mir in meinem Sessel im Untersuchungszimmer bequem.

»Das kann ich Ihnen sagen«, begann sie. »Ich habe eine ganze Liste von Problemen.« Ihre Mutter, die mit ihr die mehrere hundert Kilometer lange Reise unternommen hatte, schwieg.

»Das ist perfekt, ich bin nämlich ein ganz-heitlicher Arzt«, erwiderte ich in der Hoffnung, sie ein wenig aufzuheitern.

Susans Probleme hatten vor etwa vier Jahren angefangen. Damals war sie gerade vierzig geworden. Sie bezeichnete das Leben, das sie vor ihrer Erkrankung geführt hatte, als aktiv und ausgefüllt. Sie war sogar eine ziemlich erfolgreiche Sportlerin gewesen, war ganztags zur Arbeit gegangen und hatte mit ihrem Mann zwei kleine Kinder großgezogen.

Im Spätsommer bekam sie plötzlich eine, wie sie sagte, »üble Grippe«, die sie beinahe eine ganze Woche außer Gefecht setzte. Das Fieber stieg auf beinahe 39 Grad. Aber offenbar war dies keine normale Grippe, denn sie war noch Wochen, nachdem das Fieber und die anderen Symptome wie Husten und Durchfall abgeklungen waren, erschöpft.

»Ich habe es einfach nicht mehr geschafft. Es war mir schlichtweg unmöglich zu funktionieren«, fuhr sie fort.

Sie hatte nicht mehr die Kraft, an ihren früheren aktiven Lebensstil anzuknüpfen. Nachdem sie einen Monat lang abgewartet hatte, ging sie zu ihrem Gynäkologen, der gleichzeitig ihr einziger Arzt war. Die Blutuntersuchung deutete darauf hin, dass starke Antibiotika angezeigt waren, die sie widerstrebend, aber gewissenhaft nahm. Zwei Wochen später war ihr Gesundheitszustand unverändert schlecht.

Ich bat Susan: »Bitte beschreiben Sie ganz genau, wie Sie sich damals gefühlt haben.«

Sie fuhr mit der Aufzählung ihrer Beschwerden fort. Das Spektrum reichte von Gefühlen der Benommenheit bis hin zur Erschöpfung. »Manchmal habe ich zehn Stunden geschlafen und war nach dem Aufwachen immer noch müde«, klagte sie. Sie sprach von diffusen Muskel- und in geringerem Umfang auch Gelenkschmerzen. Wie für so viele Patienten begann damit auch für Susan der Weg von einem Arzt zum nächsten. Sie musste sich unzähligen medizinischen Untersuchungen unterziehen, die allesamt keine hilfreichen Ergebnisse erbrachten. Mehr als einmal wurde ihr gesagt, sie solle doch in Erwägung ziehen, einen Psychiater zu konsultieren, da die verschiedenen Untersuchungen ergebnislos blieben.

»Sie haben ihr nur immer wieder Antibiotika und Steroide verschrieben, und hinterher haben sie behauptet, sie sei deprimiert«, berichtete Susans Mutter. Sie sah fast ebenso frustriert drein wie ihre Tochter.

Etwa achtzehn Monate vor ihrem Termin bei mir hatte Susan einen in einem Nachbarstaat ansässigen Arzt aufgesucht, der auf die Behandlung von Lyme-Borreliose spezialisiert war. Er hatte ihr nach ausführlichen Blutuntersuchungen bestätigt, dass sie tatsächlich an dieser chronischen Erkrankung litt. Er ordnete eine aggressive Antibiotikatherapie an, die ihr helfen sollte, wieder gesund zu werden.

»Das war der erste Hoffnungsschimmer«, berichtete Susan.

Sie bekam zunächst zwei starke Antibiotika, die sie sechs Wochen lang gewissenhaft einnahm. Als keine Besserung eintrat, wurde auf Infusionen umgestellt. Zur Vereinfachung der Behandlung wurde ihr ein Portkatheter in die Brust implantiert. In den folgenden vier Monaten bekam sie an sieben Tagen in der Woche Antibiotikainfusionen, aber ohne Erfolg. Anschließend versuchte man es noch ein paar Mal mit verschiedenen Antibiotika, die sie oral einnahm, aber nichts schien zu helfen.

Als Susan zu uns ins Center kam, war klar zu erkennen, dass sie am Ende ihrer Kräfte war. Die Verzweiflung in ihrer Stimme war beinahe greifbar. Ihr Leben lag in Trümmern. Sie litt unter überwältigender Erschöpfung, hatte Schmerzen im ganzen Körper, und ein Jahr zuvor hatte sich ein weiteres Symptom dazugesellt: Sie reagierte nun auch überempfindlich auf verschiedene chemische Stoffe. Sie musste nur an jemandem vorbeigehen, der Parfüm oder Aftershave trug, und umgehend stellten sich lähmende Kopfschmerzen und eine noch größere Benommenheit ein.

An diesem Punkt sahen wir uns auch den Rest ihrer Krankengeschichte an. Abgesehen von geringfügigen Beschwerden im Laufe der Jahre stach nichts heraus, was aussagekräftige Hinweise darauf hätte geben können, was diese ernste Situation verursachte. Auch die Familiengeschichte lieferte keine aufschlussreichen Informationen. Ihre Mutter bestätigte, dass Susan vor Ausbruch der Krankheit, mit der alles begonnen hatte, gesund gewesen sei und eine wunderbare Beziehung zu ihrem Mann und ihren Kindern gehabt habe.

Die Standarduntersuchung erbrachte kaum zusätzliche Erkenntnisse, nur Susans Blutdruck war etwas niedrig. Auch die neurologische Untersuchung, eine eingehende Prüfung verschiedener nervlicher Funktionen, zeigte keine Abweichungen. Danach fühlte ich Susans Puls, was ich mir bereits vor vielen Jahren angewöhnt hatte. Ich bediente mich nicht der üblichen Methode, bei der man die Schläge zählt und darauf achtet, ob das Herz im normalen Rhythmus schlägt, sondern beurteilte den Puls vielmehr nach ayurvedischen Gesichtspunkten.

Ich hatte vor vielen Jahren eine Ayurvedaausbildung absolviert. Ayurveda ist ein traditionelles medizinisches System, das in der vedischen Zeit in Indien entstanden ist. Sein Name setzt sich aus den Sanskritbegriffen *ayus* (»Leben) und *veda* (»Wissen« oder »Wissenschaft«) zusammen. Ich betrachte mich zwar nicht als Ayurvedatherapeuten, aber die Kenntnis der Pulsdiagnose leistet mir bei meinen Patienten gute Dienste und gibt oft diagnostische Hinweise, die sonst verborgen geblieben wären.

Und Susans Herzschlag erzählte eine Geschichte. Die ayurvedische Pulsdiagnose liefert Informationen über die drei *doshas* oder Energien – *vata, pitta* und *kapha* –, die den Elementen Luft, Feuer und Erde zugeordnet sind. Ihr Puls war wie ein kalter Wind, der durch einen Baum fährt, dem die Blätter fehlen, um diese Energie aufzunehmen und festzuhalten. Es fühlte sich an, als sei sie von den energetischen Kräften »abgeschnitten«, die sie umgaben und durch sie hindurchfegten.

Ich verließ das Untersuchungszimmer, um mir Susans Arztbriefe und Laborbefunde anzusehen – und davon gab es eine ganze Menge. Interessanterweise fand ich abgesehen von einer leichten Blutarmut nichts, was ihre Symptome erklärt hätte. Auch die Blutuntersuchungen auf Lyme-Borreliose, die vor, während und gegen Ende der Antibiotikabehandlung mehrmals wiederholt worden waren, waren allesamt normal. Susan und ihre Mutter hatten sogar die Aufnahmen einer magnetresonanztomographischen Untersuchung (MRT) dabei, die wir gemeinsam durchgingen. Wieder sah alles bestens aus.

Bei meiner Rückkehr ins Untersuchungszimmer sah ich, dass Susan ihre Nahrungsergänzungsmittel auf dem Tisch aufgebaut hatte. Offensichtlich hatte ihre Odyssee sie auch zu zahlreichen Heilpraktikern geführt, und jeder von ihnen hatte ihr seine beste Empfehlung gegeben, damit sie wieder auf die Füße kam.

»Bevor wir uns diese Nahrungsergänzungsmittel ansehen«, sagte ich, »möchte ich Ihnen sagen, was ich denke.«

Ich begann damit, dass ich Susan und ihrer Mutter einen Überblick über die Befunde gab. Ich erklärte ihnen auch, dass die Ergebnisse der Lyme-Borreliose-Tests normal waren, was beide zweifellos überraschte. Ich besprach sowohl die MRT-Aufnahmen als auch die

Berichte der anderen Ärzte mit ihnen. Dann lehnte ich mich ein wenig zurück und begann auszuführen, weshalb sie meiner Ansicht nach so vollkommen funktionsunfähig war.

»Ich habe keinen Namen für Ihre Krankheit«, begann ich. »Aber das heißt nicht, dass ich Ihnen nicht helfen könnte.«

Ich sagte Susan, dass ihre gesundheitliche Beeinträchtigung letztlich eine Frage der Energie sei. Ich erklärte ihr, dass die Mitochondrien den Körper mit Energie versorgten und dass sie bei ihr aus irgendeinem Grund, vielleicht wegen der starken Virusinfektion, mit der alles angefangen hatte, nicht voll funktionsfähig waren.

»Wir müssen noch eine weitere Energie berücksichtigen«, fuhr ich fort. Ich sprach von der Energie, die alle Menschen umgibt. Dass lebendig zu sein bedeutete, in einer Wechselbeziehung zu der Energie zu stehen, die das ganze Universum erfüllt, und daran teilzuhaben. Ich musterte Susan. Es wäre durchaus möglich gewesen, dass dieses Thema ihr oder ihrer Mutter unangenehm war, doch sie nickte verständig. Die wirklich gute Nachricht aber war, dass auch ihre Mutter zustimmend lächelte.

Anschließend gingen wir die verschiedenen Nahrungsergänzungsmittel durch. Ich wählte diejenigen aus, die helfen konnten, die Funktion der Mitochondrien zu verbessern. Dann fügte ich einige weitere Präparate sowie Kokosöl und die Omega-3-Fettsäure DHA hinzu. »Wir werden Ihre Mitochondrien wieder auf Vordermann bringen«, erklärte ich.

Danach ging ich noch etwas genauer auf die Vorstellung ein, wir könnten die uns umgebende Energie »anzapfen«. Ich demonstrierte eine kurze Meditationstechnik und bat Susan, zwei Mal täglich zu üben.

Es war nicht nötig, ausgedehnte Blutuntersuchungen anzuordnen, da die vorliegenden Befunde sehr ausführlich waren. Ich veranlasste nur einen einfachen Test, eine Messung der Lipidperoxide, der von den meisten Standardlabors angeboten wird und eine Einschätzung der mitochondrialen Funktion erlaubt. Es dauerte drei Wochen, bis die Ergebnisse vorlagen, aber sie offenbarten einen höchst abnormen Zustand und bestätigten uns, dass wir auf der richtigen Spur waren.

Nach dieser ersten Einschätzung der Situation begannen wir mit einer Reihe von Glutathioninjektionen und der Einnahme weiterer Nahrungsergänzungsmittel. Glutathion ist eine natürliche Verbindung, die sowohl die Funktion der Mitochondrien als auch die Entgiftung unterstützt.

Des Weiteren verordnete ich hyperbare Sauerstofftherapie. Dazu musste Susan in einer durchsichtigen Acrylkammer Platz nehmen, die mit Sauerstoff gefüllt und in der sie einem erhöhten Umgebungsdruck ausgesetzt war. Die Druckkammertherapie unterstützt auch Taucher dabei, sich von der Dekompressionskrankheit zu erholen, die durch zu schnelle Druckentlastung beim Auftauchen entsteht.

Die Nahrungsergänzungsmittel, das Glutathion und die hyperbare Sauerstofftherapie bildeten ein umfassendes Programm zur Wiederherstellung von Gesundheit und Funktion der Mitochondrien in Susans Körper. (Wir werden später noch ausführlich auf die einzelnen Elemente eingehen.)

Ich sah auch nach Susan, als sie ihre Anwendungen erhielt, und prüfte ihre Fortschritte. Nach Ablauf der Woche meldete sie sich erneut bei mir im Büro. Sie war bereits nach dieser kurzen Zeit wie ausgewechselt.

Der eigentliche Beweis aber war nicht Susans Aussehen, sondern der Ausdruck auf dem Gesicht ihrer Mutter. Ich habe im Laufe der Zeit gelernt, dass Eltern sich immer gleich stark um kranke Kinder sorgen – ob diese nun fünf oder fünfzig Jahre alt sind. Susans Mutter hatte offensichtlich endlich ein schwaches Licht am Ende dieses für beide sehr langen Tunnels erblickt und vergoss Tränen der Erleichterung.

»Wir werden Ihr Programm noch ein wenig erweitern«, kündigte ich an und empfahl Susan, sich jeden Tag ein wenig zu bewegen.

Sie willigte begeistert ein. »Ich kann nicht glauben, dass ich wieder anfangen werde, Sport zu machen«, sagte sie strahlend.

Zusätzlich zur Nahrungsergänzung und zur Meditationspraxis begannen wir nun auch mit Affirmationen. Mehrmals täglich wiederholte Susan Sätze wie: »Es geht mir gut«, und: »Ich bin ein Teil von allem, was mich umgibt.«

Eine weitere Neuerung war, dass sie alle drei Wochen einen Fastentag einlegen sollte. Da Susan diese Empfehlung etwas verwirrt zur Kenntnis nahm, erläuterte ich sowohl die aktuellen wissenschaftlichen Erkenntnisse, die den positiven Einfluss des Fastens auf die Funktion der Mitochondrien belegen, als auch seine lange Geschichte in fast allen Religionen der Welt.

Zwei Wochen nach Behandlungsbeginn ging Susan jeden Tag eine Dreiviertelstunde spazieren. Ihr Denken war so klar, dass sie Tagebuch über ihre Gedanken und ihre Aktivitäten führen konnte. Erstaunlicherweise hatte sich auch ihre Empfindlichkeit gegenüber Chemikalien gelegt.

Sie fuhr wieder nach Hause und veranlasste, dass sie drei Mal die Woche eine Glutathionspritze bekam – zunächst in der Praxis ihres Arztes, danach von einem ambulanten Pflegedienst. Sie setzte die Einnahme der Nahrungsergänzungsmittel fort und fastete wie besprochen alle drei Wochen. Meditation und Affirmationen waren zu einem festen Bestandteil ihres Tagesablaufs geworden und sie berichtete glücklich: »Sogar mein Mann macht mit.«

Wir telefonierten drei Wochen nach ihrer Rückkehr nach Hause, und sie berichtete, dass sie mit ihrem Mann und ihren beiden Kindern beim Fahrradfahren gewesen sei. Sie hatte keine Muskelschmerzen mehr, und auch die Kopfschmerzen und die Überempfindlichkeit gegenüber chemischen Substanzen waren verschwunden. Ich empfahl, die Glutathioninjektionen im folgenden Monat auf eine pro Woche zu verringern.

Einen Monat später sagte Susan bei unserem Nachsorgetelefonat, dass alles in Ordnung sei. Sie setzte das Programm unverändert fort und arbeitete wieder Teilzeit. Zum damaligen Zeitpunkt stellten wir die Glutathionbehandlung ein und vereinbarten, uns in ein paar Monaten wieder zu unterhalten.

Der nächste Kontakt kam allerdings schon früher zustande, als im Büro eine Weihnachtskarte von Susan und ihrer Familie eintraf, mit dem Foto einer gesunden, jugendlich wirkenden Frau, ihrem Mann und ihren beiden Kindern.

Kapitel 5

NEURONALE NETZE UND GEISTIGE GEWOHNHEITEN

Neuronale Netze sind einzigartige Muster und entstehen durch die Verknüpfung von Millionen von Nervenzellen. Die einzelnen Neuronen bilden Nervenfasern aus, die sich anderen Nervenzellen wie die Äste eines Baumes entgegenstrecken. Über die so entstandenen Verbindungen können Signale auf verschiedenen Routen durch ein hochkomplexes Netz geleitet werden. Diese Nervenbahnen können sich zu Netzen zusammenschließen, so dass bestimmte Gedanken-, Handlungs- und Reaktionsmuster entstehen. Die neuronalen Netze in Ihrem Gehirn sind mit anderen Worten ein Zusammenschluss von Nervenzellen, die gelernt haben, zusammen zu »feuern«, und die sich daraufhin verbunden haben, um spezielle wiederholbare Funktionen zu erfüllen. Dank Ihrer neuronalen Netze können Sie zum Beispiel Kaugummi kauen, mit den Fingern schnippen oder sich an den Text von »Hey Jude« erinnern.

Die Entstehung grundlegender neuronaler Netze

Um zu überleben, müssen Kinder ein instinktives Gespür für potenziell bedrohliche Situationen bekommen. Deshalb entwickeln wir schon früh im Leben Ängste und Abneigungen gegenüber Ereignissen und Erfahrungen, die wir – zu Recht oder zu Unrecht – als gefährlich einstufen. Diese Abneigungen entstehen oft schon im Mutterleib.

Eine Flut von Stresshormonen überwindet die Plazentaschranke und teilt dem Fötus unmissverständlich mit, in welcher Stimmung und in welchem emotionalen Zustand sich seine Mutter befindet. Wenn die Mutter glücklich ist, ist auch der Fötus froh. Fühlt sich die Mutter sicher und geliebt, kommt diese Botschaft auch beim Fötus an, der sich nun ebenfalls sicher und geliebt fühlt. Trägt sich die Mutter mit dem Gedanken, die Schwangerschaft zu beenden, werden die neuronalen Netze im Gehirn des Fötus auf Angst programmiert, da er möglicherweise intuitiv erfasst, dass sein Leben in Gefahr ist.

In dieser prägenden vorgeburtlichen Phase entsteht ein Großteil der Nervenbahnen des limbischen Systems. Sie bestimmen, wie wir die Welt sehen und erleben, und entscheiden über unseren Charakter. Diese Tendenzen werden später von den Verhaltensregeln und dem emotionalen Repertoire verstärkt, das wir von unseren Eltern mitbekommen.

Bis zum ungefähr siebten Lebensjahr ist das menschliche Gehirn wie ein fruchtbarer Boden, der zunächst über die Plazenta der Mutter und nach der Geburt über unzählige äußere Einflüsse mit Informationen versorgt wird. Die einen bereichern das Gehirn des Säuglings mit positiven Erfahrungen, wie die liebevolle Berührung durch Mutter und Vater und der Klang des Lachens seiner Familie. Andere, wie der erste Atemzug, vermitteln ein Gefühl von Veränderung, wenn nicht sogar Gefahr, in dieser Welt jenseits des warmen mütterlichen Schoßes.

In diesen frühen Lebensjahren ähnelt das kindliche Gehirn einem Digitalrekorder, der ständig auf Aufnahme steht. Betrachtet man die Gehirnwellen eines Kindes auf dem Elektroenzephalogramm (EEG), stellt man fest, dass sie von der Geburt bis zum zweiten Lebensjahr im Delta-Bereich liegen. Dies entspricht der Gehirnfrequenz eines schlafenden Erwachsenen. Vom zweiten bis zum sechsten Lebensjahr befinden sich die Gehirnwellen des Kindes im Theta-Bereich.

Dieser Frequenzbereich tritt bei Erwachsenen im Zustand der kreativen Vorstellung, der Tagträumerei oder der nächtlichen Träume auf. Erst in der späten Jugend beginnt das Gehirn des Kindes, wie das eines Erwachsenen zu funktionieren und auch die höheren Frequenzbereiche der Alpha- oder Beta-Wellen zu nutzen. Mit anderen Worten, bis zum siebten Lebensjahr befindet sich ein Kind im Grunde in einem hypnotischen Trance- oder Traumzustand. In dieser Zeit kann der Digitalrekorder in seinem Gehirn Informationen sammeln *und* Nervenbahnen bilden, die seinem Umfeld entsprechen, ohne dass der logische, vernünftige Neokortex filternd und störend eingreift.

Vom siebten bis zum sechzehnten Lebensjahr geschieht das genaue Gegenteil: Wir nehmen nichts mehr auf, sondern fangen an, mit der Löschtaste zu experimentieren. In den Jahren der Pubertät findet ein Ausdünnen der Synapsen statt, und über achtzig Prozent der Verbindungen zwischen den Nervenzellen im Gehirn werden wieder entfernt. Warum? Weil wir nun wissen, was in unserer Umgebung vor sich geht. Wir haben eine recht genaue Vorstellung davon, wem wir vertrauen können und wem nicht, wer uns mit Nahrung versorgt und umarmt und wer uns Schmerz zufügt und bestraft. Es ist also nicht mehr nötig, Daten aus allen möglichen Quellen zu sammeln, Verhaltensoptionen zu prüfen und nach Alternativen zu suchen, wie wir die Welt erleben können.

Schon bald, nachdem die Teenagerzeit vorüber ist, sind wir der Tradition verhaftet, sind wir an die Art und Weise gebunden, wie die Dinge schon immer waren, und gelangen zu der festen Überzeugung, es bliebe immer alles beim Alten, auch wenn sich die Welt um uns herum ständig verändert. Unsere Weltanschauung ist zwar nicht in Stein gemeißelt, aber sie hat tiefe neuronale Spuren in unserem Gehirn hinterlassen. Die Kommunikation zwischen diesen neuronalen Netzen findet auf chemischem und elektrischem Wege statt, doch wir erleben sie in Form von Gefühlen.

Die Tyrannei der Gefühle

Was die Gefühle angeht, gibt es viele Denkschulen, aber keine anerkannte Theorie oder Taxonomie. Einige Biologen sagen, ein Teil der Emotionen sei instinktiv und entstünde in der Amygdala (die an der Verarbeitung von Erinnerungen an emotionale Reaktionen beteiligt ist). Der andere Teil würde im präfrontalen Kortex erzeugt, und es handle sich dabei um bewusste, kognitive Erfahrungen. Diese Einteilung werden wir auch im vorliegenden Buch verwenden.

Kognitive Emotionen sind bewusst und entstehen im jeweiligen Augenblick aus dem Menschen selbst. Es ist ganz normal, dass Sie im Leben abwechselnd und oft völlig grundlos glücklich, wütend oder traurig sind. Selbst wenn Sie sich noch so sehr im positiven Denken üben, werden Sie gelegentliche unangenehme Empfindungen nicht verhindern können. Zum Glück halten sie meist nicht lange an. Sie können für einen Menschen ein Leben lang gewisse Gefühle hegen, doch diese kognitiven Emotionen sind weder eine Last noch beanspruchen sie viel Platz in Ihrem Gewahrsein, und bereits die Erinnerung lässt kurze, flüchtige Empfindungen in Ihnen aufsteigen. Sie erinnern sich zärtlich an Ihren Geliebten, liebevoll an Ihre Sandkastenliebe oder ängstlich an den Schultyrannen. Diese Gefühle sind logisch und in der jeweiligen Situation auch sinnvoll.

Instinktive Emotionen sind toxisch. Wenn Sie sich bei einer Auseinandersetzung aufregen und sich auch nach dem Wortwechsel lange nicht beruhigen können, ist dies ein klarer Hinweis auf eine instinktive Emotion. Wenn Sie von derartigen Gefühlen überwältigt werden, sind Sie wütend, ohne den Grund dafür zu kennen. Ihre Frau fragt, wieso Sie unfreundlich zu dem Kellner waren, und Sie können sich nicht daran erinnern. Sie werden auf der Straße von einem Passanten angesprochen, der Sie etwas fragt, und schnauzen ihn völlig grundlos an. Wenn die höheren Hirnfunktionen einzuschreiten versuchen, werden sie einfach vereinnahmt. Sie stellen fest, dass Sie sich – auch Jahre nach einem Vorfall – unnachgiebig einreden, Sie seien im Recht und der andere im Unrecht gewesen. Deshalb weigern Sie sich zu vergeben. Mit jeder Erinnerung an die verletzende Situation wird Ihr Nervensystem erneut mit Adrenalin geflutet. Ihr Körper durchlebt den Vorfall, als würde er noch einmal passieren, und Sie überlegen hin und her, was Sie hätten anders machen können. Ihr Nervensystem kommt nur schwer – manchmal sogar sehr schwer – wieder zur Ruhe.

Instinktive Emotionen entstehen aus dem uralten, ins Gehirn programmierten Selbsterhaltungstrieb und sind häufig an immer noch schwelende Traumaerinnerungen gekoppelt. Giftige Gefühle wie Angst, Kummer, Neid und Wut sind oft leidenschaftlich, manchmal heftig und immer zehrend. Sie entstehen niemals nur aus dem gegenwärtigen Augenblick heraus. Sie können sie als Ausbrüche eines Traumas verstehen, das sich tief ins Gewebe Ihres Seins gegraben hat. Diese Emotionen zerren Geschichten aus Ihrer Kindheit ans Licht und überlagern damit den aktuellen Moment. Sie verhindern authentische Empfindungen im Hier und Jetzt. Jeder neue Bekannte erinnert Sie an einen Menschen, den Sie bereits kennen. Jede neue Situation ist wie ein Déjà-vu-Erlebnis. So gesehen ähneln instinktive Emotionen uralten Virenprogrammen, die den Großrechner im Gehirn übernehmen und Ihr Urteilsvermögen trüben. Sie sind der Erzfeind echter spiritueller Erfahrung.

Diese Emotionen sind den vier Grundprogrammen Angst, Hunger, Kampf und Fortpflanzung zugeordnet. Sie sind primitiv, instinktiv und entstehen in dem prähistorischen Neurocomputer, den wir mit den anderen Säugetieren gemeinsam haben. Wenn Sie als Kind körperlich oder emotional misshandelt wurden, werden Sie unter Umständen auch in Ihrer eigenen Familie Nähe an Gefahr koppeln. Eine einzige bedrohliche Situation bei einem Spaziergang nach Sonnenuntergang in der Großstadt kann dazu führen, dass Sie große Städte künftig gefährlich finden. Auf diese Weise entfachen Sie die Glut alter Erinnerungen und holen sie in die Gegenwart, wo sie intensiv lodern.

Instinktive Emotionen klingen lange nach. Wenn Sie ärgerlich sind und die Wut nach ein paar Minuten verraucht, handelt es sich um eine kognitive Emotion. Wenn Sie zwanzig Tage oder zwanzig Jahre lang wütend sind, haben Sie es mit einem instinktiven Gefühl zu tun. Instinktive Emotionen sind wie Schadprogramme, die Ihren ganzen Neurocomputer übernehmen. Diese neuronalen Netze sorgen dafür, dass wir wertvolle Jahre vergeuden, weil wir an einer wütenden Ehe oder einer unbefriedigenden, frustrierenden Arbeit festhalten. Haben wir dann endlich irgendwann genug, kündigen wir vielleicht oder beenden die Ehe, ohne zu erkennen, dass wir die neuronalen Netze ändern müssen, die bestimmen, wie wir an unsere aktuelle Umgebung und Situation herangehen.

So stärken Sie ungünstige Nervenverbindungen und unbewusste Überzeugungen

Neuronale Netze sind formbar und veränderlich. Sie bestehen aus Gruppen von Nervenzellen, die kurz aufblitzen, um eine bestimmte Aufgabe zu erledigen. Deshalb stärken Sie jedes Mal, wenn Sie sich mit einem Gedanken beschäftigen (ob gut oder schlecht) oder sich einer bestimmten Tätigkeit widmen (ob nützlich oder schädlich), die mit diesen Gedanken und Fertigkeiten verbundenen neuronalen Netze. Jedes Mal, wenn Sie an eine furchterregende oder gefährliche Erfahrung erinnert werden und instinktive Emotionen aufsteigen, wird das entsprechende neuronale Netz stabiler. Wir stärken die giftigen Gefühle und neuronalen Netze im limbischen System und gelangen allmählich unbewusst zu bestimmten Überzeugungen über das Leben, die dann in allen Situationen unser Handeln und unsere Reaktionen bestimmen.

Posttraumatische Belastungsstörung, emotionaler Stress und Leid

Wenn wir ein schweres Trauma erleben, kann es zu einer sogenannten posttraumatischen Belastungsstörung kommen. Studien
zeigen, dass die meisten Menschen mindestens einmal im Leben in
eine lebensbedrohliche oder gewalttätige Situation geraten.[1] Sie
deuten an, dass selbst diejenigen, die sich von einer posttraumatischen Belastungsstörung erholen, weiterhin leichte Symptome zeigen.[2] Bei einer posttraumatischen Belastungsstörung werden viele
normale Ereignisse fälschlicherweise durch das limbische System
geleitet, wo wir die bereits Jahrzehnte zurückliegenden herzzerrei-
ßenden und traumatisierenden Erfahrungen zumindest emotional
noch einmal durchleben. Erschwerend kommt hinzu, dass Zeit für
das uralte limbische System keine Bedeutung hat. Es kann nicht
zwischen einem schmerzlichen Ereignis unterscheiden, das sich
vor zwanzig Jahren ereignet hat, und der Erinnerung daran, die von
einer ähnlichen aktuellen Situation ausgelöst wurde.[3] Wenn zum
Beispiel Soldaten aus dem Golfkrieg oder den Kriegen im Irak und
in Afghanistan zurückkehrten, wurden sie bei einem Feuerwerk
oder bei unvermittelten lauten Geräuschen oft ängstlich oder unruhig. Ihr limbisches System wusste nicht, dass sie sich nicht mehr
im Kriegsgebiet befanden. Auch Menschen, die eine schlimme
Scheidung hinter sich haben, zucken oft entsetzt zusammen, wenn
sie viele Jahre nach Auflösung der Ehe zufällig die Stimme des Ex-
Partners hören.

Es muss allerdings keine posttraumatische Belastungsstörung
vorliegen, damit scheinbar harmlose Ereignisse intensive emotionale Reaktionen bei Ihnen auslösen.

Dieser Verstärkungseffekt kann ohne unser Wissen oder auch dann
eintreten, wenn wir ein emotionales *Trauma* vorsätzlich dazu benutzen, um Mitleid von anderen oder von uns selbst zu erhaschen. Wir
behaupten zum Beispiel: »Ich hatte eine schreckliche Kindheit, da

muss ich nicht erwachsen sein.« Indem wir eine solche Aussage treffen und wiederholen, verstärken wir *neuronale Netze* und emotionale Gewohnheiten, die ebenso charakteristisch sind wie die Schonhaltung nach einem alten Schleudertrauma, bei dem die Wirbelsäule und die angrenzenden Muskeln in Mitleidenschaft gezogen wurden. Diese Netze erzeugen zunächst *Emotionen*, dann *Überzeugungen*, die dafür sorgen, dass wir an einem alten Schmerz festhalten, und schließlich *Verhaltensweisen*, die sowohl unser *Trauma* als auch das Mitleid *verstärken*, das wir erfolgreich einzufordern gelernt haben.

Als Diagramm sieht dieses Muster folgendermaßen aus:

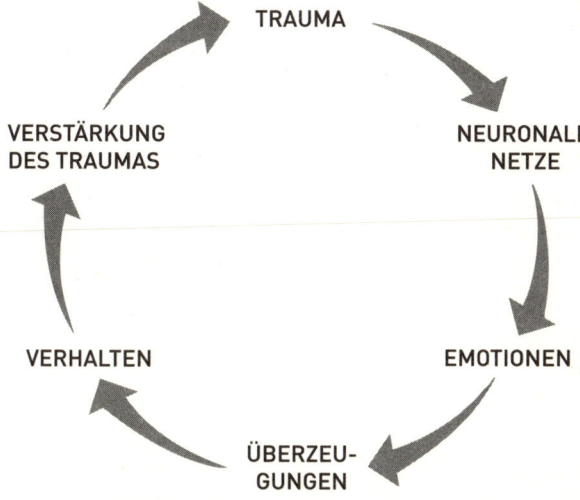

TRAUMA

NEURONALE NETZE

VERSTÄRKUNG DES TRAUMAS

VERHALTEN

EMOTIONEN

ÜBERZEU-GUNGEN

Einst sicherte dieser ständige Kreislauf unser Überleben. Inzwischen aber hat er sich ins Toxische verkehrt und erzeugt falsche Vorstellungen von der Welt, den Bekannten, Freunden und sogar der Familie. Da wir uns unserer Glaubenssätze oft nicht bewusst sind, können sie sich auf überraschende Weise bemerkbar machen. Wir gehen eine intime Beziehung ein, die wieder auseinanderbricht, wenn wir erkennen, dass der andere nicht der Mensch ist, für den wir ihn gehalten haben. In Wirklichkeit wird diese Situation aber unter Umständen von der unbewussten Überzeugung verursacht, wir würden niemals einen Partner finden. Oder eine tolle Karrierechance platzt, weil wir tief in unserem Inneren glauben, sie nicht zu verdienen.

Durch Traumata entstandene toxische neuronale Netze werden seltsamerweise auch dadurch verstärkt, dass Sie sich vor einer *vermeintlichen* Bedrohung ängstigen. Leider sendet das paläomammalische Gehirn ein Warnsignal, sobald eine Situation auch nur die geringste Ähnlichkeit mit einem früheren schmerzlichen Ereignis hat, und Sie empfinden sie als bedrohlich. Dies liegt daran, dass das eigentliche Trauma nicht der Vorfall selbst, sondern vielmehr die Geschichte ist, die Sie dazu in Ihrem Gedächtnis gespeichert haben. Sie werden also *von Ihrer Einschätzung* des Geschehens beeinträchtigt. Die Geschichte wird unterhalb der Bewusstseinsschwelle und ohne bewusste Denkvorgänge oder ohne Ihr Gewahrsein am Leben erhalten.

■ ■ ■

Alberto:
Seelenrückholung

Eine meiner Patientinnen wurde von einer ganz bestimmten Erinnerung verfolgt: »Carol« sah immer wieder, wie sie als Siebenjährige beim Radfahren von einem Auto erfasst wurde. Sie war damals zwar unverletzt geblieben, aber sie erinnerte sich daran, wie sie unter dem stehenden Fahrzeug gelegen, die Unterseite des Motors gesehen hatte und ihr der stechende Geruch von Öl und Schmiere in die Nase gestiegen war. Als sie sich an diesen Vorfall erinnerte, fiel ihr auch wieder ein, dass sie nach ihren Eltern gerufen hatte und niemand gekommen war. Hilfe hatte sie nur von dem Fremden bekommen, der den Wagen gefahren hatte.

Noch Jahre später wurde Carol von Gefühlen des Verlassenseins geplagt. Sie glaubte, ihre Eltern seien nie wirklich für sie da gewesen, wenn sie sie gebraucht hätte, und sie könne sich nur auf die Fremden verlassen, die sie allerdings auch verletzten. Aufgrund dieser Empfindung erzeugten die neuronalen Netze in ihrem limbischen System falsche Vorstellungen von Freundschaft und sozialer Unterstützung, die wiederum unvorteilhafte Beziehungen und Verhaltensweisen zur Folge hatten.

Carol hatte vollstes Vertrauen zu Menschen, die sie im Flugzeug oder auf einer Party traf. Aber sie misstraute ihrer Familie und ihren Freunden, die aufrichtig versuchten, ihr zu raten und zu helfen. Sie empfand eine unversöhnliche Wut auf ihre Eltern, aber Fremden vergab sie die abscheulichsten Taten.

Carols Heilung begann erst, als ich ihr im Rahmen einer geführten Meditation half, noch einmal in jene Situation zurückzukehren. Wir baten den Persönlichkeitsteil, der sich bei dem Unfall »abgespalten« oder gelöst hatte, zurückzukehren. Dazu mussten wir der kleinen Carol versichern, dass sich die große Carol um sie kümmern, sie beschützen und mit Geschenken und Schönheit willkommen heißen würde. Im Schamanismus wird dieser Vorgang *Seelenrückholung* genannt. Im Grunde half ich Carol, verlorengegangene seelische Aspekte wiederzufinden: Vertrauen, Neugier, Sicherheit, Selbstvertrauen und Spontaneität. Indem sie sich diese Eigenschaften zurückholte, wurde die Bildung neuer Nervenbahnen möglich, die es ihr gestatteten, die Welt kreativer zu erleben. Sie begann, Menschen und Situationen mit neuen Augen zu sehen und entdeckte Chancen, wo sie früher nur Probleme gesehen hatte.

■ ■ ■

Schluss mit dem Hang zum Leiden

Jahrelang glaubten Psychologen, zerstörerische Emotionen ließen sich mit einer Therapie heilen. Diese Auffassung wird inzwischen von einigen Therapeuten in Frage gestellt, die sogar Zweifel an der Legitimität der Psychologie selbst anmelden. Der Psychoanalytiker James Hillman etwa schreibt: »Da es der Psychotherapie nicht gelungen ist, ihre Legitimität zu beweisen, sind viele psychologische Schulen entstanden, die falsche Wissenschaften und degenerierte Philosophien sind. Die Psychotherapie versucht, ihre Reinrassigkeit mit einer Logik zu beweisen, die für diesen Bereich völlig ungeeignet ist. Während diese geborgten Methoden nach und nach versagen, erscheint die Psychotherapie immer fragwürdiger – sie ist weder gute Physik noch gute Philosophie oder gute Religion.«[4] Wir (die Autoren) lernen berufsbedingt viele hingebungsvolle Psychotherapeuten kennen, die in Schulen, Gefängnissen und Ärztehäusern arbeiten. Diese Menschen sind leidenschaftlich bemüht, ihren Patienten zu helfen, damit sie ihr Leid lindern und sich besser in die Gesellschaft einfügen können. Trotzdem sind wir uns einig, dass populärpsychologische Gemeinplätze und Pop-Spiritualität uns nur noch tiefer in unsere schmerzlichen Geschichten hineinreiten und darüber hinaus kaum einen Nutzen für uns haben.

In den Medien werden schlechte Eltern, Vernachlässigung und mangelndes Selbstwertgefühl zwar thematisiert, aber die Kommentatoren und Kritiker bleiben befriedigende Erklärungen schuldig, die unsere komplexen Persönlichkeiten trösten könnten. Im besten Fall helfen das Medieninteresse und der offene Dialog vielen von uns zu verstehen, wie die schmerzlichen Erfahrungen und Traumata unserer Kindheit unsere Beziehungen beeinflussen. Dieses Verständnis trägt freilich nur wenig dazu bei, die neuronalen Netze in unserem Gehirn neu zu verdrahten, die uns in diesen Geschichten gefangen halten. Aber nur das könnte uns helfen, uns besser zu fühlen oder uns zu befreien, damit wir ein erfüllenderes Leben führen können.

Stattdessen laufen wir herum und erklären uns und anderen, weshalb wir nicht lieben oder vertrauen können oder warum wir nicht so recht an unseren Wert glauben wollen. Wir behaupten, es läge daran, dass unsere Mütter nicht für uns gesorgt oder unsere Väter uns misshandelt hätten. Wir glauben mit anderen Worten immer noch an die lähmenden und oft sogar selbst erdachten Geschichten, wer wir sind und was wir können. Und wir kaufen immer mehr Selbsthilfebücher, die regelmäßig die Bestsellerlisten anführen!

Aber warum geht es uns dann nicht allmählich besser? Weil wir am völlig falschen Ort nach Antworten suchen.

■ ■ ■

Alberto:
Selbstrespekt gewinnen

Mein Patient »Chris« sagte einmal zu mir: »Alle Jobs, die ich je hatte, waren eine Belastung für mich. Ich gerate unweigerlich an tyrannische Chefs, die weder mein Talent noch meine Arbeit zu schätzen wissen.« Dieser Mann war seit Jahren in psychotherapeutischer Behandlung und versuchte zu verstehen, weshalb man ihm »keinen Respekt« entgegenbrachte. Er hatte die Dynamik in seiner Ursprungsfamilie erschöpfend analysiert und sehr hart daran gearbeitet herauszufinden, weshalb er dieses unsinnige Muster auf sein Berufsleben übertrug.

Ich machte ihn behutsam darauf aufmerksam, dass die Antwort in den neuronalen Netzen in seinem Gehirn lag, die dafür sorgten, dass sich die vertraute »Realität« immer wiederholte. Die Psychologie hatte ihm geholfen, das Kindheitstrauma zu verstehen, das für die Bildung dieser Netze verantwortlich war: Er war der älteste Sohn eines betagten Vaters; seine Spielkameraden hatten ihn nur selten in ihre Mannschaft gewählt; im schulischen Bereich hatte er sich zunächst gezwungen gesehen, überragende Leistungen zu bringen, um die Schule später hinzuwerfen. Aber das Wissen um die Gründe für den Konflikt mit seinen Chefs führte ebenso wenig zu einer Verbesserung seiner Alltagsbeziehungen wie das Wissen um die Wirkung eines Virus auf das Immunsystem die Grippe heilt. Ich empfahl bestimmte Nährstoffe für das Gehirn. Ich wusste, sie würden die Heilung bestimmter Bereiche des limbischen Systems unterstützen. Anschließend würde ich ihm Techniken zeigen, die es ihm ermöglichten, neue und höhere kortikale Verbindungen anzulegen.

Ich bat ihn ferner, sich in Kontemplation zu üben und sich jeden Morgen zehn Minuten still hinzusetzen und die Atemzüge zu zählen. Außerdem sollte er sich fragen: »Wer bin ich?«, und alle Antworten verwerfen. Eines Morgens wurde Chris eine plötzliche Erkenntnis zuteil. Er erkannte, dass die Menschen, für die er arbeitete, gar nichts von ihm »verlangten« und ihn auch nicht »herabsetzten«, wie er gedacht hatte. Sie erwarteten schlicht, dass er sein Bestes gab, weil sie ein Potenzial in ihm sahen, das er selbst noch nicht erkennen konnte oder wollte.

Daraufhin erarbeitete ich mit Chris eine Landkarte für die Zukunft. Sie sollte ihn zu neuen Überzeugungen und neuen Verhaltensweisen führen und seinem Leben eine neue Richtung geben, damit es künftig auf einer tiefen, vertrauensvollen Beziehung zur Welt beruhte.

■ ■ ■

Die sieben Todsünden

Viele frühe Christen fürchteten, den sieben Todsünden Zorn, Geiz, Wollust, Trägheit, Neid, Völlerei und Hochmut anheimzufallen. Diesen instinktiven Emotionen wurde eine so große Macht zugeschrieben, dass der deutsche Bischof und Theologe Peter Binsfeld im 16. Jahrhundert den Sünden bestimmte Dämonen zuordnete: Satan (Zorn), Mammon (Geiz), Asmodaeus (Wollust), Belphegor (Trägheit), Leviathan (Neid), Beelzebub (Völlerei) und Luzifer (Hochmut). Seine Theorie erklärte er in seinem einflussreichen Hexentraktat *De confessionibus maleficarum et sagarum*. Hätte sich Bischof Binsfeld weniger um eine ausschließlich dämonische Analyse menschlicher Verfehlungen bemüht und wäre dafür in der Anatomie des Gehirns besser bewandert gewesen, hätte er zu einer wissenschaftlicheren Aussage gelangen können, statt eine derart schillernde höllische Schar von Charakteren für die »Sünden« der Menschen verantwortlich zu machen. Leider war es damals noch nicht möglich, bei Obduktionen die Anatomie des Gehirns zu studieren. Ein unkonserviertes Gehirn hat bereits wenige Stunden nach dem Tod die Konsistenz eines Milchshakes.

Bischof Binsfeld vertrat eine relativ gemäßigte Position und war im Gegensatz zu anderen Inquisitoren nicht der Ansicht, dass auch Kinder auf dem Scheiterhaufen verbrannt werden sollten. Mit seiner Behauptung, Dämonen könnten den Menschen vom Weg der Gnade abbringen und in ewige Verdammnis stürzen, lag er gar nicht so falsch. Denn während die Inquisition in ihrer Weisheit – soweit vorhanden – behauptete, die Menschen würden von Dämonen zu Wollust, Geiz, Völlerei, Zorn, Neid, Trägheit und Stolz verführt, sind in Wirklichkeit die uralten und überholten Programme des limbischen Systems für diese menschlichen »Schwächen« verantwortlich.

Kapitel 6

SO SCHADET STRESS DEM GEHIRN

Im Maschinenbau lässt sich Stress als der Widerstand definieren, den ein Werkstoff seiner Um- und Neuformung entgegensetzt. Kommt eine Last auf einen Stahlträger, hält er ihr stand und verhindert so, dass das Gebäude einstürzt. Ist die Last schwer genug, gibt der Träger nach und die Konstruktion nimmt Schaden oder bricht ein. Mit psychologischem Stress verhält es sich ähnlich. Sobald wir den Kräften, die uns biegen und formen wollen, nichts mehr entgegenzusetzen haben, brechen wir zusammen, werden ängstlich und deprimiert und kommen mit dem Leben nicht mehr zurecht. Dabei spielt es keine Rolle, ob es sich bei diesen Kräften um das Verhalten des Ehepartners oder den Niedergang der heimischen Wirtschaft handelt.

Sozial- und umweltbedingter Stress

Stress ist überall. Noch nie gab es so viele technische Neuerungen in so kurzer Zeit wie heute. Studenten bereiten sich auf Berufe vor, die es noch gar nicht gibt. In den USA muss ein Beschäftigter damit rechnen, im Laufe seines Arbeitslebens mindestens drei Mal den Beruf zu wechseln. Allein der Gedanke daran verursacht Stress.

Sozialer Stress beeinträchtigt unsere emotionale Gesundheit, biochemischer Stress richtet verheerende Schäden in unserem Körper an. Viele Pestizide töten zum Beispiel Schädlinge, indem sie die

Funktion ihrer Mitochondrien zerstören, was zwangsläufig die Frage aufwirft: Tragen Pestizide möglicherweise auch zu der Zunahme der Parkinson-Krankheit in der Bevölkerung bei? Wie wir inzwischen wissen, lässt sich dies mit einem klaren Ja beantworten. Im Jahr 2000 begonnene Studien zeigen bereits beim gelegentlichen Gebrauch von Insektiziden wie Rotenon einen deutlichen Anstieg des Risikos, an Parkinson zu erkranken. Dr. phil. Joan Stephenson schreibt im renommierten *Journal of the American Medical Association*: »Darüber hinaus ergab sich ein Zusammenhang zwischen dem Umgang mit oder dem Einsatz von Insektiziden und einem deutlichen Anstieg an Parkinson. Bei Menschen, die Insektizide in ihrem Garten verwendeten, war das Erkrankungsrisiko um fünfzig Prozent höher als bei Personen, die noch nie mit Pflanzenschutzmitteln für den Privatgebrauch in Berührung gekommen waren. Bei einer Verwendung von Insektenvernichtungsmitteln in Haus oder Wohnung war das Risiko, an Parkinson zu erkranken, sogar um siebzig Prozent höher als bei einem völligen Verzicht darauf.«[1] Da Pestizide unmittelbar auf die Funktion der Mitochondrien wirken, besteht Anlass zu sehr viel größerer Sorge, da sie bei vielen neurodegenerativen Erkrankungen wie Alzheimer, Multipler Sklerose, Autismus und Epilepsie beeinträchtigt ist. Neue Forschungen beschäftigen sich mit der Frage, ob sich das erheblich höhere Diabetesrisiko von Menschen, die Schädlingsbekämpfungsmitteln ausgesetzt sind, mit einer Schädigung der mitochondrialen Funktion erklären lässt.

Umweltgifte haben nicht nur unmittelbare Folgen für den Einzelnen, die Schäden werden auch an die nächste Generation weitergegeben. Jüngste Untersuchungen von Blut aus der Nabelschnur von Neugeborenen in den Vereinigten Staaten und in Europa ergaben eine Verunreinigung mit über zweihundert giftigen Chemikalien, einschließlich Plastik.[2] Diese Kinder kommen bereits mit einer enormen toxischen Belastung auf die Welt, was ihr Risiko, später schweren Krankheiten sowie degenerativen Erkrankungen des Gehirns zum Opfer zu fallen, unter Umständen enorm erhöht.

Diese Kinder haben keinen Einfluss darauf, welche Giftstoffe ihre Mütter bewusst oder unbewusst zu sich nehmen. Aber auch Erwachsene entscheiden vorsätzlich, ihrem Körper Giftstoffe zuzuführen. So ist zum Beispiel allgemein bekannt, dass aus den von Zahnärzten eingesetzten Amalgamfüllungen giftige Gase entweichen, die sogleich vom Fett im Gehirn aufgenommen werden, wo sie die Funktion des Nervensystems stören. Leider lässt sich eine solche Quecksilbervergiftung sehr schlecht beseitigen.

Aber ganz gleich, ob wir diesen Giftstoffen schon im Mutterleib ausgesetzt waren, ob wir sie geschluckt, eingeatmet, über die Haut aufgenommen haben oder ob unsere Zähne damit gefüllt sind: Sie beeinträchtigen unsere Zellen, die nicht dafür gemacht wurden, große Mengen schädlicher Umweltgifte zu entsorgen.

Akuter und chronischer Stress

Psychologen unterscheiden zwei Arten von Stress: akuten und chronischen. Beide beeinträchtigen sowohl die Gesundheit der Mitochondrien in unseren Zellen als auch unser allgemeines Wohlbefinden.

Akuter Stress ist verhältnismäßig schnell vorüber. Er tritt auf, wenn wir mit neuen Lernerfahrungen konfrontiert werden. Er ist sogar gut für uns, da er uns gestattet, uns an ein Ereignis zu erinnern – sei es nun positiv oder negativ. Wir empfinden akuten Stress, wenn wir unser Bestes geben müssen, ob wir als Kind unseren ersten musikalischen Solo-Auftritt in der Schule haben oder uns als Erwachsene einer anspruchsvollen intellektuellen Aufgabe oder einer körperlichen Herausforderung wie einem Marathonlauf stellen müssen. Ich (Alberto) war 2010 in Chile während des verheerenden Erdbebens, das eine Stärke von 8,8 auf der Momenten-Magnituden-Skala erreichte. Es fühlte sich schrecklich an, als minutenlang der Boden unter meinen Füßen schwankte. Aber diese Katastrophe brachte auch das Beste in den Menschen zum Vorschein, als sich Nachbarn zusammenscharten, um einander bei der Versorgung der Verletzten zu helfen und gemeinsam ihre Häuser und ihr Leben in Ordnung zu bringen.

Chronischer Stress hält länger an. Er tritt auf, wenn wir uns den ganzen Monat lang sorgen, womit wir die nächste Hypothekenrate bezahlen sollen. Oder wenn uns jeden Morgen davor graut, neben dem Menschen aufzuwachen, den wir vor vielen Jahren einmal geheiratet haben. Oder wenn unsere Zellen ständig vor der schwierigen Aufgabe stehen, Giftmüll und Schwermetalle entsorgen zu müssen, die wir aus unserer vergifteten Umwelt aufgenommen haben und die nun in unseren Zellen lagern. Nach dem gewaltigen Erdstoß in Chile bebte die Erde einen Monat lang nach. Über dreihundert dieser Beben hatten eine Gesamtstärke von über 5,0. Die Menschen schliefen unruhig, da sie nicht wussten, wann die Erde erneut erzittern würde. Nach zwei Wochen litt die gesamte Bevölkerung unter Schlafmangel und Erschöpfung. Die Menschen waren in einem Zustand zwischen Kampf und Flucht gefangen und kamen nicht zur Ruhe, da es niemanden zu bekämpfen gab und sie nirgendwohin fliehen konnten.

Unser Körper verfügt über einen speziellen Stressbewältigungsmechanismus. Die Hypothalamus-Hypophyse-Nebennierenrinden-Achse, kurz HHN-Achse, ist für Kampf oder Flucht verantwortlich. Hypophyse und Hypothalamus gehören zum limbischen System, die Nebennieren liegen oberhalb der Nieren. Sobald die Amygdala eine unmittelbare Bedrohung erkennt, leitet die HHN-Achse dieses Signal nicht zur logischen Aufbereitung an den Neokortex weiter, sondern veranlasst die Ausschüttung der Stresshormone Cortisol und

Adrenalin ins Blut. Sie versorgen uns sofort mit Energie, beschleunigen den Puls, ziehen das Blut von der Verdauung und anderen, nicht unmittelbar für den Notfall erforderlichen Körperfunktionen ab und schicken es in die Extremitäten und Muskeln, damit wir kämpfen oder flüchten können. Diese prompte Aktivierung der HHN-Achse hat klare Vorteile. Sie erlaubte es den Urmenschen, bei der Jagd den Angriffen durch Tiere zu entgehen, und gestattet es uns heute, einem herannahenden Wagen oder einem wütenden Kollegen auszuweichen.

In Gefahrensituationen ist die Ausschüttung dieser chemischen Stoffe nötig, um uns bei einem Kampf oder bei der Flucht zu unterstützen. Es kann allerdings auch vorkommen, dass wir in einem chronischen Stresszustand verharren, wenn das Signal an die Nebennieren ausbleibt, die Produktion dieser Hormone wieder einzustellen. Im Gegensatz zum akuten Stress, der einen positiven Zweck erfüllt, ist chronischer Stress äußerst zerstörerisch. In der Kolonialzeit stellten die legendären Piraten der Karibik fest, dass Kanonendonner für die Bürger der belagerten Städte zermürbender war als die tatsächlich von den Kugeln angerichteten Schäden. Durch das Grollen der Kanonen wurde die Stadtbevölkerung in einem chronischen Stresszustand gehalten, da die Menschen weder kämpfen noch flüchten oder eine Nacht durchschlafen konnten. Dauerstress hat gravierende Folgen.

Die schädliche Wirkung von chronischem Stress

Setzen wir diese Information in Relation zu unserem Wissen über die Evolution des Gehirns, lässt sich feststellen: Wenn die HHN-Achse unter chronischem Stress steht, wird unverhältnismäßig viel von dem Stresshormon Cortisol produziert und damit die schädliche Wirkung der freien Radikale auf die Nervenzellen des Hippocampus verstärkt. Dies zieht die Mitochondrien in Mitleidenschaft, wodurch noch mehr freie Radikale entstehen. Im letzten Akt der Tragödie sterben durch den Prozess der Apoptose Nervenzellen im Hippocampus ab. In einem solchen Fall ist es uns so gut wie unmöglich, etwas Neues zu lernen und kreativ zu sein. Synergie im Gehirn ist ausgeschlossen. Der Wunsch, Schmerz zu vermeiden, ist stärker als die natürliche Neugier. Wir wollen keinen Staub aufwirbeln. Wir horten unnötig und gehen törichte Risiken ein. Wir werden von einer lähmenden Unfähigkeit zu innovativen Lösungen befallen und sind zu keinen originellen *Gedanken* oder *Gefühlen* mehr in der Lage. Wenn wir zu lange unter akutem Stress stehen, versagen irgendwann die Nebennieren. Wir fühlen uns erschöpft und ausgezehrt.

In einer neuen Studie zeigten Eduardo Dias-Ferreira und seine Kollegen von der Universität Minho im portugiesischen Braga, dass chronisch gestresste Ratten nicht mehr in der Lage sind, repetitive Verhaltensmuster zu durchbrechen. Ihre Kreativität und ihr Einfallsreichtum lassen nach.[3] Stress verändert das Verhalten der Nagetiere und macht sie anfällig dafür, immer wieder die gleichen Dinge zu tun. Der Neurobiologe Robert Sapolsky erforscht das Phänomen Stress an der medizinischen Fakultät der Stanford University. Er kommentierte die Studie mit den Worten: »Dieses Modell erklärt sehr schön, wieso wir in einen bestimmten Trott geraten und ihm dann immer stärker verfallen … wir merken nicht besonders gut, wenn unsere normalen Bewältigungsmechanismen versagen.«[4]

Chronischer Stress kann uns in einen gewissen Trott verfallen lassen, und die Verdrahtung unserer neuronalen Netze sorgt dafür, dass wir ständig dieselben dysfunktionalen Verhaltensweisen wiederholen und dabei auf andere Ergebnisse hoffen. Wenn chronischer Stress zu Depressionen führt und unser Verhalten repetitiv wird, ist unser analytisches Denken geschwächt. Die Stresshormone im Blut verhindern die Aktivierung der höheren Gehirnfunktionen, die Synergie ermöglichen. Wie Eisen und Kohle bleiben wir spröde, empfindlich und unfähig, stählerne Härte in uns zu finden. Es fällt uns immer schwerer, aus Erlebnissen zu lernen und die Überzeugungen zu verändern, die uns dazu bringen, genau diese Erfahrungen immer wieder neu zu erschaffen, und aus eingefahrenen Verhaltensweisen auszubrechen. Stress und Traumata erzeugen bestimmte Vernetzungen in unserem Gehirn. Deshalb kann weder unser Denken noch unser Fühlen uns den Weg aus persönlichen Krisen weisen.

In seinem Buch *Stress, the Aging Brain, and the Mechanisms of Neuron Death* erklärt Dr. Sapolsky wortgewandt die wissenschaftlichen Zusammenhänge zwischen Stress, den Auswirkungen von Cortisol und schließlich dem Verfall des Hippocampus. Seine umfangreichen Forschungsarbeiten mit Nagetieren und Primaten liefern eindeutige Beweise dafür, dass dieser stressbedingte neurodegenerative Vorgang auch beim Menschen stattfindet. Interessanterweise weiß Sapolsky zu berichten, dass mindestens fünfzig Prozent aller Alzheimer-Patienten einen erhöhten Cortisolspiegel haben.[5]

Zum Glück haben Wissenschaftler in den letzten Jahren entdeckt, dass wir diese zerstörerische chemische Kettenreaktion unterbinden können. Tierversuche zeigten, dass Maßnahmen wie eine Reduktion der aufgenommenen Kalorienmenge, Fasten sowie körperliche und geistige Betätigung den Spiegel des Wachstumsfaktors BDNF (Brain-Derived Neurotrophic Factor) erhöhen. Dies schützt den Hippocampus und macht ihn widerstandsfähig gegen die Schäden, die ein erhöhtes Cortisolniveau anrichtet. Wir wissen inzwischen, dass BDNF beim Menschen dieselbe Rolle spielt.

■ ■ ■

Alberto:
Die dunkle Wolke lichtet sich

»Natasha« suchte mich auf, weil sie mit ihrem Leben und ihrer Ehe unzufrieden war. Sie hatte drei kleine Kinder mit ihrem Mann und stand unter dem Eindruck, in ihrem Leben ginge es nur noch darum, die Kinder von einem Termin zum nächsten zu chauffieren. Bevor sie Mutter geworden war, hatte sie bei einer bekannten Zeitschrift als Designerin gearbeitet, doch nun hatte sie das Gefühl, dass ihrem Leben die Richtung fehlte. Sie vermutete eine leichte Depression und dachte darüber nach, Medikamente gegen ihre Stimmungsschwankungen zu nehmen.

Einer der Grundsätze der schamanischen Energiemedizin lautet, dass sich hinter allem mehr verbirgt, als es zunächst den Anschein hat. Ich fragte Natasha, ob sie irgendwelche Medikamente nahm, und sie sagte, sie bekäme Schilddrüsenmedikamente. Ich versetzte mich in den Zustand ruhigen Gewahrseins, der es dem Schamanen ermöglicht zu »sehen«. Dann fing ich an, ihr leuchtendes Energiefeld zu scannen und nach Ansammlungen stagnierender Energie Ausschau zu halten, die auf Krankheiten hinweisen können. Ich sah mir auch ihre Chakras, die Energiezentren entlang ihrer Wirbelsäule an.

Chakras sind trichterförmige Energiewirbel. Die breite Öffnung des Trichters liegt ein paar Zentimeter über der Haut, die schmale setzt am Rückenmark und den für Produktion und Ausschüttung von Hormonen zuständigen endokrinen Drüsen an. In hinduistischen Texten werden die Chakras als Energiewirbel bezeichnet. Die Weisen auf dem amerikanischen Doppelkontinent nennen sie »Quellen des Lichts«. Meine eigene Erfahrung zeigt, dass sie mit den Nervengeflechten, also mit den Stellen zusammenfallen, an denen besonders viele Nervenfasern zusammenlaufen.

Ich stellte fest, dass sich Natashas Kehlchakra nur langsam drehte, was angesichts ihrer Schilddrüsenunterfunktion nicht weiter überraschend war. Dann sah ich, dass das sechste Chakra auf ihrer Stirn verkümmert und vollkommen passiv war. Es ähnelte einer Blüte, deren Blätter sich schon vor langer Zeit geschlossen hatten. Das sechste Chakra ist mit der Hypophyse – einem der Punkte auf der HHN-Achse – verbunden.

Die weitere Untersuchung von Natashas leuchtendem Energiefeld ergab, dass keine körperlichen Erkrankungen vorlagen, die im Allgemeinen als dunkle Ansammlungen stagnierender Energie erkennbar sind. Stattdessen fand ich die typischen Merkmale eines emotionalen Traumas – bunte, leuchtende Bänder, die im Energiefeld herumwirbeln und die Chakras stören. Sie sind die Manifestation toxischer neuronaler Netze und stets ein Hinweis auf frühe Traumata.

Ich fragte Natasha, was sie im Alter von sechs oder sieben Jahren erlebt habe. Sie erzählte, sie hätte mit ihrer Familie in der russischen Region Brjansk unweit des Kernkraftwerks von Tschernobyl gelebt, als 1986 der Reaktor Nummer vier explodiert sei. Nach der Explosion ging radioaktives Jod auf die Felder und Wiesen rund um Tschernobyl nieder. Über 200.000 Menschen mussten evakuiert werden, darunter auch Natashas Familie. Dieser unfreiwillige Massenexodus war ein traumatisierendes und zerstörerisches Ereignis im Leben dieser Menschen, da sie wussten, sie würden nie mehr nach Hause zurückkehren.

Da Jod in der Schilddrüse verarbeitet wird, konnte Natashas Geschichte ihre Schilddrüsenprobleme erklären. Obwohl sie keiner weiteren Strahlung ausgesetzt war und nun in Kanada lebte, wo ihre Ärzte sie genau beobachteten, litt sie noch immer unter dem Trauma und der Angst dieser Atomexplosion.

In meiner schamanischen Ausbildung hatte ich gelernt, mit der Energiematrix meiner Patienten zu arbeiten. Wir vermitteln diese Technik auch den Schülerinnen und Schülern der Healing the Light

Body School mit großem Erfolg. Ich konnte die schädlichen Energiebänder beseitigen und Natashas gewohnte Wahrnehmungsmuster durchbrechen. Dadurch wurde es ihr möglich, neue neuronale Netze im Gehirn anzulegen.

Ich »stimmte« das mit den Nebennieren verbundene zweite Chakra und sorgte dafür, dass es sich harmonisch in Natashas Energiesystem einfügte. Ich bediente mich einer schamanischen Energieheilungstechnik, die ich auch in meinem Buch *Das geheime Wissen der Schamanen* beschrieben habe, um ihren Kampf-oder-Flucht-Mechanismus neu einzustellen. Dies war erforderlich, da sich ihre HHN-Achse seit dem sechsten Lebensjahr in höchster Alarmbereitschaft befunden, ihre Nebennieren ausgelaugt und ihr ganzes Hormonsystem durcheinandergebracht hatte.

Ich wusste aber auch, dass sich Natasha erst von der Erinnerung an das Trauma und von dem in der Kindheit erlittenen Verlust erholen würde, wenn sie ihren Hippocampus heilte. Daher bat ich sie, mit der täglichen Einnahme von DHA zu beginnen und anregende Substanzen wie Kaffee von ihrem Speiseplan zu streichen. Außerdem empfahl ich ihr, schamanische Meditationsübungen zu machen.

Drei Monate später lichtete sich die dunkle Wolke über Natashas Körper allmählich. Sie hatte eine Teilzeitstelle bei einer Zeitschrift vor Ort gefunden, und ihr Familienleben hatte sich dramatisch verbessert.

■ ■ ■

Einstellungen am Sollwert des Hippocampus

Wenn wir uns vor Schäden durch chronischen Stress schützen möchten, müssen wir den Set Point (oder Sollwert) des Hippocampus verändern. Als Forschungen den Zusammenhang zwischen der Cortisolproduktion und Schädigungen des Hippocampus immer deutlicher zeigten, stellten sich die Wissenschaftler die Frage, welche Instanz eigentlich entschied, wie viel Cortisol die Nebennierenrinde bei einem belastenden Vorfall produzierte. Es ist zum Beispiel seit langem bekannt, dass der Cortisolspiegel älterer Menschen und Tiere im Allgemeinen höher ist. Darüber hinaus wird im Alter bei Stress offenbar mehr Cortisol produziert. Es wurden große Anstrengungen unternommen, um den »Schrittmacher« der Nebennieren zu finden. Wissenschaftler argumentierten, wenn es tatsächlich einen solchen Regler im menschlichen Körper gäbe, könne man eine übermäßige Cortisolproduktion vielleicht sogar zügeln. Auf diese Weise ließen sich die Schäden reduzieren, die durch den normalen Alterungsprozesses – und bei Alzheimer-Patienten noch sehr viel schneller – am Hippocampus entstünden.

Zur allgemeinen Überraschung stellte sich heraus, dass ausgerechnet der Hippocampus selbst die oberste Instanz hinsichtlich der Aktivität der Nebennieren ist. Ganz genau, der Hippocampus regelt die Cortisolproduktion der Nebennierenrinde und entscheidet damit im Grunde über sein eigenes Schicksal! Wenn er optimal funktioniert, kann er die Cortisolproduktion bei Stress auf einem normalen Niveau halten. Ist er dagegen angeschlagen, verliert er diese Fähigkeit und fordert zu viel Cortisol an.

Um zu verstehen, was es heißt, den Set Point des Hippocampus neu einzustellen, können Sie ihn mit der Temperaturregelung in Ihrem Haus vergleichen. Stress und Traumata wirken sich ähnlich auf den Sollwert des Hippocampus aus wie die Veränderungen, die Sie an der Einstellung Ihrer Klimaanlage vornehmen. Wenn Sie die Temperatur senken, muss das Gerät länger arbeiten. Wird der Sollwert des Hippocampus gesenkt, hat dies eine ähnliche Wirkung auf die Nebennieren.

Inzwischen wissen wir, dass der Sollwert im Hippocampus für die Cortisolproduktion in den Nebennieren schon sehr früh im Leben festgelegt wird. Traumatische Erfahrungen in jungen Jahren erhöhen seine Empfindlichkeit gegenüber Cortisol. Dies wiederum bildet die Grundlage für den immer schnelleren funktionalen Verfall beim Erwachsenen, der uns daran hindert, innovativ auf bestimmte Situationen zu reagieren.

Die Forscher fragten sich auch, ob sich der Cortisolspiegel durch bestimmte Maßnahmen senken ließe. Wenn Stress ihn erhöht, so überlegten sie, könnte ein eher stressfreies Leben ihn womöglich senken. Die Pionierarbeit auf diesem Gebiet leistete der inzwischen verstorbene Psychoneuroendokrinologe Seymour »Gig« Levine, der 1962 mit seinen Forschungen begann. Seine bahnbrechenden Studien zeigten, dass junge Versuchstiere, die liebevoll behandelt wurden, weniger Cortisol ausschütteten, und dass sich daran auch später, wenn sie erwachsen waren, nichts änderte.

Levines frühe Experimente ebneten zahllosen Wissenschaftlern den Weg, die mit den verschiedensten Tieren – darunter auch Primaten – arbeiteten, um eine Bestätigung dafür zu finden, dass positive emotionale Erlebnisse den empfindlichen Hippocampus schützen können, indem sie die Cortisolproduktion senken. Mag sein, dass der Sollwert für die vom Hippocampus gesteuerte Cortisolproduktion in den Nebennieren genetisch fixiert ist. Wir wissen inzwischen aber auch, dass alle positiven und negativen Erfahrungen, die wir als Kinder oder Erwachsene machen, diese Empfindlichkeit beeinflussen.

Wir müssen uns also nicht in eine abgeschiedene Hütte im Wald zurückziehen, um ein garantiert stressfreies Leben zu haben – so reizvoll diese Vorstellung auch sein mag. Denn wie viele von uns bereits wissen, nehmen wir unsere Geister und Dämonen mit, wohin wir auch gehen. In diesem Fall bekommt unser Drama Ähnlichkeit mit der Geschichte von dem Wanderer, der auf seinem Weg einem entgegenkommenden Reisenden begegnet. Er fragt ihn, was denn für Menschen in der Stadt lebten, in die er unterwegs sei. Der andere antwortet mit einer Gegenfrage: Wie seien denn die Leute in der Stadt gewesen, aus der er gerade käme? »Alles Diebe und Lügner. In der ganzen Stadt gab es nicht einen anständigen Menschen«, sagt er. Worauf der andere Reisende entgegnet: »In der nächsten Stadt wird es nicht anders sein.«

Wird der Hippocampus ständig mit Stresshormonen bombardiert, hindert uns dies daran, emotionale Traumata zu heilen. Wie der Reisende in der Geschichte scheinen wir auf Schritt und Tritt nur Dieben und Lügnern zu begegnen. Doch dies kann uns durchaus als nützliches Signal dienen. Wenn wir das Gefühl haben, in unseren giftigen Gefühlen gefangen zu sein, *wissen* wir tief in unserem Inneren, dass wir das Trauma heilen müssen, das wir schon ein Leben lang mit uns herumtragen. Wir *wissen*, wir müssen uns ändern, wenn wir je wieder zu Verstand kommen und unser Verhalten ändern möchten.

Es kann tatsächlich sein, dass die mit – echten oder vermeintlichen – Traumata verbundenen zerstörerischen Gefühle Ihre Stimmung weitgehend beherrschen. Trotzdem können Sie neue neuronale Netze bilden, die es Ihnen gestatten, Ihr Denken und Fühlen zu verändern. Sie können neue Erfahrungen machen und verhindern, dass die Vergangenheit ein negatives Licht darauf wirft. Sobald das limbische System die Synergie im Gehirn unterstützt, werden allmählich neue neuronale Netze für Freude, Wohlbefinden und Kreativität entstehen.

■ ■ ■

David:
Das Allergrößte

Im Frühjahr 2001 durfte ich beim internationalen Symposium für funktionale Medizin in Vancouver, British Columbia, einen Vortrag mit dem Titel halten: »Stress, Altern und neurodegenerative Erkrankungen«. Dabei erklärte ich den anwesenden Ärzten und Wissenschaftlern die Zusammenhänge zwischen Stress, dem Hippocampus und der Neueinstellung des Sollwerts, wie ich es auch oben getan habe. Ich bediente mich verschiedener technischer Darstellungen und Animationen, um die Zusammenhänge zwischen Stress und Funktionsverlusten im Gehirn zu verdeutlichen.

Dabei wurde mir klar, dass sowohl in der Forschung als auch bei meinen Bildern der negative Aspekt überwog, dass Stress schlecht war. Ich wollte aber auch die gute Nachricht vermitteln, dass positive Gefühle das Gehirn heilen können. Daher beschloss ich, den Vortrag mit einem Bild meiner Tochter zu beenden, die damals ungefähr vier Monate alt war und friedlich auf der Brust meiner Frau lag und schlief. Ich unterlegte es mit einem Ausschnitt aus dem Lied »Nature Boy« von Nat King Cole, in dem er davon singt, wie wichtig es ist, dass wir lernen zu lieben und Liebe anzunehmen.

■ ■ ■

Stress hat auch sein Gutes

Bei all dem dürfen wir nicht vergessen, dass Stress auch sein Gutes hat. Er ist für menschliche Fortschritte aller Art unerlässlich, so wie auch die Not erfinderisch macht. Wenn wir einer Herausforderung nicht kreativ begegnen können, liegt das daran, dass wir in unserem neuronalen Trott gefangen sind. Die Verdrahtung unseres Gehirns lässt es einfach nicht zu. Beim Krafttraining im Fitnessstudio setzen Sie Ihre Muskeln einer Belastung aus. Anschließend gehen Sie körperlich gestärkt und mit dem Gefühl nach Hause, etwas geleistet zu haben. Ist eine Spezies etwa durch Veränderungen im Nahrungsangebot aufgrund einer Dürre biologischem Stress ausgesetzt, begegnet sie ihm mit kreativen Bewältigungs- oder Anpassungsvorgängen. Ohne belastende Veränderungen im Ökosystem hätten unsere affenähnlichen Vorfahren die afrikanischen Savannen wohl niemals verlassen, um in Asien und Europa nach fruchtbarerem Land zu suchen. Sie hätten wohl auch nie angefangen, auf zwei statt auf vier Beinen zu laufen. Hier war Stress die Aufforderung der Natur an die Klügsten und Anpassungsfähigsten, neue Überlebensmöglichkeiten zu finden.

An diesem Punkt der menschlichen Geschichte steht unsere Spezies erneut vor der Herausforderung, ihr langfristiges Überleben sichern zu müssen: Das Ökosystem verändert sich, Nahrung und Wasser sind immer stärker mit Giftstoffen belastet. Es dürfte nicht weniger entmutigend sein, die nun von uns geforderte Erleuchtung zu finden, als den aufrechten Gang zu erlernen.

Kapitel 7

DAS GESCHENK DER NEUROPLASTIZITÄT

Ursprünglich sollten die Entscheidung über Kampf oder Flucht, die in der Amygdala fällt, und die instinktiven Emotionen das Überleben unserer Spezies sichern. Überlassen wir der Amygdala jedoch die Kontrolle über das Gehirn, kann dies eine Lähmung verursachen, die unser Überleben sogar gefährdet.

Zum Glück kann sich das menschliche Gehirn neu vernetzen und neue Nervenverbindungen bilden, damit wir nicht immer wieder dieselben abgedroschenen Programme von Aggression und Angst abspulen müssen. Erst vor kurzem haben Wissenschaftler das Potenzial des menschlichen Gehirns entdeckt und die positiven Folgen der Neuroplastizität – also der Fähigkeit des Gehirns, neue neuronale Netze zu bilden – für die Gesundheit des Einzelnen sowie der ganzen Gesellschaft zu schätzen gelernt.

Wir wissen nun, wie wir uns die Neuroplastizität des Gehirns zunutze machen können, um bestimmte Nervenverbindungen zu stärken. Wir können seine Funktion gewissermaßen dahingehend verändern, dass wir einen besseren Zugriff auf die Bereiche bekommen, die uns den Weg aus dem Trauma und den zerstörerischen Gefühlen in die Freiheit weisen. Dadurch wird es uns sogar möglich, die Gene anzuschalten, die für Gesundheit, Langlebigkeit und sogar Erleuchtung zuständig sind.

In den vergangenen zwanzig Jahren haben die Neurowissenschaftler große Fortschritte erzielt. Sie haben das bislang geltende

Paradigma, das Gehirn sei ein festvernetztes und unveränderliches Organ, durch den Glauben an die Neuroplastizität ersetzt, der seine dynamische Fähigkeit zu lernen, sich anzupassen und sich zu verändern feiert.

■ ■ ■

David:
Ein neues Verständnis

Als Junge hatte ich nicht oft Gelegenheit, Zeit mit meinem Vater zu verbringen, der eine höchst erfolgreiche neurochirurgische Praxis im Süden Floridas führte. Offensichtlich war auch er sich dieses Defizits in unserer Beziehung bewusst, und eines Tages fiel ihm ein, wie er es beheben konnte: Er lud mich in den Operationssaal ein, wo ich zusehen durfte, wie er einen Tumor an der Schädelbasis eines Patienten entfernte. Was für eine Beschäftigung für einen Samstagnachmittag! Vor allem, wenn man bedenkt, dass ich damals noch ein Teenager war. Schon bald besuchte ich meinen Vater regelmäßig am Wochenende im Operationssaal. Rückblickend würde ich sogar sagen, dass er sich bemüht hatte, seine Operationen auf den Samstag zu legen, damit ich dabei sein konnte. Natürlich brachte er mir auch bei, wie man einen Operationssaal steril hielt. Da diese Operationen viele Stunden dauerten, vertrieb mir mein Vater die Zeit, indem er mir die Funktion der Gehirnregion erklärte, an der wir operierten. »Dieser Teil«, so sagte er zum Beispiel, »ist das Broca-Zentrum. Es ist nach dem Franzosen Pierre-Paul Broca benannt, der 1861 entdeckte, dass es für die Sprache zuständig ist.« Im Laufe der Zeit erklärte er mir das ganze Gehirn in allen Einzelheiten und schmückte seine Schilderungen dabei stets mit etwas historischem Kolorit.

Da ich diese Erfahrungen in einem äußerst beeindruckbaren Alter machte, wurde mir ein umfangreiches Verständnis der Neurowissenschaften zuteil. Als ich mich später an der Universität der Hirnforschung zuwandte, wurde ich dadurch in der Vorstellung, bestimmte Teile des Gehirns seien für bestimmte Funktionen zuständig, noch weiter bestärkt. Sie war auch eines der Schlüsselthemen meiner ersten Veröffentlichungen im *Journal of Neurosurgery*. Im Medizinstudium wurden die Zusammenhänge zwischen bestimmten Funktionen und bestimmten Gehirnarealen weiter betont. Dass ich davon aus so vielen Quellen erfuhr, angefangen bei meinem Vater, zeigt deutlich, wie sehr die gesamte Medizin von diesem Denken durchdrungen war. In den Jahren meiner neurologischen Ausbildung wurde dieses Konzept noch weiter untermauert. Man konnte Neurologen sogar oft sagen hören, sie würden die funktionelle Anatomie des Gehirns »Schlag auf Schlag« erlernen. Damit wollten sie sagen, dass sie jedes Mal, wenn ein Schlaganfallpatient eingeliefert wurde, festhielten, welche Gehirnregion betroffen war und welche körperlichen Störungen damit einhergingen. Auf diese Weise stellten sie fest, wofür das in Mitleidenschaft gezogene Areal zuständig war.

Ende der 1980er Jahre meldeten sich – zumindest bei mir – erste Zweifel an diesen einfachen schematischen Zusammenhängen zwischen Struktur und Funktion. Damals stellte ich fest, dass bei manchen Schlaganfallpatienten die Funktionsfähigkeit bestimmter Körperteile in beachtlichem Umfang zurückkehrte, obwohl Aufnahmen des Gehirns keine sichtbaren Veränderungen zeigten. Während die Magnetresonanzuntersuchung weiterhin Schäden zum Beispiel in jenem Teil des Gehirns offenbarte, der für die Kontrolle der linken Hand zuständig ist, kam es nicht selten vor, dass das Gehirn »heilte« und der Patient die linke Hand wieder benutzen konnte. Als immer mehr Neurologen, Therapeuten und Patienten auf dieses ungewöhnliche Phänomen stießen, lieferten die Neurowissenschaftler erste Erklärungen, die den herrschenden Vorstellungen hinsichtlich der grundsätzlichen Fähigkeiten des Gehirns widersprachen.

Ich kann mich noch lebhaft an den Augenblick erinnern, der zu einem Wendepunkt in meinem Verständnis werden sollte. 1988 suchte mich der 58-jährige Grafikdesigner »Michael« aus North Carolina auf. Er berichtete, er habe vor vierzehn Monaten plötzlich nicht mehr sprechen können. »Ich wusste genau, was ich sagen wollte, aber ich bekam die Worte einfach nicht heraus«, erzählte er. Seine Aussprache war tadellos. Ich dachte zunächst an eine transitorische ischämische Attacke (TIA), bei der es zu vorübergehenden Durchblutungsstörungen in einem Teil des Gehirns kommt, und vermutete, dass in diesem Fall eines der Sprachzentren betroffen gewesen sei. Als er weitersprach, erfuhr ich jedoch, dass er nach dem Anfall ein halbes Jahr in seiner Sprechfähigkeit beeinträchtigt gewesen war. Diesen Zeitraum konnte man nun wirklich nicht mehr als vorübergehend bezeichnen. Obwohl Michael vollständig genesen war, wollte er alles in seiner Macht stehende tun, um weitere Vorfälle dieser Art zu verhindern.

Wir sahen uns die Aufnahmen einer Magnetresonanzuntersuchung an, die erst zwei Monate vor Michaels Termin in unserer Klinik entstanden waren. Sie lieferten den für jedermann sichtbaren Beweis, dass nicht nur das Sprachzentrum, sondern auch die angrenzenden Regionen, die für die Mimik sowie die Kontrolle des rechten Armes zuständig waren, schwere Schäden und Gewebeverluste davongetragen hatten. Dennoch waren bei der Untersuchung keinerlei Defizite festzustellen. Was war geschehen? In Michaels Gehirn hatte offensichtlich keine »Heilung« stattgefunden – zumindest nicht auf körperlicher Ebene. Den Aufnahmen zufolge waren die ursprünglich bei dem Schlaganfall entstandenen Schäden immer noch vorhanden. Aber sein Gehirn hatte sich angepasst, das heißt, es hatte begonnen, sich *andere Wege* zu suchen, um die Funktionalität der betroffenen Körperteile wiederherzustellen.

Unter dem damals herrschenden Paradigma galt eine solche Erklärung natürlich als abwegig. Inzwischen wissen wir jedoch, dass sich das Gehirn hinsichtlich der von ihm erfüllten Funktionen verändern und neu ordnen kann. Dieser Vorgang wird als Neuroplastizität bezeichnet. Er steht auf einer Stufe mit der Neurogenese, also der Fähigkeit des Menschen, im Laufe des Lebens neue Gehirnzellen zu bilden.

■ ■ ■

Wie wir unsere neuronalen Netze verändern

Die Neuroplastizität ermöglicht es dem Gehirn, Nervenbahnen neu zu vernetzen und sogar neue Nervenautobahnen zu bauen. Wenn jemand zum Beispiel einen Schlaganfall erleidet und die rechte Hand nicht mehr bewegen kann, kann das Gehirn neue Wege schaffen, so dass gegebenenfalls die linke Hand Aufgaben übernehmen kann, die bislang ausschließlich von der rechten Hand ausgeführt wurden.

Neuronale Netze entstehen durch bewusste, konzentrierte Stimulation. Zu ihrer Bildung ist mehr als bloße Wiederholung nötig. Profisportler wissen seit langem, dass Übung nicht zwangsläufig den Meister macht, da nachlässiges Üben lediglich Verbindungen im Gehirn stärkt, die alles andere als optimal sind. Auch für das Beten gilt, dass die Erleuchtung unwahrscheinlicher wird, wenn man Gebete ohne positive, konzentrierte Absicht herunterleiert. Wenn Ihnen der Sinn nach Experimenten steht, können Sie einmal versuchen, sich mit der nichtdominanten Hand die Zähne zu putzen oder zu schreiben. Sie werden merken, wie sehr Sie sich bei dieser einfachen Aufgabe konzentrieren müssen. Gebündelte Aufmerksamkeit ist auch gefragt, wenn es darum geht, eine Praxis der Freude, der Freundlichkeit und der Vergebung aufzubauen. Aber je mehr Sie üben, desto leichter und selbstverständlicher werden diese Dinge für Sie.

Michael Merzenich ist emeritierter Professor der University of California in San Francisco. Mitte der 1990er Jahre demonstrierte er mit einer Reihe von Experimenten, wie wichtig die konzentrierte Aufmerksamkeit für das Erlernen neuer Fertigkeiten und Verhaltensweisen ist. Bei einem Experiment mit zwei Affengruppen wurden die Finger der Tiere mit einer gedrillten Drehscheibe stimuliert. Gelegentlich änderte sich der Rhythmus. Die Affen der einen Gruppe bekamen Saft, wenn sie auf diese Veränderung reagierten. Bei den Affen der anderen Gruppe wurde eine Reaktion nicht belohnt. Nach sechs Wochen untersuchte Merzenich die Gehirne der Tiere. Diejenigen, die ganz genau auf den Reiz geachtet und aufmerksam auf Rhythmusveränderungen gewartet hatten, um ihren Saft zu bekommen, zeigten starke Veränderungen in den für die Verarbeitung von Berührungsreizen zuständigen Arealen. Die Gehirne der Affen, für die es sich nicht gelohnt hatte, auf die Stimulation zu achten, wiesen keine solchen Veränderungen auf – obwohl der Reiz, die leichte Berührung der Finger, bei beiden Gruppen gleich gewesen war.[1]

Dies ist ein weiterer Grund, weshalb das Schulterklopfen, die Goldsternchen, die bunten Bänder und Abzeichen, die wir uns als Kinder verdient haben, für das Gehirn so wichtig sind! Mag sein, dass die Auszeichnungen, auf die wir früher so stolz waren, nun im Regal verstauben oder wir sie in eine Kiste gepackt, in den Schrank gesteckt und vergessen haben. Das Gehirn erinnert sich trotzdem daran und weiß die positive Verstärkung zu schätzen, die ihm dadurch in jener beeinflussbaren Zeit zuteil geworden war.

Wie Merzenich zeigte, können sich Ihre Entscheidungen tatsächlich auf körperliche Strukturen, auf die neuronalen Netze in Ihrem Gehirn auswirken. Er bemerkte: »Wenn Erfahrung mit Aufmerksamkeit verbunden ist, führt sie zu physikalischen Veränderungen in der Struktur und der zukünftigen Funktionsweise des Nervensystems. Daraus ergibt sich eine eindeutige physiologische Tatsache … Wir bestimmen in jedem Moment, wie unser sich ständig veränderndes Bewusstsein funktioniert. Wir entscheiden uns in einem sehr realen Sinn dafür, wer wir im nächsten Moment sein werden, und diese Entscheidungen hinterlassen in uns einen physischen Abdruck.«[2]

In seinem Buch *Schöpfer der Wirklichkeit: der Mensch und sein Gehirn – Wunderwerk der Evolution* bestätigt auch Joe Dispenza die Notwendigkeit konzentrierter Aufmerksamkeit:»Um semantische Daten in neuronale Verbindungen umzusetzen, bedarf es vor allem der geballten Konzentration. Sind wir mental ganz bei unserem ›Lernstoff‹ – wie auch immer er gestaltet sein mag –, kann das Gehirn diese Informationen verorten. Sind wir jedoch nicht so ganz bei der Sache, aktiviert unser Gehirn gleichzeitig eine Menge anderer synaptischer Schaltkreise, die von der eigentlichen Absicht ablenken können. Ohne fokussierte Aufmerksamkeit werden keine neuen Verknüpfungen hergestellt – es wird nichts abgespeichert.«[3]

Die Aufmerksamkeit spielt eine wichtige Rolle, ob es sich dabei nun um sanfte Meditation oder um die intensive Konzentration eines Sportlers in einer entscheidenden Wettkampfphase handelt. Die preisgekrönte Wissenschaftsjournalistin Sharon Begley fasste dies in einem Artikel, der 2007 im *Wall Street Journal* erschienen ist, zusammen:»Die Erkenntnis, dass ohne Aufmerksamkeit keine Neuroplastizität möglich ist, ist von maßgeblicher Bedeutung. Wenn eine Aufgabe so zur Gewohnheit wird, dass alles wie von selbst geht, wird weiteres Üben das Gehirn nicht mehr verändern. Und wenn man Denksportaufgaben löst, um geistig fit zu bleiben, wird ihre Effektivität nachlassen, sobald man sie lösen kann, ohne sich allzu sehr darauf konzentrieren zu müssen.«[4]

Wie wir giftige Gefühle überwinden

Eine der Aufgaben des limbischen Systems ist es, anhand unserer Gefühlslage Bedrohungen instinktiv zu erkennen und darauf zu reagieren. Auf diese Weise können wir uns entsprechend verhalten, damit uns nichts passiert. Unsere Vorfahren lernten als Jäger und Sammler, dass in bestimmten Teilen des Waldes Gefahr lauerte und man fern von der eigenen Sippe nicht sicher war. Und auch wir lernen: »Erst links, dann rechts, dann geradeaus, dann kommst du sicher gut nach Haus«, wenn wir eine Straße überqueren, was uns tiefen Respekt vor der Gefahr einflößt, die von den herannahenden Fahrzeugen ausgeht. Wenn wir rein instinktiv auf alle vermeintlichen Bedrohungen reagieren, ist dies insofern problematisch, als wir der Amygdala die Kontrolle über unser Verhalten überlassen statt uns der Logik des präfrontalen Kortex zu bedienen.

Dank der neuen Erkenntnisse zur Neuroplastizität wissen wir, dass sich unser Gehirn nicht nur nach Verletzungen anpassen kann, sondern – und das ist noch viel wichtiger – sich auf ausnahmslos alle unsere Erfahrungen einstellt. Dies befreit uns davon, aufgrund unabänderlicher, genetisch bedingter Vernetzungen rein reflexiv zu reagieren. Alvaro Pascual-Leone, Hirnforscher an der Harvard Medical School, erklärte vor kurzem, Neuroplastizität »ist eine wesentliche Eigenschaft des menschlichen Gehirns und eine Erfindung der Evolution, die es dem Nervensystem ermöglicht, den Einschränkungen durch das eigene Genom zu entkommen und sich an den Druck veränderter Umweltbedingungen, an körperliche Veränderungen und Erfahrungen anzupassen.«[5]

Wissenschaftler haben festgestellt, dass wir neue neuronale Netze nicht nur bilden, sondern sogar so weit stärken können, dass sie über instinktive emotionale Reaktionen triumphieren. Im Rahmen eines Experiments wurden den Teilnehmern zwei Aufgaben gestellt. Die eine bezog sich auf die Wahrnehmung, die andere war intellektueller Natur. Die Probanden wurden zunächst angewiesen, den emotionalen Ausdruck von Wut oder Angst auf den Bildern nachzuahmen, die auf dem Bildschirm zu sehen waren. Diese Aufgabe betraf die Wahrnehmung, und es wurde mit Bildern gearbeitet. Anschließend wurden die Teilnehmer gebeten, sich die Gesichter lediglich anzusehen und ihnen die Begriffe *Wut* oder *Angst* zuzuordnen. Hier handelte es sich um eine intellektuelle Aufgabe, bei der mit Wörtern gearbeitet wurde. Als die Probanden den wütenden oder verängstigten Ausdruck nachahmten, erhöhte sich die Blutzufuhr zur Amygdala, dem wichtigsten Angstzentrum im Gehirn. Als sie den Bildern die Begriffe zuordneten, wurde die Amygdala weniger und der rechte präfrontale Kortex stärker durchblutet. Da der präfrontale Bereich primitive emotionale Reaktionen außer Kraft setzen kann, kamen die Wissenschaftler zu dem Schluss, dass wir neue neuronale Netze in höher entwickelten Gehirnregionen bilden können, um eben jene Reaktionen zu zügeln.

Die neuronalen Netze, die bereits im Mutterleib und in der Kindheit angelegt werden, bilden die Grundlage der Überzeugungen, die wir später als Erwachsene zum Verständnis und zur Interpretation unserer Erfahrungen heranziehen. Im Allgemeinen leisten uns die ersten Lektionen, die wir im Leben lernen, gute Dienste. Sie können aber auch ein negatives Licht auf künftige Erfahrungen werfen, die wir andernfalls als ungefährlich oder gar positiv empfunden hätten.

Die Wissenschaft der Neuroplastizität legt nahe, dass Sie die Schaltkreise im Gehirn neu vernetzen und neue, positivere Verbindungen bezüglich Ihrer Alltagserfahrungen schaffen können. Die Schamanen wissen, dass die instinktiven Überlebensemotionen Angst, Lust und Wut, die Ihren Umgang mit den Ereignissen in Ihrem Leben beeinflussen, die eigentliche Ursache von Krankheiten sind. Sie können sich jedoch von der Tyrannei des emotionalen limbischen Systems und seinen selbstgemachten Albträumen befreien, die Sie daran hindern, Freude zu empfinden. Sie müssen nicht ängstlich auf neue Situationen reagieren. Sie können ihnen unvoreingenommen begegnen und offen für die Chancen sein, die sich Ihnen dadurch bieten.

Sie können die Grundlage verändern, auf der Sie gegenwärtige Erfahrungen beurteilen, und die Welt buchstäblich in einem neuen Licht sehen. Sie können von alten Traumata und Dramen abrücken, Erleuchtung finden und sehen, wofür Sie zuvor blind waren. Sie können erwachen und das Neue, Aufregende, Prächtige, Erfolgreiche, Gesunde und Freudige erkennen.

Wenn Sie sich von den unmittelbaren emotionalen Reaktionen des limbischen Systems lösen möchten, müssen Sie zwei Dinge tun: Sie müssen zunächst die Physiologie Ihres Gehirns verbessern, indem Sie Ihre Ernährung umstellen und Ihre Lebensführung ändern. Nach der Optimierung Ihres Gehirns können Sie seine enorme Fähigkeit, neue Nervenbahnen zu bilden, in vollem Umfang nutzen. Dadurch werden Sie Menschen und Ereignisse, die Sie früher als negativ empfunden haben, als bereichernd, erfüllend und positiv betrachten können.

■ ■ ■

Alberto:
Männer mit Bärten

Ich wuchs zur Zeit der kommunistischen Revolution auf Kuba auf und wurde Zeuge der Nachwehen unglaublicher Gewalt. Ich sah, wie eine alte Frau ihre Einfahrt mit dem Schlauch abspritzte, um sie von – wie es schien – frischem Blut zu säubern. Angehörige der Miliz kamen in unser Haus gestürmt, wollten wissen, wo mein Vater war, und bedrohten meine Mutter. Jahrelang konnte ich niemandem trauen und bärtigen Männern schon gar nicht, da alle Milizionäre nach jahrelangen Kämpfen in den Bergen Bärte trugen.

Kurz nach unserer Ankunft in den Vereinigten Staaten kamen das Festival von Woodstock, der Sommer der Liebe und die Ära der Hippies. Alle meine Freunde ließen sich die Haare wachsen und einen Bart stehen! Ich bemerkte, dass ich beim ersten Anzeichen von Flaum auf ihren Gesichtern ihre Gesellschaft mied, obwohl auch ich mir die Haare hatte wachsen lassen. Ich wurde ständig gefragt, warum ich rasiert war. Ich wusste natürlich, warum ich so reagierte, aber ich konnte nichts dagegen tun. Die neuronalen Netze in meinem limbischen System projizierten die Bilder der Gewalt aus meiner Kindheit auf diese Pazifisten und Blumenkinder!

■ ■ ■

So funktioniert Neuroplastizität

Michael lernte wieder sprechen, da neue Nervenbahnen in seinem Gehirn gebildet wurden, die zu seinem großen Glück eine dramatische Rückkehr der Funktion ermöglichten. Aber wie entstehen Verbindungen zwischen einzelnen Nervenzellen? Wodurch werden sie angeregt und was sorgt dafür, dass sie auch erhalten bleiben?

Obwohl die kleinste Arbeitseinheit im Gehirn die einzelne Nervenzelle ist, müssen unzählige miteinander verbundene Nervenzellen als Einheit oder Netz zusammenarbeiten, damit selbst die schlichteste Aufgabe gelingt. In seinem Buch *Schöpfer der Wirklichkeit: der Mensch und sein Gehirn – Wunderwerk der Evolution* schreibt Joe Dispenza, ein neuronales Netz bestünde »buchstäblich aus Millionen gemeinsam feuernder Neuronen, die zu verschiedenen Regionen und Unterregionen des ganzen Gehirns gehören können. Sie bilden einer Vorstellung, einer Erinnerung, einer Fähigkeit oder einer Gewohnheit zugeordnete Gemeinschaften, die aufeinander abgestimmt aktiv werden. Während wir etwas lernen, treten Neuronenmuster im ganzen Gehirn miteinander in Kontakt, um einen ganz bestimmten Geisteszustand herzustellen.«[6]

Erste Forschungen zur Neuroplastizität gehen auf den kanadischen Psychologen Donald O. Hebb und seine Arbeit zurück. Er stellte eine Theorie von – wie er sagte – »Zellensembles« auf, um die Entstehung von Beziehungen zwischen Nervenzellen zu erklären. In seinem 1949 veröffentlichten richtungweisenden Buch *The Organization of Behavior* vermutete er, dass Verbindungen zwischen Neuronen verstärkt würden, die gemeinsam feuerten. Dies wird im Allgemeinen als Hebb'sche Lernregel bezeichnet.

Dieser Wachstumsprozess – die Verbindung von Nervenzellen zu neuronalen Netzen – wird durch komplexe biochemische Veränderungen unterstützt. Im Allgemeinen sind sich die Wissenschaftler jedoch einig, dass der Wachstumsfaktor BDNF den Boden dafür bereitet und dazu beiträgt, dass aus der bloßen Umarmung zweier Nervenzellen ein ewiger Tanz wird.

Aus der Hebb'schen Lernregel folgt, dass Gedanken- und Aktivitätsmuster beibehalten werden müssen, wenn die damit verbundenen neuronalen Netze funktionsfähig bleiben sollen. Oder umgekehrt: Neuronen, die nicht gemeinsam feuern, bleiben auch nicht miteinander verbunden.

Ist das Glas nun halb voll oder halb leer? Beides.

Und sind das nun gute oder schlechte Neuigkeiten? Zum Glück sind es gute Neuigkeiten.

Die erste gute Nachricht lautet, dass Sie, wie erwähnt, mit konzentrierter Aufmerksamkeit Ihr Denken, Tun und Verhalten verändern können, um Ihr Leben zu verbessern. Die zweite gute Nachricht lautet: Wenn Sie die derzeit mit negativem Denken, Tun und Verhalten, zum Beispiel emotionalem Leid, beschäftigten neuronalen Netze nicht weiter stärken, wird Ihr Gehirn sie irgendwann nicht mehr verwenden und ausmustern.

Sie müssen also aufhören, die alten Schaltkreise zu stärken, die Ihre Angst und Ihre Wut nähren, und Ihre Aufmerksamkeit auf neue, positive Nervenverbindungen richten. Zum Glück sind Sie dazu durchaus in der Lage.

Wie wir bereits sagten, ist ein gewisses geistiges Engagement die Voraussetzung, wenn Sie eine neue Tätigkeit erlernen und die Nervenbahnen stärken möchten, die Ihnen gute Dienste leisten. Wir halten es durchaus für angebracht, dies hier noch einmal zu wiederholen. Schließlich stärken wir auf diese Weise neue Nervenbahnen, nicht wahr?

Diese Voraussetzung gilt für die physische Welt. Wie wir später sehen werden, bildet sie auch die wissenschaftliche Grundlage dafür, dass Sie Kontakt zu dem göttlichen Energiefeld herstellen können, das Ihr gesamtes Dasein durchdringt.

Aber warten Sie! Das Glas wird noch voller und die Geschichte noch aufregender. Studien zufolge müssen Sie eine Tätigkeit noch nicht einmal ausführen, sondern sich diese lediglich vorstellen, um die entsprechenden neuronalen Verknüpfungen zu schaffen.

1995 verglich Dr. Pascual-Leone bei Experimenten die Veränderungen in den Gehirnen von Menschen, die tatsächlich Klavier geübt hatten, mit denen von Personen, die sich lediglich vorgestellt hatten, die Finger über die Tasten zu bewegen. Sie waren bei beiden Gruppen so gut wie identisch.[7] Die für das Klavierspiel zuständigen motorischen Areale im Gehirn vergrößerten sich bei den Personen, die sich diese Tätigkeit nur vorgestellt hatten, in gleicher Weise wie bei denjenigen, die tatsächlich geübt hatten. Diese Testpersonen bewiesen, dass bereits die gedankliche Beschäftigung mit einer Aktivität körperliche Veränderungen im Gehirn bewirkt.

Sie sind also nicht gezwungen, die altbekannten neuronalen Netze von Misstrauen, Kampf oder Schikane weiter zu nutzen. Stattdessen können Sie mit konzentrierter Aufmerksamkeit funktionale neuronale Netze für Wohlbefinden, Glück, Geduld, Vertrauen, Mitgefühl und alle anderen positiven Emotionen aufbauen. Doch dazu müssen Sie Ihren Geist mit Meditation und den in diesem Buch vorgestellten Erleuchtungsübungen zur Ruhe bringen.

Sie müssen Ihr Leben nicht mehr auf der Grundlage der irrigen Ansichten führen, die in den tiefsten und dunkelsten Winkeln Ihres limbischen Systems verborgen sind, die Welt sei ein feindlicher und gefährlicher Ort. Sie können neue neuronale Schaltkreise bilden, um sich von dem Schicksal zu befreien, das Ihrer Meinung nach von Ihrer Ursprungsfamilie oder einem frühen Trauma geschmiedet wurde. Oder das gar in der Veranlagung zu Gesundheit oder Krankheit liegt, die Ihnen dem fehlerhaften alten medizinischen Paradigma zufolge genetisch bestimmt ist.

Die Entdeckung der Neuroplastizität hat sich in den Diskursen der Philosophen, der Wissenschaftler und der Theologen zu einem gemeinsamen Schwerpunkt entwickelt. Jeffrey Schwartz und Sharon Begley schreiben dazu in ihrem Buch *The Mind and the Brain – Neuroplasticity and the Power of Mental Force*: »Es ist an der Zeit, dass sich die Wissenschaft der großen Tragweite der Erkenntnis stellt, dass sich die Funktion des Gehirns mit gezielter willentlicher geistiger Anstrengung nachweislich und systematisch verändern lässt; dass bewusstes Bemühen eine *physische Kraft* erzeugt, die die Arbeitsweise des Gehirns und sogar seine physische Struktur zu verändern vermag. Die Folge davon ist eine gezielte Neuroplastizität.«[8]

Das Glas füllen

Wir werden uns nun damit beschäftigen, welche Folgen es haben kann, wenn geistige Aufmerksamkeit *weder* auf eine körperliche Betätigung *noch* auf die Erinnerung, sondern auf sich selbst gerichtet ist, um uns dadurch die Erfahrung von Gnade oder Erleuchtung zu ermöglichen.

Dr. med. Andrew Newberg leitet das Center for Spirituality and the Mind an der University of Pennsylvania und untersucht mit modernen bildgebenden Verfahren sowie Methoden der Hirnkartierung, wie sich Meditation auf Struktur und Funktion des Gehirns auswirkt. In seinem Buch *Der Fingerabdruck Gottes: wie religiöse und spirituelle Erfahrungen unser Gehirn verändern* erklärt er, die Meditation verändere bestimmte Gehirnareale und verhelfe dem Meditierenden zugleich zu einem besseren Verhalten und einem positiveren emotionalen Ausdruck.

Seine Arbeit zeigt, dass die Meditation die Durchblutung und die Funktion des sogenannten anterioren cingulären Kortex anregt. Bei dieser Struktur handelt es sich um eine evolutionäre Neuerung, die Empathie, soziales Bewusstsein, Intuition, Mitgefühl vermittelt und es uns ermöglicht, auf unsere Gefühle einzuwirken. Sie befindet sich an der Stirnseite des Gehirns und umhüllt den vorderen Teil des Corpus callosum oder Balkens, des dichten Nervengeflechts, das beide Gehirnhälften miteinander verbindet. Darüber hinaus dient der anteriore cinguläre Kortex der Kommunikation zwischen dem präfrontalen Kortex und der Amygdala, die – wie wir bereits sagten – eine der primitivsten Gehirnstrukturen ist.

Der anteriore cinguläre Kortex sitzt somit an einer entscheidenden Stelle. Ob er funktioniert oder nicht, trägt entscheidend dazu bei, ob unser Verhalten im Alltag reflexartig und von Angst motiviert oder Ausdruck unserer einzigartigen menschlichen Fähigkeit ist, ein breites Spektrum an Möglichkeiten, Folgen und Konsequenzen zu erkennen. Newberg zeigt recht anschaulich, dass Meditation und andere spirituelle Praktiken den anterioren cingulären Kortex stärken und gleichzeitig die Amygdala beruhigen.

Wie erwartet bewirkt Wut das genaue Gegenteil der Meditation. Sie unterbricht die Kommunikation mit dem präfrontalen Kortex. Das Verhalten wird von Gefühlen und Angst bestimmt. Dazu Newberg: »Wutausbrüche unterbrechen die Funktion der Frontallappen. Man verliert nicht nur die Fähigkeit, rational zu sein, sondern auch die Einsicht, dass man irrational ist. Sobald die Frontallappen abschalten, ist es uns weder möglich, anderen Menschen zuzuhören noch Mitgefühl oder Mitempfinden für sie aufzubringen … Wenn man sich intensiv und konsequent auf seine spirituellen Werte und Ziele konzentriert, erhöht man den Blutzufluss zu den Frontallappen des anterioren cingulären Kortex, der die Aktivitäten der emotionalen Zentren des Gehirns hemmt.«[9]

Der anteriore cinguläre Kortex verbindet die auf primitive emotionale Reaktionen beschränkte Amygdala mit dem hochentwickelten kontemplativen präfrontalen Kortex. Er ist daher in der Lage, die Wahrnehmung der eigenen Person und des eigenen Tuns in Beziehung zu anderen Menschen und dem Rest der Welt zu setzen. Da Meditation die Funktionalität und die Leistungsfähigkeit dieses Schaltkreises erhöht, sieht Dr. Newberg darin ein entscheidendes Bindeglied zwischen dem physischen Gehirn und der Spiritualität. Er sagt: »Da Meditieren diesen Kreislauf stimuliert, vermuten wir, dass sich Spiritualität und Bewusstsein parallel zueinander weiterentwickeln. Sie aktivieren bestimmte neuronale Kreisläufe, wodurch wir uns der gütigen und wechselseitigen Beziehung zwischen dem Universum, Gott und unserem Selbst bewusst werden.«[10]

Die Neuroplastizität bildet die Verknüpfung zwischen kontemplativen Praktiken und der Erleuchtung. Indem Sie dem Alltag Ihre Aufmerksamkeit entziehen und den Blick nach innen wenden, lehren Sie Ihr Gehirn, die Pforte zur Weisheit aufzustoßen. Früher glaubte man, dass nur wenige Erleuchtete diese Fähigkeit besäßen. Priester und Angehörige religiöser Hierarchien, die ihre privilegierte Position wahren wollten, hielten diese Vorstellung aufrecht.

In Wahrheit besitzt jeder Mensch die für diesen gewaltigen Bewusstseinssprung nötige Hardware. Unser Gehirn hat bereits vor langer Zeit die entsprechenden Voraussetzungen für uns geschaffen. Wenn wir einen Blick in die Vergangenheit werfen, stellen wir fest, zu welch außerordentlichen kreativen und innovativen Leistungen die Menschheit fähig ist, wenn sie sich auf die im präfrontalen Kortex vorinstallierte Software verlässt.

■ ■ ■

Alberto:
Madre de Dios

Träge schlängelt sich der vom Schmelzwasser der Anden gespeiste Río Madre de Dios oder »Mutter-Gottes-Fluss« dem 6500 Kilometer östlich gelegenen Atlantik entgegen. Der alte Mann und ich sitzen gemütlich am schlammigen Ufer und sehen zu, wie die untergehende Sonne den Himmel orange-rosa färbt. Im Hintergrund kreischen Papageien. Unsere Leidenschaft für die Erforschung des Gehirns hat unsere Freundschaft gefestigt. Unsere Faszination für den menschlichen Geist hat uns an den Oberlauf dieses Zuflusses zum gewaltigen Amazonassystem geführt, um die Schamanen des Dschungels zu treffen.

»Es ist mir ein Rätsel, wieso die Natur in ihrem Streben nach Bewusstsein so große Kompromisse eingeht«, sage ich. »Wenn man einem Salamander ein Bein abschneidet, wächst es vollständig nach. Aber offenbar verzichtet die Natur bereitwillig auf diese Fähigkeit, zu Gunsten eines Gehirns, das sich seiner selbst gewahr werden kann.« Ich werfe einen Blick auf den Dschungelschamanen neben mir und sehe, wie ein Lächeln über sein Gesicht huscht. »Wie kommst du denn darauf, dass das Gehirn das Gewahrsein geschaffen hat?«, fragt er. »Wenn überhaupt, hat das Bewusstsein – oder das, was wir *espíritu* nennen – das Gehirn geschaffen.«

Kapitel 8

NEUROGENESE: DAS WACHSTUM NEUER GEHIRNZELLEN

Neben der Erkenntnis, dass wir auch als Erwachsene noch neue Nervenbahnen anlegen können, löste die jüngste Entdeckung der Neurogenese gewissermaßen eine Revolution in den Neurowissenschaften aus. Der Begriff Neurogenese bezeichnet die Fähigkeit des Gehirns, neue Nervenzellen zu bilden. Die Stammzellentherapie, politischer Zankapfel und Brennpunkt neuester Forschungen, verspricht, ein mächtiges Instrument im Kampf gegen neurodegenerative Erkrankungen zu werden. Wir wissen jetzt, dass sich auch das menschliche Gehirn im Rahmen der Neurogenese einer ständigen »Stammzellentherapie« unterzieht. Viele wichtige Gehirnareale werden ununterbrochen mit Stammzellen aufgestockt, aus denen später voll funktionsfähige Gehirnzellen werden. Wir können eine ganze Menge tun, um diesen Prozess zu unterstützen.

Die Neurogenese bei Mensch und Tier

Da die Neurogenese bereits bei mehreren Tieren festgestellt worden war, arbeiteten die Wissenschaftler in den 1990er Jahren fieberhaft an dem Nachweis, dass sich auch der Mensch die Fähigkeit bewahrt hatte, neue Gehirnzellen zu bilden. 1998 veröffentlichte der schwedische

Neurologe Peter Eriksson in der Fachzeitschrift *Nature Medicine* einen Bericht mit dem Titel »Neurogenesis in the Adult Human Hippocampus«. Damit gelang es ihm endlich, eine Entwicklung anzustoßen, die sich als revolutionärer Paradigmenwechsel erweisen sollte.

Sharon Begley schreibt in ihrem Buch *Neue Gedanken – Neues Gehirn*: »Die Entdeckung [der Neurogenese im Gehirn erwachsener Menschen] revolutionierte das seit vielen Jahrzehnten vorherrschende Dogma der Neurowissenschaft. Das menschliche Gehirn ist nicht auf die Nervenzellen beschränkt, die es bei der Geburt hat oder die es nach der Explosion der Gehirnentwicklung in der frühen Kindheit besitzt. Neue Nervenzellen entwickeln sich selbst noch im siebten Lebensjahrzehnt. Sie wandern dorthin, wo sie gebraucht werden und wo sie sich in die bereits bestehenden Gehirnschaltkreise einfügen oder sogar die Grundlage für einen neuen Schaltkreis bilden.«[1]

Dr. Eriksson stellte fest, dass es im Gehirn jedes Menschen einen Vorrat an neuronalen Stammzellen gibt, die zu Gehirnzellen heranreifen können. Dieses Reservoir wird ständig aufgefüllt. Vereinfacht könnte man sagen, dass sich der Mensch gewissermaßen in jedem Augenblick seines Lebens einer *Stammzellentherapie* unterzieht. In Wissenschaftskreisen wertet man diese Vorstellung häufig immer noch als Angriff auf die herrschende Meinung. Dazu seine Heiligkeit der Dalai Lama: »Ein grundlegendes buddhistisches Prinzip besagt, dass der menschliche Geist ein ungeheures Potenzial zur Transformation hat. Im Gegensatz dazu war die Wissenschaft bis vor kurzem noch der Meinung, dass der Geist seinen Sitz und Ursprung im Gehirn hat, dass er seine Struktur in der frühen Kindheit erhält und sich hinterher nur noch wenig verändert.«[2]

Die Enthüllung, dass Neurogenese auch beim Menschen stattfindet und wir uns die Fähigkeit dazu ein Leben lang bewahren, lieferte den Neurowissenschaftlern in aller Welt einen neuen und aufregenden Bezugspunkt, der praktisch für das gesamte Spektrum an Gehirnerkrankungen von Bedeutung ist. Der fortschreitende Verlust von Gehirnzellen ist ein typisches Merkmal der Alzheimer-Krankheit. Seit langem suchen Wissenschaftler vergeblich nach Möglichkeiten, den unausweichlichen kognitiven Verfall zu bremsen, der für die Patienten und ihre Familien so verheerend ist. Die Vorstellung, dass neue Gehirnzellen gebildet werden können, versetzte die Wissenschaftler, die sich mit dieser und anderen neurodegenerativen Erkrankungen beschäftigen, in helle Aufregung und gab ihnen neue Hoffnung.

Nun, da bewiesen war, dass Neurogenese auch beim Menschen ein Leben lang stattfindet, stellte sich ganz klar die Frage: Wodurch wird sie beeinflusst? Wie lässt sich dieser Vorgang unterstützen? Und die wichtigste Frage von allen: Was können wir tun, um neue Gehirnzellen zu bilden?

■ ■ ■

David:
Eine Reise in die Neurogenese

Während des Studiums hatte ich Gelegenheit, das Gehirn mit Hilfe einer Technik zu erforschen, die damals noch in den Kinderschuhen steckte. Anfang der 1970er Jahre wurden in der Schweiz Mikroskope entwickelt, die die Neurochirurgen bei ihren filigranen Eingriffen im Gehirn unterstützen sollten. Die Technik befand sich noch in der Entwicklung, und die Chirurgen in den Vereinigten Staaten konnten es kaum erwarten, diese neue hirnchirurgische Methode auszuprobieren. Aber schon bald kam es zu Problemen. Der eigentliche Umgang mit dem Operationsmikroskop war verhältnismäßig leicht zu erlernen, aber die Neurochirurgen merkten schnell, dass sie sich wegen der neuen mikroskopischen Perspektive nicht mehr so gut im Gehirn orientieren konnten.

Ich war neunzehn Jahre alt und hatte gerade angefangen zu studieren, als ich einen Anruf von Albert Rhoton erhielt, dem Vorsitzenden der Abteilung für Neurochirurgie am Shands Teaching Hospital in Gainesville, Florida. Er spielte bei der Verbreitung des Operationsmikroskops in den Vereinigten Staaten eine führende Rolle und wollte die erste Beschreibung des Gehirns liefern, wie es sich beim Blick durch das Mikroskop darstellte, um den Chirurgen zu helfen, die diese neue Technologie allmählich übernahmen. Ich hatte mich als studentische Hilfskraft beworben und reagierte erstaunt und erfreut, als er mir anbot, im folgenden Sommer das Gehirn zu studieren und zu kartographieren. Die Untersuchungen sollten schließlich Eingang in eine Reihe von Veröffentlichungen und Buchkapiteln finden, die Neurochirurgen die erforderliche Karte an die Hand gaben, um behutsamer operieren zu können. Wir konnten nicht nur die Anatomie, sondern auch andere Aspekte der Mikroneurochirurgie studieren und entwickeln und innovative Instrumente und Verfahren mitgestalten. Da ich viel Zeit am Mikroskop verbrachte, war ich bald ziemlich geschickt in der Handhabung und der Reparatur winziger Blutgefäße, die vor der Verwendung des Mikroskops bei Gehirnoperationen zerstört worden wären, oft mit fatalen Folgen.

Unser Labor war aufgrund seiner Erfolge auf diesem neuen und aufregenden Gebiet zu internationalem Ansehen gelangt und lockte Gastprofessoren aus aller Welt an. Bald nach dem Besuch einer Delegation spanischer Neurochirurgen nahm ich das Angebot an, meine Forschungen an einem renommierten Krankenhaus in Madrid fortzuführen, dem Hospital Ramón y Cajal. Die dortige Neurochirurgie befand sich noch am Anfang, aber das Team war sehr engagiert. Es war mir eine Ehre, diese Leute bei der Grundlagenarbeit zu unterstützen, vor allem was das Verständnis der Blutversorgung des Gehirns betraf.

Das Krankenhaus war nach dem Nobelpreisträger Santiago Ramón y Cajal (1852-1934) benannt, einem wichtigen Pionier auf dem Gebiet der Neurowissenschaften. Überall hingen Bilder von ihm, und meine spanischen Kollegen waren offensichtlich sehr stolz darauf, einen so einflussreichen Wissenschaftler zu den Ihren zählen zu dürfen.

Während meines Aufenthalts in Madrid hatte ich das dringende Bedürfnis, mehr über Dr. Ramón y Cajal in Erfahrung zu bringen, und entwickelte einen tiefen Respekt für seine Untersuchungen zu Anatomie und Funktion des menschlichen Gehirns. Einer seiner wichtigsten Lehrsätze besagte, Gehirnzellen würden sich nicht nur hinsichtlich der Funktion, sondern auch wegen ihrer mangelnden Regenerationsfähigkeit von allen anderen Körperzellen unterscheiden. Die Leber zum Beispiel bildet ständig neue Zellen und erneuert sich auf diese Weise selbst. Ähnliche Verjüngungsprozesse finden in praktisch allen Geweben einschließlich Haut, Blut, Knochen, Darm und so weiter statt. Nur nicht bei den Neuronen im Gehirn. Das behauptete zumindest Dr. Ramón y Cajal.

Ich muss zugeben, dass ich damals von dieser Theorie ziemlich überzeugt war. Aber ich fragte mich auch, weshalb es für das Gehirn nicht sinnvoll sein sollte, sich seine Erneuerungsfähigkeit zu erhalten, um auch künftig neue Gehirnzellen bilden zu können. Schließlich hatten Wissenschaftler am Massachusetts Institute of Technology bereits zehn Jahre zuvor bewiesen, dass die Neurogenese, also das Wachstum neuer Gehirnzellen, bei Ratten ein Leben lang stattfand.

Nach Abschluss meiner Forschungen in Spanien ging ich an die medizinische Fakultät der University of Miami. Beim Studium der Histologie, der mikroskopischen Untersuchung biologischer Gewebe, wurde mir klar, wie stark die Wissenschaft an der Vorstellung hing, beim Menschen gäbe es keine Neurogenese, obwohl sie bei einigen Tieren ganz klar umrissen war.

Diese Schulmeinung wollte mir nie so recht gefallen – vor allem angesichts der Erinnerung an meine Studienzeit, als der Spruch: »Jedes Bier tötet 20.000 Gehirnzellen«, oft freitagabends zu hören war, nachdem bestimmt schon sehr viel mehr davon das Zeitliche gesegnet hatten.

■ ■ ■

Wachstumsfaktor BDNF

Ein wichtiges Element des – höchst kostbaren – Geschenks der Neurogenese ist ein Protein, der sogenannte Wachstumsfaktor BDNF (Brain-Derived Neurotrophic Factor). Wie wir bereits aus vorangegangenen Kapiteln wissen, spielt er eine Schlüsselrolle bei der Bildung neuer Nervenzellen. Er schützt vorhandene Neuronen und trägt dazu bei, ihre Überlebensfähigkeit zu sichern. Gleichzeitig regt er die Bildung von Synapsen – die Verknüpfung von Nervenzellen – an, was für das Denken, Lernen und die höheren Hirnfunktionen große Bedeutung hat. Studien zeigen, dass Alzheimer-Patienten einen niedrigeren BDNF-Spiegel haben. Das ist wenig überraschend, wenn man bedenkt, was wir bislang über die Wirkung von BDNF wissen.

Betrachten wir die Zusammenhänge mit anderen neurologischen Störungen wie Epilepsie, Magersucht, Depressionen, Schizophrenie und Zwangsstörungen, wissen wir den gesundheitlichen Nutzen von BDNF noch mehr zu schätzen

Die Aktivierung des Wachstumsfaktors BDNF

Inzwischen wissen wir recht genau, was unsere DNA zur Produktion des Wachstumsfaktors BDNF anregt. Zum Glück unterstehen diese Dinge weitgehend unserer direkten Kontrolle. Wenn Sie Ihre BDNF-Produktion erhöhen, die Neurogenese anregen und gleichzeitig die vorhandenen Gehirnzellen schützen möchten, müssen Sie sich keineswegs zu einer wissenschaftlichen Studie anmelden, um herauszufinden, ob irgendeine neue, im Labor hergestellte chemische Verbindung all das leisten kann. Es gibt verschiedene Faktoren, die das für die BDNF-Produktion zuständige Gen aktivieren, unter anderem freiwillige körperliche Bewegung (werden Tiere zur Bewegung gezwungen, ist eine solche Veränderung nicht feststellbar), Kalorienreduktion, geistige Anregung, Curcumin sowie die Omega-3-Fettsäure Docosahexaensäure.

Dieses Wissen ist sehr wichtig, da wir all diese Faktoren beeinflussen können. Sie repräsentieren die Entscheidungen, die wir treffen können, um das Neurogenese-Gen anzuschalten. Wir werden diese Punkte nun im Einzelnen durchgehen.

Körperliche Bewegung: Körperlich aktive Laborratten produzieren nachweislich mehr BDNF als bewegungsarme Artgenossen. Bei Tieren, die zur Bewegung gezwungen werden, ist die BDNF-Produktion interessanterweise erheblich geringer als bei denjenigen, die freiwillig ins Laufrad springen. Wissenschaftler stellten fest, bei den bewegungsfreudigen Tieren ist die Erhöhung des BDNF-Spiegels direkt proportional zu ihrer Lernfähigkeit.

Angesichts dieser Zusammenhänge zwischen BDNF und körperlicher Bewegung untersuchen Wissenschaftler nun auch die Wirkung von Sport sowohl auf mutmaßlich gesunde Menschen als auch auf Personen, bei denen bereits eine Alzheimer-Erkrankung diagnostiziert wurde oder die gefährdet sind. Die Ergebnisse sind beachtlich. In einer neuen wissenschaftlichen Arbeit stellte Nicola Lautenschlager von der University of Western Australia fest: Ältere Menschen, die an einem Programm teilgenommen hatten, bei dem sie sich vierundzwanzig Wochen lang regelmäßig körperlich bewegen mussten, zeigten eine Verbesserung um unglaubliche 1800 Prozent bei Gedächtnisleistung, Sprachfähigkeit, Aufmerksamkeit und weiteren wichtigen kognitiven Funktionen verglichen mit einer Gruppe Gleichaltriger, die nicht an dem Bewegungsprogramm teilgenommen hatten. Die Studienteilnehmer bewegten sich ungefähr 142 Minuten in der Woche, das sind etwa zwanzig Minuten am Tag.[3]

Im Rahmen einer ähnlichen Studie entdeckten Wissenschaftler der Harvard University deutliche Zusammenhänge zwischen Bewegung und kognitiver Funktion bei Seniorinnen. Sie kamen zu dem Schluss: »Diese groß angelegte Prospektivstudie mit älteren Frauen offenbarte einen deutlichen Zusammenhang zwischen der vermehrten regelmäßigen körperlichen Bewegung einerseits und einer Verbesserung der kognitiven Funktionen sowie einem geringeren kognitivem Verfall andererseits. Der durch die gesteigerte körperliche Aktivität zu verzeichnende kognitive Nutzen entsprach einem um drei Jahre geringeren Lebensalter und stand mit einem 20-prozentigen Rückgang des Risikos einer kognitiven Beeinträchtigung in Zusammenhang.«[4]

Diese und andere Studien zeigen deutlich, dass körperliche Bewegung die Leistung des Gehirns verbessert und unmittelbare Zusammenhänge zu einer erhöhten BDNF-Produktion bestehen. Indem Sie sich regelmäßig und freiwillig körperlich betätigen, können Sie Ihr kognitives Schicksal selbst in die Hand nehmen. Dazu genügt es bereits, sich relativ maßvoll zu bewegen.

Kalorienreduktion: Die Kalorienreduktion ist eine weitere Möglichkeit, das für die BDNF-Produktion zuständige Gen anzuschalten.

Umfangreiche Studien zeigen deutlich, wird die Kalorienzufuhr bei Tieren um üblicherweise dreißig Prozent gedrosselt, steigt die BDNF-Produktion steil an, und es sind dramatische Verbesserungen beim Erinnerungsvermögen sowie anderen kognitiven Funktionen zu verzeichnen.

Aber es ist eine Sache, Berichte über Forschungen mit Ratten in einem experimentellen Labor zu lesen, und eine ganz andere, auf der Grundlage von Tierversuchen Empfehlungen für menschliche Patienten auszusprechen. Zum Glück veröffentlichen allmählich auch angesehene medizinische Fachzeitschriften Studien, welche die enorme wohltuende Wirkung einer verringerten Kalorienzufuhr auf die Gehirnfunktion des Menschen belegen.

Im Rahmen einer Studie aus dem Jahr 2009 kürzten deutsche Wissenschaftler die Kalorienzufuhr der betagten Teilnehmer um dreißig Prozent. Anschließend verglichen sie ihre Gedächtnisleistungen mit denen einer Gruppe Gleichaltriger, die nach Herzenslust essen durften. Nach Ablauf der dreimonatigen Studie war bei denjenigen, die uneingeschränkt gegessen hatten, ein geringer, aber merklicher *Rückgang* des Erinnerungsvermögens festzustellen. Bei der Gruppe mit der kalorienreduzierten Kost hatte es sich dagegen erheblich *verbessert*. Die Autoren der Studie schlossen unter Einräumung der offensichtlichen Grenzen der aktuellen pharmazeutischen Ansätze zur Verbesserung der Gehirngesundheit: »Diese Erkenntnisse könnten zur Entwicklung von neuen Präventions- und Therapiestrategien beitragen, die helfen, die geistige Leistungsfähigkeit bis ins hohe Alter zu erhalten.«[5]

Was für ein Konzept! Präventivmedizin fürs Gehirn. Während die Grundsätze der Prävention in vielen anderen gesundheitlichen Bereichen – von Herzerkrankungen bis Brustkrebs – allmählich Fuß fassen, war das Gehirn aus unerfindlichen Gründen bislang immer außen vor geblieben. Dank dieser neuen Forschungsergebnisse ändert sich dies nun zum Glück.

Mark P. Mattson vom National Institute on Aging Gerontology Research Center legt weitere Indizien dafür vor, dass eine verringerte Kalorienzufuhr das Gehirn und seine Widerstandskraft gegen degenerative Erkrankungen stärkt. Er schreibt: »Epidemiologische Studien legen nahe, Personen mit einer niedrigen Kalorienaufnahme könnten auch ein geringeres Risiko für Schlaganfälle und neurodegenerative Erkrankungen haben. Es bestehen deutliche Zusammenhänge zwischen der Menge der verzehrten Nahrung und dem Risiko, an der Alzheimer-Krankheit zu erkranken oder einen Schlaganfall zu erleiden. Die Daten aus populationsbasierten Fall-Kontroll-Studien zeigen, dass bei den Personen mit der niedrigsten täglichen Kalorienaufnahme auch das Alzheimer- und Parkinson-Risiko am geringsten war. Eine populationsbasierte prospektive Längsschnittstudie mit nigerianischen Familien, von denen ein Teil in die Vereinigten Staaten ausgewandert war, ergab, dass die in den USA lebenden Personen ein höheres Alzheimer-Risiko hatten als ihre in Nigeria verbliebenen Angehörigen.«[6]

Die in die Vereinigten Staaten ausgewanderten Nigerianer hatten die gleichen genetischen Voraussetzungen wie die Verwandten, die in Nigeria geblieben waren. Verändert hatte sich nur die Umgebung. Bei dieser Studie standen ausdrücklich die schädlichen Auswirkungen einer erhöhten Kalorienaufnahme auf die Gesundheit des Gehirns im Mittelpunkt.

Die Aussicht, die Kalorienaufnahme um fast ein Drittel senken zu müssen, mag entmutigend sein. Bedenken Sie jedoch, dass US-Amerikaner derzeit durchschnittlich 523 Kalorien mehr am Tag verzehren als noch 1970. Aktuelle Schätzungen der Vereinten Nationen zeigen, dass ein durchschnittlicher amerikanischer Erwachsener täglich 3770 Kalorien zu sich nimmt. Die meisten Ärzte und Therapeuten sind dagegen der Ansicht, eine normale Kalorienaufnahme (also die für den Erhalt des Körpergewichts nötige Kalorienmenge) liege bei Frauen bei etwa 2000 Kalorien, bei Männern bei etwa 2550 Kalorien am Tag. Der Bedarf hängt natürlich davon ab, wie viel sich der Einzelne körperlich bewegt, und kann entsprechend höher oder niedriger ausfallen. Reduziert man die tägliche Kalorienzufuhr von 3770 Kalorien um dreißig Prozent, ergibt sich eine Summe von 2640 Kalorien, was immer noch über dem normalen Durchschnittsbedarf liegt.

Die erhöhte Kalorienaufnahme der US-Amerikaner ergibt sich größtenteils aus ihrem enorm gestiegenen Zuckerverzehr. Der Durchschnittsamerikaner nimmt inzwischen unglaubliche 72,6 Kilogramm raffinierten Zucker im Jahr zu sich. Somit war in den vergangenen dreißig Jahren ein Anstieg um 25 Prozent zu verzeichnen. Dies ist angesichts von Tierversuchen an der University of California in Los Angeles (UCLA) besonders beunruhigend, die starke Zusammenhänge zwischen »der in vielen westlichen Industriegesellschaften üblichen Kost mit einem hohen Anteil an gesättigten Fetten und raffiniertem Zucker« einerseits und einem niedrigeren BDNF-Spiegel sowie einer – zu erwartenden – entsprechend schwächeren Gedächtnisleistung andererseits ergaben.

Allein die Einschränkung des Zuckerverzehrs dürfte einen erheblichen Teil dazu beitragen, die aufgenommene Kalorienmenge zu senken, was auch eine Gewichtsabnahme zur Folge haben sollte. In der Tat gehen Übergewicht und ein erhöhter Blutzuckerspiegel, der häufig die Folge davon ist, oft mit einem niedrigeren BDNF-Spiegel einher. Eine Erhöhung der BDNF-Produktion wirkt dagegen appetitzügelnd.

Wir hoffen, die vorgelegten Daten und der Wunsch, die BDNF-Produktion im Gehirn anzukurbeln, werden Sie zu einer kalorienreduzierten Ernährung motivieren. Falls Sie noch mehr tun möchten, können Sie regelmäßig Fastentage einlegen, wie wir dies in Kapitel 14 erläutern werden.

Geistige Anregung: BDNF gilt als Neurotrophin und ist damit eine chemische Substanz, die das Zielgewebe – in diesem Fall die Gehirnzellen – zu positivem Wachstum anregt und seine Gesundheit und Funktionalität verbessert. Dies lässt vermuten, dass sich der BDNF-Spiegel erhöht, wenn das Gehirn gefordert wird. Muskeln, die trainiert werden, werden stärker und funktionieren besser, und auch das Gehirn stellt sich der Herausforderung geistig anregender Situationen, indem es schneller und effizienter arbeitet und seine Speicherkapazität erhöht.

Diese positive Entwicklung wird dadurch möglich, dass intellektuell anregende Aktivitäten die BDNF-Produktion erhöhen. Umgekehrt dürften Personen, die täglich mehrere Stunden vor dem Fernseher, mit stumpfsinnigen Computerspielen oder anderen geistlosen und passiven Beschäftigungen verbringen, einen niedrigen BDNF-Spiegel haben.

Auch ein reger Geist kann helfen, uns vor den schweren Erkrankungen zu schützen, die das Alter mit sich bringt. Laut Mark P. Mattson kann man den Kopf aktiv und funktionstüchtig erhalten, wenn man die geistige Beweglichkeit und die Sprachfähigkeit trainiert. Er sagt:»Die Daten zum Alterungsprozess und den altersbedingen neurodegenerativen Erkrankungen legen nahe, dass Verhaltensweisen, die die Dendritenkomplexität und die Plastizität der Synapsen erhöhen, einen erfolgreichen Alterungsprozess begünstigen und das Risiko neurodegenerativer Erkrankungen senken. So besteht zum Beispiel ein indirekt proportionales Verhältnis zwischen Bildungsstand und Alzheimer-Risiko: Personen mit höherem Bildungsniveau sind weniger gefährdet. Der Schutz vor Alzheimer und möglicherweise auch vor anderen altersbedingten Erkrankungen dürfte bereits in den ersten Lebensjahrzehnten beginnen. Studien legen nahe, dass Menschen, die als junge Erwachsene über besondere sprachliche Fähigkeiten verfügen, ein geringeres Alzheimer-Risiko haben. Daten aus

Tierversuchen deuten an, dass geistige Stimulation die Aktivität der neuronalen Schaltkreise erhöht und dadurch die Ausbildung bestimmter Gene fördert, die Anteil an der nervenschützenden Wirkung haben. Bei Tieren, die in einer komplexen Umgebung gehalten werden, sind größere Mengen verschiedener Neurotrophine einschließlich des Wachstumsfaktors BDNF nachweisbar, verglichen mit Tieren, die unter üblichen Laborbedingungen gehalten werden.«[7]

Wenn man sich geistig anregenden Aktivitäten widmet, indem man zum Beispiel Probleme löst, eine unbekannte Umgebung erforscht und – was vielleicht am wichtigsten ist – regelmäßig meditiert, erhöht sich die BDNF-Produktion und die Widerstandskraft des Gehirns gegen Verfall. Zudem erhöht sich die Funktionalität im Alltag. Man sollte die Meditation in diesem Zusammenhang allerdings nicht als passiven Vorgang, sondern als aktive und geistig anregende Übung betrachten. Sogar bei Alzheimer-Patienten ist festzustellen, dass bei denjenigen, die sich spirituellen Praktiken widmen, die Krankheit wesentlich langsamer voranschreitet, was auf einen höheren BDNF-Spiegel zurückzuführen sein dürfte.[8]

Meditation hilft uns, unsere komplexe Innenwelt sowie das universelle Energiefeld kennenzulernen. Es könnte sich durchaus herausstellen, dass dies der stärkste Anreiz für die BDNF-Produktion ist. Meditation regt die BDNF-Produktion an und bereitet so den fruchtbaren Boden, in den wir die Samen einer auf spirituellem Wege erlangten Erleuchtung legen und erblühen lassen.

Curcumin: Curcumin ist der wichtigste, in dem Gewürz Kurkuma enthaltene Wirkstoff und derzeit Gegenstand intensiver wissenschaftlicher Untersuchungen. Dabei interessiert vor allem seine Wirkung auf das Gehirn. Er ist in der medizinischen Forschung allerdings nicht neu. In der traditionellen chinesischen und indischen (ayurvedischen) Medizin findet Curcumin seit Jahrtausenden Verwendung. Es hat viele biochemische Eigenschaften und unter anderem eine antioxidative, entzündungshemmende, antimykotische und antibakterielle Wirkung.

Das Interesse der internationalen Neurowissenschaftler wurde dadurch geweckt, dass Curcumin die BDNF-Produktion anregen kann. Interessanterweise ergaben epidemiologische Studien indischer Dörfer, wo Kurkuma in Hülle und Fülle in Currygerichten verwendet wird, dass die Anzahl der Alzheimer-Erkrankungen dort nur ein Viertel der Fälle in den Vereinigten Staaten ausmacht. Es bestehen kaum Zweifel daran, dass die positiven Auswirkungen einer höheren BDNF-Produktion auf die Gehirnzellen zumindest teilweise der Grund dafür sind, weshalb Menschen, die Curcumin verzehren, so widerstandsfähig gegenüber dieser Gehirnerkrankung sind.

Curcumin aktiviert den Nrf2-Signalweg, einen vor kurzem entdeckten »genetischen Schalter«. Er schaltet die Gene an, die für die Produktion verschiedener Antioxidantien zuständig sind, die unsere Mitochondrien schützen. Wir werden uns im nächsten Kapitel noch ausführlicher mit diesem Thema beschäftigen. Auf diese Weise wird die Quelle der göttlich weiblichen Energie geschützt, die den ganzen Körper durchdringt und uns Wohlbefinden schenkt. Dieses Wissen dürften wir am ehesten den Menschen zu verdanken haben, die in den uralten vedischen Texten schildern, was für eine entscheidende Rolle dem Gewürz Kurkuma bei der Pflege der Beziehungen zum Göttlichen in seiner weiblichen Form zukommt.

Im Gegensatz dazu erkennen westliche Zivilisationen erst jetzt, dass der Kanal, durch den die liebevolle, heilende und nährende Energie der Biosphäre fließt, die weibliche Lebenskraft in Gestalt der lebenserhaltenden Mitochondrien ist. Interessanterweise vermuten wir erst seit kurzem, dass man diese scheinbar so bescheidenen Zellbestandteile als zelluläre Manifestation der Eigenschaften betrachten kann, die einst der griechischen Göttin Aphrodite, der hinduistischen Göttin Shakti, der buddhistischen Göttin Kuan Yin und der christlichen Gottesmutter Maria zugeschrieben wurden. Dank dieses Wissens knüpfen wir eine enge Verbindung zu unserer Geschichte und entwickeln neuen Respekt für das Geschenk der weiblichen Energie.

Docosahexaensäure (DHA): Im Augenblick bekommt wohl kein Gehirnnährstoff so viel Aufmerksamkeit wie die Docosahexaensäure. Es gibt mindestens drei Gründe, weshalb sich Wissenschaftler nun schon seit geraumer Zeit mit dieser für das Gehirn so wichtigen Fettsäure beschäftigen.

Erstens besteht die Trockenmasse des menschlichen Gehirns zu zwei Dritteln aus Fett. Ein Viertel davon ist DHA. DHA ist ein wichtiger struktureller Baustein der Membranen, von der die einzelnen Gehirnzellen umgeben sind, und damit auch der Verbindungsstellen zwischen den Neuronen – der Synapsen. Daraus folgt, dass DHA an der Informationsübertragung zwischen den Neuronen beteiligt und für ein effizient funktionierendes Gehirn von grundlegender Bedeutung ist.

Zweitens ist DHA einer der wichtigsten natürlichen Entzündungsregulatoren. Viele Gehirnerkrankungen wie Alzheimer und Parkinson, Aufmerksamkeitsdefizit-/Hyperaktivitätsstörung (ADHS) und Multiple Sklerose sind entzündungsbedingt. DHA reduziert auf natürliche Weise die Aktivität des Enzyms Cox-2, das die Produktion schädlicher chemischer Entzündungsmediatoren aktiviert. DHA hemmt das Enzym und hilft so, das Feuer in unseren Köpfen zu löschen.

Der dritte und vielleicht wichtigste Grund für die Erforschung von DHA ist seine wichtige Rolle bei der Steuerung der Ausbildung des für die BDNF-Produktion zuständigen Gens. Es ist somit an der Koordination der Produktion von Gehirnzellen, ihrer synaptischen Verbindungen und ihrer Lebensfähigkeit beteiligt und erhöht zudem ihre Funktionalität.

Vor kurzem wurde die Doppelblind-Interventionsstudie MIDAS (Memory Improvement with DHA Study) abgeschlossen. Ein Teil der 385 gesunden Teilnehmer mit einem Durchschnittsalter von siebzig Jahren und leichten Gedächtnisschwierigkeiten bekam ein Nahrungsergänzungsmittel mit aus Meeresalgen gewonnener DHA. Die anderen bekamen Placebos. Nach sechs Monaten hatte sich bei der Gruppe, die das Präparat bekommen hatte, der DHA-Spiegel im Blut verdoppelt. Im Vergleich zur Placebogruppe zeigten sich zudem erhebliche Verbesserungen hinsichtlich der Gehirnfunktion. Dazu Projektleiterin Karin Yurko-Mauro: »Im Rahmen unserer Studie konnten wir bei gesunden Personen mit Gedächtnisproblemen, die sechs Monate lang DHA-Kapseln auf Algenbasis genommen hatten, einen beinahe doppelt so starken Rückgang der Fehlerquote bei einem Text zur Bestimmung der Lern- und Gedächtnisleistung verzeichnen wie bei den Teilnehmern, die ein Placebo bekommen hatten … Dieses Ergebnis lässt sich in etwa mit der Lern- und Gedächtnisleistung eines drei Jahre jüngeren Menschen vergleichen.«[9]

Der Mensch kann DHA auch aus der weit verbreiteten und über die Nahrung aufgenommenen Omega-3-Fettsäure Alpha-Linolensäure herstellen. Auf diesem chemischen Weg wird allerdings so wenig DHA gewonnen, dass viele Ernährungswissenschaftler sie inzwischen zu den *essenziellen* Fettsäuren zählen. Dieser zum Erhalt der Gesundheit wichtige Nährstoff muss also *direkt* über die Nahrung zugeführt werden. Daten zeigen auch, dass die meisten US-Amerikaner durchschnittlich 60 bis 80 Milligramm DHA am Tag zu sich nehmen. Das ist nicht einmal ein Viertel der von den Wissenschaftlern als angemessen erachteten Zufuhr von 200 bis 300 Milligramm täglich.

Der Wachstumsfaktor BDNF und der Schutz des Gehirns

Der Wachstumsfaktor BDNF spielt eine wichtige Rolle bei Neurogenese und Neuroplastizität. Darüber hinaus schützt er die empfindlichen Nervenzellen auch vor vielen Schäden, einschließlich Verletzungen, vorübergehenden Durchblutungsstörungen sowie – und das ist vielleicht am wichtigsten – vor Umweltgiften. In Laborstudien erweisen sich Ratten und sogar Primaten mit höherem BDNF-Spiegel als sehr viel widerstandsfähiger gegen gehirnschädigende Gifte als Tiere mit niedrigem oder normalem Niveau.

Ein wichtiges Nervengift, das gern bei Tierversuchen und vor allem bei den Studien zur schützenden Wirkung von BDNF zum Einsatz kommt, trägt die Abkürzung MPTP (die für seine chemische Formel steht). Es schädigt sowohl beim Menschen als auch bei verschiedenen Tieren besonders den Teil des Gehirns, der mit der Parkinson-Krankheit in Verbindung gebracht wird. Daher hilft es häufig festzustellen, ob und wie gut pharmazeutische Präparate das Gehirn vor Nervengiften schützen. Im Gegensatz zu anderen Studien, die am Labortisch entwickelt werden, beginnt die Geschichte von MPTP auf der Straße und ist sehr viel packender.

Anfang der 1980er Jahre konsumierten einige Menschen eine Droge, die eine ähnliche Wirkung haben sollte wie Heroin. Aufgrund eines Fehlers bei der illegalen Produktion war die heroinähnliche Substanz, die sie zu sich nahmen, mit MPTP verseucht. Kurz darauf wurde bei ihnen Parkinson diagnostiziert.

Trotz der verheerenden Folgen für die Betroffenen ermöglichte dieser Vorfall es den Wissenschaftlern, ein wirkungsvolles Versuchsmodell für diese Erkrankung zu entwickeln. Der Neurologe J. William Langston schildert diese Geschichte in seinem Buch *The Case of the Frozen Addicts: Working at the Edge of the Mysteries of the Human*

Brain (1997), die später zum Gegenstand zweier NOVA Produktionen des Public Broadcasting Service (PBS) wurde. (NOVA ist eine Wissenschaftssendung wie Nano oder Quarks & Co., d. Übers.)

Langston stellte fest, dass Totenkopfäffchen fast umgehend an Parkinson erkrankten, wenn man ihnen MPTP verabreichte. Bei den Tieren waren dieselben Gehirnareale betroffen wie bei Menschen, die an dieser Krankheit leiden. Folgeexperimente mit anderen Tieren kamen zum gleichen Ergebnis. Langston und andere gelangten schließlich zu dem Schluss, dass MPTP Neuronen tötet, indem es die Mitochondrien, die Quelle ihrer Energieproduktion, zerstört. Demnach war MPTP ein Gift, das speziell die Mitochondrien der Gehirnregion zerstört, die der Parkinson-Krankheit zugeordnet ist.

Sobald bekannt war, dass MPTP die mitochondriale Funktion bestimmter Zellen schädigte und Parkinson verursachte, konzentrierten sich die Wissenschaftler darauf herauszufinden, wie sich die schädliche Wirkung dieses Nervengifts unterbinden und in der Folge die allgemein von Pestiziden angerichteten Schäden verringern ließen. Man entwickelte verschiedene Medikamente, unter anderem Deprenyl, das zumindest bei Tieren einen gewissen Schutz der mitochondrialen Funktion vor Giften wie MPTP versprach.

Bei Versuchen mit Testpersonen zeigte sich, dass ihr Nutzen begrenzt war. Wie sich herausstellte, bot keineswegs ein körperfremdes, im Labor hergestelltes und patentierbares Medikament den besten Schutz vor MPTP. Am besten schützte der Wachstumsfaktor BDNF – eine Substanz, die bereits im Körper vorhanden und in unserer DNA verankert ist. Sie ist ein Geschenk, das wir nicht auf Rezept, sondern von der Natur selbst bekommen.

Seither bestätigen immer mehr Studien, dass BDNF nicht nur vor MPTP, sondern auch vor anderen Nervengiften schützt, welche die Mitochondrien der Gehirnzellen schädigen. Bei diesen Studien wird der BDNF-Spiegel sogar oft mit natürlichen Mitteln erhöht: mit mehr Bewegung und einer geringeren Kalorienzufuhr.

Wenn wir die BDNF-Produktion auf natürlichem Weg und durch eine Umstellung des Lebensstils anregen, verleihen wir unserem Gehirn einen starken Schutz gegen den ständigen Ansturm von Giftstoffen, die unsere Mitochondrien schädigen und häufig in den Pestiziden enthalten sind, denen wir tagtäglich ausgesetzt sind. Da ist es natürlich hilfreich, wenn man zu biologisch angebauten Nahrungsmitteln greift. Leider lässt sich auch dadurch die Aufnahme dieser gefährlichen gehirnschädigenden Chemikalien nicht gänzlich verhindern.

Kapitel 9

DREI PROBLEME, DIE SIE VERMEIDEN SOLLTEN

Die Wörter Oxidation, Inflammation und Toxizität klingen nicht besonders angenehm. Man muss ihre Bedeutung für den menschlichen Körper auch nicht genau kennen, um zu vermuten, dass sie etwas mit der Entstehung eines alles andere als optimalen Gesundheitszustandes zu tun haben. Nun, das stimmt. Es handelt sich um drei Probleme, mit denen Sie besser nichts zu tun haben oder die sich zumindest nicht so sehr verschärfen sollten, dass sie außer Kontrolle geraten und den Körper schädigen.

Der Begriff Oxidation beschreibt im Grunde die chemische Reaktion von Substanzen mit Sauerstoff. Normalerweise verursacht dieser Prozess dramatische Veränderungen am oxidierten Stoff. Ist Eisen den Elementen ausgesetzt, rostet es. Oxidationsprozesse finden statt. Was aber geschieht genau? Das Metall wird im Wesentlichen so stark beschädigt, dass es seine strukturelle Integrität verliert, was seinen Verfall beschleunigt.

Die Inflammation oder Entzündung ist eine der ersten Reaktionen des Immunsystems auf Infektionen oder Reizungen. Sicher ist Ihnen auch dieser Zustand vertraut, weil Sie zum Beispiel schon einmal einen verstauchten Knöchel hatten. Entzündungen sehen geschwollen und rot aus, und fühlen sich heiß und schmerzhaft an. Sie sind Teil des körperlichen Heilungsprozesses, da sie physiologisch durch eine vermehrte Durchblutung und das Eintreffen weißer Blutkörperchen sowie heilender Substanzen verursacht werden, die dem betroffenen

Gewebe zur Hilfe eilen. Entzündungen können auch mit chronischer Arthritis, Asthma und neurodegenerativen Erkrankungen wie Alzheimer- und Parkinson-Krankheit sowie Multipler Sklerose einhergehen. Medizinisch lassen sich Entzündungen äußerlich mit Salben behandeln und durch die Einnahme nichtsteroidaler Antirheumatika lindern.

Toxizität ist der Zustand der Giftigkeit. Toxine oder Giftstoffe kommen in der Natur einschließlich unserer Nahrung, aber auch in Industrieprodukten wie Putz- und Lösungsmitteln sowie chemischen Verbindungen vor. Wir sind sogar Giftstoffen ausgesetzt, die im Körper selbst entstehen. Um diese sogenannten Endotoxine kümmern sich viele Entgiftungssysteme, die vor allem in der Leber, aber auch im übrigen Körper vorkommen.

Wie nicht anders zu erwarten, können Giftstoffe Krankheiten verursachen, wenn sie mit dem Körpergewebe in Kontakt kommen. Interessanterweise werden sie von Organismen und auch dem Menschen selbst produziert. Manche Tiere brauchen sie sogar zum Überleben. Schlangen etwa töten oder lähmen ihre Beute mit ihrem Gift, und manche Pflanzen produzieren Cyanide, um nicht gefressen zu werden. Da bei den normalen Stoffwechselprozessen in allen Organismen und damit auch in Ihrem Körper giftige Abfallprodukte entstehen, müssen sie abgebaut oder ausgeschieden werden, ehe sich gefährliche Mengen davon ansammeln.

Oxidation, Inflammation und Toxizität gibt es – metaphorisch gesprochen – auch in der Gesellschaft. Wenn unser Denken und unser Gedächtnis »einrosten«, sind wir zu keinen originellen Gedanken mehr fähig. Das wütende, erhitzte, gequälte alte Gehirn kann sich emotional entzünden. Es fängt an zu gären, schwillt an und erzeugt Wut. Seine schädlichen Überzeugungen und giftigen Gefühle können Gewaltreaktionen verursachen, die von der Gesellschaft als unschön oder gar als unannehmbar empfunden werden.

Zum Glück kann man konkrete Abhilfe für diese metaphorische Situation schaffen: Antioxidative, entzündungshemmende und entgiftende Substanzen, die unseren Körper bei der Heilung unterstützen und es unserer Psyche ermöglichen, den Zustand primitiver Reaktivität hinter sich zu lassen und sich zu evolutionärem und erleuchtetem Denken weiterzuentwickeln.

Antioxidantien

Sie müssen nur den Fernseher einschalten, eine Zeitschrift aufschlagen oder Radio hören, und schon werden Sie mit Werbung konfrontiert, die in den höchsten Tönen die Vorzüge eines neu entdeckten exotischen Fruchtsafts mit dem weltweit höchsten Antioxidantiengehalt preist. Vielleicht fragen Sie sich, was der ganze Rummel eigentlich soll. Welchen Nutzen haben Antioxidantien?

Zu den Antioxidantien zählen diverse chemische Substanzen einschließlich Beta-Carotin, Vitamin C und Vitamin E, die Oxidationsprozesse verhindern. Sie schützen die Zellen, indem sie die von reaktiven Sauerstoffspezies (ROS) oder freien Radikalen angerichteten Schäden neutralisieren. Wie bereits erklärt, fallen diese auch bei üblichen Energiegewinnungsprozessen in den Mitochondrien an. Unter normalen Umständen oder in einem gesunden Körper sorgen Antioxidantien dafür, dass ebenso viele freie Radikale beseitigt werden wie entstehen.

Leider verursachen freie Radikale oxidative Schäden an Geweben, Proteinen, Fetten und sogar der nuklearen DNA. Man vermutet zudem, dass die von ihnen angerichteten Gewebeschäden die Ursache des Alterungsprozesses sind. Wie wir aus Kapitel 4 wissen, schuf Denham Harman die Grundlage für die industrielle Herstellung von Antioxidantien, als er 1956 nachwies, dass diese Stoffe freie Radikale

»fangen« können. 1972 entdeckte er, dass die Mitochondrien, in denen die freien Radikale entstehen, davon ironischerweise auch am stärksten bedroht sind. Da das Gehirn ungeheure Mengen freier Radikale produziert, ist es auch besonders stark gefährdet. Leider ist es nicht so gut gegen Oxidation geschützt wie andere Körperzellen.

Freie Radikale

Da freie Radikale vor allem im Gehirn große Schäden anrichten können, forschen Wissenschaftler nach wirksamen Antioxidantien, die ihm einen gewissen Schutz verleihen sollen, um die Zerstörung der Mitochondrien zu verhindern und möglicherweise sogar die Gehirnfunktion zu verbessern. Neue Studien geben den freien Radikalen die Schuld. Sie sollen eine Schlüsselrolle bei der Gehirnalterung spielen. Im Wesentlichen zeigen diese Untersuchungen, dass Ärzte, wenn sich bei einem Patienten altersbedingte Gedächtnisprobleme häufen, dies wissenschaftlich als *leichte kognitive Beeinträchtigung* (LKB) bezeichnen. An diesem Phänomen herrscht reges Interesse, da Störungen dieser Art für gewöhnlich Vorboten einer weit unheilvolleren Erkrankung sind – der Alzheimer-Krankheit.

William Markesbery, Neurologe an der University of Kentucky, stellte in einem Bericht aus dem Jahr 2007 sehr schön den Zusammenhang zwischen leichten kognitiven Beeinträchtigungen und freien Radikalen dar. Er zeigte, dass der kognitive Verfall bereits lange vor dem Stadium einer Alzheimer-Erkrankung beginnt, und machte deutlich: Je größer die oxidativen Schäden an Fetten, Proteinen und nukleärer DNA, desto größer ist auch die Beeinträchtigung der Denkleistung. Markesbery identifiziert die oxidativen Schäden eindeutig als »therapeutisches Ziel, um den Fortschritt der Krankheit zu bremsen oder ihren Ausbruch vielleicht sogar zu verhindern«.[1]

Was für ein Gedanke, die freien Radikale zum Behandlungsziel zu erklären, um Alzheimer zu verhindern! Was für ein erfrischender Ansatz, den die American Medical Association hier veröffentlicht hat! Statt einfach eine neue medikamentöse Behandlung für eine bereits ausgebrochene Krankheit zusammenzustellen, wird hier ein präventivmedizinisches Modell auf die Gesundheit des Gehirns angewandt.

Markesbery erklärt ferner: »Wir werden eine Kombination aus besseren Antioxidantien und Wirkstoffen brauchen, um die Oxidationsabwehr zu stärken und die oxidative Komponente bei der Entstehung der Alzheimer-Krankheit zu neutralisieren. Vermutlich wird sich die Wirkung dieser neuroprotektiven Substanzen nur dadurch optimieren lassen, dass sie bereits in der präsymptomatischen Phase der Erkrankung zum Einsatz kommen.«[2] Mit dem letzten Satz ist die Zeit der leichten kognitiven Beeinträchtigungen oder gar die Zeit *vor* dem Auftreten der ersten Symptome gemeint. Mit anderen Worten: *Man ist nie zu jung,* um den eigenen Verstand zu schützen und »im Alter« länger gesund zu bleiben. Das Risiko, an Alzheimer zu erkranken, beträgt ungeheure fünfzig Prozent, wenn wir 85 Jahre oder älter werden. Mithin wären viele Leute gut beraten, sich bereits als »präsymptomatisch« zu betrachten.

Die Einnahme von Antioxidantien

Wenn das Gewebe in unserem Gehirn also tatsächlich Angriffen durch freie Radikale ausgesetzt ist, ist es dann nicht sinnvoll, die Antioxidantienvorräte aufzustocken? Um diese Frage beantworten zu können, müssen wir uns noch einmal mit den Mitochondrien beschäftigen. Bei der Energiegewinnung entstehen in jedem Mitochondrium tagtäglich Hunderte, wenn nicht gar Tausende freie Radikale.

Multiplizieren Sie dies mit den 10 Millionen Milliarden Mitochondrien in Ihrem Gehirn, und Sie erhalten eine unfassbare Zahl – eine Zehn gefolgt von 18 Nullen. Sie könnten nun fragen, wie effektiv eine Vitamin-E-Kapsel oder eine Vitamin-C-Tablette bei einem solchen Ansturm freier Radikale überhaupt sein kann. Sind eine oder zwei kleine Pillen am Tag dieser Aufgabe gewachsen?

In der Konfrontation mit freien Radikalen opfern sich die Antioxidantien, um in einem Verhältnis von eins zu eins oxidiert zu werden. Das heißt, ein freies Radikal oxidiert ein Vitamin-C-Molekül. Es wird bei diesem Vorgang zwar neutralisiert, er bedeutet aber auch das Aus für das Vitamin-C-Molekül. Können Sie sich vorstellen, wie viel Vitamin C oder wie viele andere Antioxidantien Sie nehmen müssten, um die astronomisch hohe Zahl von ROS-Molekülen zu binden, die tagtäglich im Körper entstehen?

Wie Sie vielleicht vermuten, hat der menschliche Körper biochemische Möglichkeiten entwickelt, um mit dem Bombardement freier Radikale fertigzuwerden. Ihre Zellen sind keineswegs von den Antioxidantien abhängig, die von außen mit der Nahrung zugeführt werden. Sie sind selbst in der Lage, bei Bedarf antioxidative Enzyme zu erzeugen, wenn Signale aus der Umgebung die Zell-DNA dazu auffordern. Zum Glück ist dieser angeborene interne Oxidationsschutz sehr viel wirksamer als alle Nahrungsergänzungsmittel. Von außen zugeführte Antioxidantien, ob nun der Saft einer exotischen Beere oder der Extrakt einer bislang unbekannten Dschungelpflanze, sind den Gesetzen der Stöchiometrie unterworfen. Der goldene Schlüssel zur Oxidationsabwehr aber liegt in Ihrer Zell-DNA. Sehen wir uns an, wie wir ihn aktivieren können.

Das Protein NRF2

Das Protein Nrf2 und die Antioxidantien

Ist der Körper starkem oxidativem Stress ausgesetzt und entstehen deshalb zu viele freie Radikale, wird ein Protein namens Nrf2 im Zellkern aktiviert. Es ist sehr wichtig, da es die Produktion einer ganzen Palette der wichtigsten körpereigenen Antioxidantien und Entgiftungsenzyme ermöglicht. Was aber aktiviert Nrf2?

Hier wird die ganze Sache nun wirklich spannend, denn die Antwort ist nicht etwa ein Allheilmittel sondern sie lautet: Verschiedene veränderbare Faktoren.

Dr. Ling Gao von der Vanderbilt University hat entdeckt, dass die Omega-3-Fettsäuren Eicosapentaensäure (EPA) und Docosahexaensäure (DHA) den Nrf2-Signalweg auf dramatische Weise aktivieren. Schon seit Jahren stellen Wissenschaftler fest, dass bei Personen, die Fischöl und damit EPA und DHA zu sich nehmen, die Schäden durch freie Radikale geringer sind. Dr. Gaos neue Untersuchung bringt Klarheit in die Zusammenhänge zwischen Fischöl und Oxidationsschutz. Sie schreibt: »Unsere Daten stützen die Hypothese, dass bei der Bildung von... Verbindungen, die bei der Oxidation von EPA und DHA im lebenden Organismus entstehen, Konzentrationen erreicht werden können, die hoch genug sind, um Nrf2-basierte Antioxidations- und... Entgiftungssysteme zu aktivieren.«[3]

Auch eine verminderte Kalorienzufuhr aktiviert Nrf2, wie verschiedene Labormodelle zeigen. Versuchstiere, die weniger Kalorien bekommen, leben länger, was die Folge eines verbesserten Oxidationsschutzes sein dürfte. Sie entwickeln außerdem eine erstaunliche Widerstandskraft gegen verschiedene Krebsarten. Diese Wirkung von Nrf2 ist ein weiteres Argument für das Fastenprogramm, das Sie in Kapitel 14 »*Wege zu einem neuen Gehirn – Das Programm*« kennenlernen werden.

In den letzten Jahren hat sich die Nrf2-Chemie zu einem Schwerpunkt der internationalen medizinischen Forschung entwickelt. Man hat entdeckt, dass manche natürliche Verbindungen gezielt die Gene aktivieren und vermehren, die für die Produktion eines Cocktails aus schützenden, lebenserhaltenden und entgiftenden Enzymen und Antioxidantien verantwortlich sind. Dazu gehören das in Kurkuma enthaltene Curcumin, Grünteeextrakt, Resveratrol, das in Brokkoli enthaltene Sulforaphan sowie die Omega-3-Fettsäure DHA. Sie aktivieren den Nrf2-Signalweg und erhöhen damit die Produktion von Glutathion, dem vielleicht wichtigsten Antioxidationsmittel für das Gehirn, das es im menschlichen Körper gibt.

Das auf diese Weise produzierte Glutathion schützt so gut vor Oxidation, dass es im Tiermodell eine Erkrankung an amyotropher Lateralsklerose (ALS) verhindern konnte.[4]

Das Protein Nrf2 und Entzündungen

Die Aktivierung des Nrf2-Signalwegs hat nicht nur antioxidative Funktion. Es werden dabei auch Gene angeschaltet, die verschiedenste schützende Substanzen produzieren, die sich auch auf die beiden anderen entscheidenden Bereiche auswirken: den Abbau von Entzündungen und die Entgiftung, die ebenfalls Thema dieses Kapitels sind.

Auf den ersten Blick mag es den Anschein haben, als sei das Thema Entzündung in der Diskussion über eine bessere Gesundheit und Funktionalität des Gehirns fehl am Platz. Wir wissen, welche Rolle Entzündungen bei Erkrankungen wie Arthritis und Asthma spielen. In den vergangenen zehn Jahren entstanden aber auch ausgedehnte Studien, die Zusammenhänge zwischen Entzündungsprozessen und verschiedenen neurodegenerativen Erkrankungen herstellen. In der Tat zeigen diese Forschungen bei Personen, die schon seit Jahren nichtsteroidale Antirheumatika nehmen, einen bemerkenswerten Rückgang bei der Häufigkeit des Auftretens sowohl von Parkinson- als auch von Alzheimer-Erkrankungen.[5]

Andere Studien ergaben, dass bei Menschen, die an diesen oder anderen neurodegenerativen Erkrankungen leiden, ein dramatischer Anstieg der Zytokine im Gehirn festzustellen ist. Sie aktivieren die Entzündungsmediatoren der Zelle.

Inzwischen ermöglichen neue Technologien wie Magnetresonanz- und Positronen-Emissions-Tomographie die Darstellung der Gehirnzellen von Patienten mit Alzheimer-Krankheit, die aktiv entzündungsfördernde Zytokine produzieren.[6]

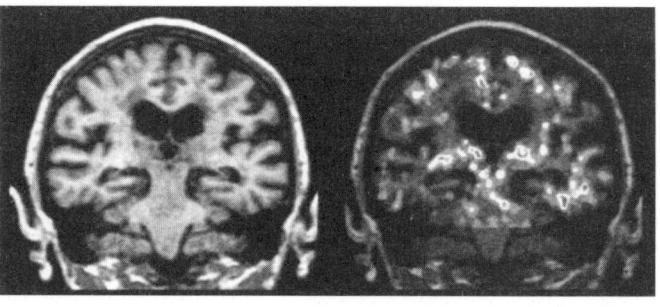

Dieses Wissen zwingt uns, Entzündungsprozesse in einem völlig neuen Licht zu sehen. Sie sind nicht nur für Schmerzen im Knie oder in einem verstauchten Knöchel verantwortlich, sie begünstigen auch den Verfall des Gehirns. Letzten Endes richten sie jene Schäden an, die eine Aktivierung der chemischen Nrf2-Signalwege verhindern und so dafür sorgen, dass immer mehr freie Radikale entstehen. Umgekehrt gilt, wenn wir den Nrf2-Signalweg aktivieren, senken wir damit umgehend die Anzahl der freien Radikale und kommen in den Genuss des zusätzlichen Vorteils, dass Entzündungen gelindert und das Gehirn vor dem Ansturm weiterer freier Radikale geschützt wird. Können Sie die positiven Zusammenhänge erkennen?

Die medizinische Literatur beschreibt seit mehr als zweitausend Jahren Möglichkeiten, wie sich Entzündungen mit natürlichen Substanzen wie Kurkuma lindern lassen. Doch erst seit etwa zehn Jahren gewinnen wir allmählich ein Verständnis für die komplexen und aussagekräftigen biochemischen Vorgänge, die uns erklären, was traditionelle Heiler und Ärzte bereits seit Jahrtausenden wissen und nutzen. Die Nahrungsauswahl entscheidet in der Tat über die Genexpression des Menschen, seit unsere Spezies auf der Erde wandelt.

Das Protein Nrf2 und der Entgiftungsprozess

Der Nrf2-Signalweg hat noch einen dritten, nicht weniger entscheidenden Vorteil: Er aktiviert bestimmte Gene, die daraufhin Enzyme sowie weitere chemische Substanzen zum Abbau und zur Ausscheidung von Giftstoffen produzieren. Sie fragen sich nun vielleicht, weshalb Ihre DNA überhaupt über den Code zur Herstellung entgiftender Substanzen verfügt. Hatte der Mensch denn nicht erst sehr spät in seiner Geschichte – also im Industriezeitalter – erstmals Kontakt mit Toxinen? Nein.

Einige der gefährlichsten Giftstoffe wie Blei, Arsen und Aluminium kommen *ganz natürlich* in unserer Umwelt vor. Pflanzen und Tiere produzieren starke Gifte, um sich zu schützen. Toxine entstehen auch im Rahmen der Stoffwechselvorgänge im menschlichen Körper. Sogar das von uns ausgeatmete Kohlendioxid ist giftig. Zum Glück ist es für die Pflanzen lebensnotwendig und wird bei der Photosynthese in Sauerstoff umgewandelt, den wir atmen können.

Aus all diesen Gründen leistet uns unser Entgiftungssystem schon seit geraumer Zeit gute Dienste. Wir gewinnen jetzt auch erst ein Verständnis dafür, auf welche Weise natürliche Substanzen wie Kurkuma die Entgiftung unterstützen, indem sie die Genexpression erhöhen. Kurkuma ist in der Lage, Entgiftungsgene zu aktivieren. Dies erklärt, weshalb es bei Versuchstieren die von einer Strahlen- und Chemotherapie angerichteten Schäden beseitigen kann.[7]

Der menschliche Körper kann mit einer beeindruckenden Schar von Enzymen aufwarten, um sowohl die von außen einwirkenden als auch die innerlich entstehenden Giftstoffe abzubauen. Unsere DNA aktiviert diese Entgiftungsenzyme, die im Laufe vieler hunderttausend Jahre aus unseren lebensnotwendigen Bedürfnissen und zum Schutz unserer Vorfahren entstanden sind, wenn sie eine neue Umgebung aufsuchten. Die Entwicklung dieser körpereigenen Abwehrmechanismen vollzog sich im Laufe vieler Jahrtausende und meist eher langsam. Aber seit etwa hundert Jahren wird der menschliche Körper mit unvorstellbar vielen neuen chemischen Giften konfrontiert, auf deren Abbau wir genetisch nicht vorbereitet sind.

Es ist, als arbeiteten wir mit einer veralteten Maschinerie und hofften, allen Erwartungen zum Trotz, unser Körper könne diesen nie da gewesenen Giftansturm irgendwie bewältigen. Das ist sehr viel verlangt. Aber die gute Nachricht lautet, dass unser Entgiftungssystem über ein enormes Potenzial verfügt. Das ist sehr wichtig, da die Gifte, denen wir tagtäglich ausgesetzt sind, meist unmittelbare Auswirkungen auf das Gehirn haben.

Das Glutathion und die Entgiftung

Das Glutathion spielt eine wichtige Rolle bei biochemischen Entgiftungsvorgängen. Es bindet verschiedene Toxine, die daraufhin weniger schädlich sind. Vor allem aber dient es als Substrat für das Enzym Glutathion-S-Transferase, das für die Umwandlung vieler Giftstoffe in wasserlöslichere Formen benötigt wird, die leichter ausgeschieden werden können.

Fehlfunktionen dieses Enzyms werden mit Gesundheitsproblemen wie malignen Melanomen, Diabetes, Asthma, Brustkrebs, Alzheimer-Krankheit, Grünem Star, Lungenkrebs, amyotropher Lateralsklerose, Parkinson-Krankheit sowie Migräne in Verbindung gebracht. Diese Defekte werden als geringfügige DNA-Variationen, sogenannte Einzelnukleotid-Polymorphismen (engl. Single Nucleotide Polymorphisms oder SNPs, d. Übers.) vererbt. Verschiedene Labore in den USA bieten inzwischen einen einfachen Bluttest an, um den SNP-Status für Glutathion-S-Transferase sowie weitere Genvarianten zu ermitteln, die Hinweise auf ein erhöhtes Krankheitsrisiko geben können.

Vor dreißig Jahren veröffentlichte Thomas L. Perry die Ergebnisse der Obduktion der Gehirne von Parkinson-Patienten, die einen deutlich niedrigeren Glutathionspiegel aufwiesen.[8] Dieser Mangel wurde seither bei vielen weiteren Studien bestätigt, was die Vermutung stützt, dass der Verfall des Gehirns die Folge eines mangelhaften Oxidationsschutzes ist. Jüngere Untersuchungen zeigen deutliche Zusammenhänge zwischen der Parkinson-Krankheit und dem Kontakt mit Schädlingsbekämpfungsmitteln. Bei Personen, die aufgrund einer geringeren Glutathionaktivität im Gehirn genetisch benachteiligt sind, ist dies noch bedrohlicher.

Glutathion spielt eine wichtige Rolle bei der Entgiftung und hat eine stark antioxidative Wirkung, wie wir im nächsten Kapitel sehen werden. Da ist es sinnvoll, alle Möglichkeiten auszuschöpfen, um ein Absinken des Glutathionspiegel zu verhindern und ihn gegebenenfalls sogar zu erhöhen.

■ ■ ■

David:
Eine veraltete Maschinerie

Mit sechzehn Jahren machte ich mir Gedanken über die Diskrepanz zwischen unserer ererbten genetischen Ausstattung und der für die moderne Welt so charakteristischen toxischen Umgebung. Ich verfasste folgenden Leserbrief, den die Zeitung *The Miami News* vor vierzig Jahren veröffentlichte:

»Nach drei Tagen und zwei Nächten beim Rennen in Sebring fragte ich mich: Kann sich der Mensch an eine solche Umgebung anpassen? Vielleicht kommt unser Körper ja besser mit dem weichem Waldboden oder den sanften Sandstränden zurecht, an denen wir all die Jahre gelebt haben. Ich glaube nicht, dass zwei Wochen in den Bergen oder ein Samstag am Strand unseren Körper zufriedenstellen, der sich unter weniger strapaziösen Umständen entwickelt hat. Vielleicht wird sich der Mensch in den kommenden Jahrhunderten stark verändern, um sich an Bierdosen, Beton und ohrenbetäubenden Lärm anzupassen. Jede Generation wird ihren Teil zur Entwicklung einer Lunge beitragen, der die Umweltverschmutzung nichts anhaben kann. Aber was ist mit der heutigen Bevölkerung, die mit einer veralteten Maschinerie weiterleben muss?«

Wenn ich mir ansehe, was ich seither geschrieben habe, wird mir klar: Es ist mir noch immer ein Anliegen, anderen zu helfen, damit sie nicht mit einer »veralteten Maschinerie« weiterleben müssen. Nehmen wir zum Beispiel diesen kurzen Ausschnitt aus dem *Townsend Letter for Doctors and Patients* mit dem Titel: »Parkinson's Disease – New Perspectives«. Darin brachte ich meine Sorge um Parkinson-Patienten zum Ausdruck, deren Körper nicht in der Lage sind, Umweltgifte abzubauen und auszuscheiden: »… Personen mit bestimmten Gendefekten, die eine Fehlfunktion der Entgiftungsenzyme der Leber zur Folge haben, können an Parkinson erkranken, wenn sie nervenschädigenden xenobiotischen Substanzen ausgesetzt sind.«[9] Glücklicherweise verfügen wir inzwischen über die Mittel, um genetische Schwächen auszugleichen und besser mit den vielen Giftstoffen zurechtzukommen, denen wir heute ausgesetzt sind.

Kapitel 10

MODERNSTE THERAPIEN FÜR EINE BESSERE ENERGIEGEWINNUNG

Letzten Endes führt die bedauerliche Aktivierung der Apoptose oder des programmierten Zelltods aufgrund mitochondrialer Fehlfunktionen dazu, dass bei so weit verbreiteten Erkrankungen wie Alzheimer und Parkinson Gehirnzellen sterben. Im Grunde sind diese und alle anderen »neurodegenerativen Erkrankungen« Variationen ein und desselben Themas. Alle diese Beschwerden sind Ausdruck mitochondrialer Fehlfunktionen, die den Anteil der freien Radikale erhöhen und damit wiederum den Prozess der Apoptose in Gang setzen. Aus diesem Grund untersuchen so viele führende neurowissenschaftliche Einrichtungen, wie wir die Funktion der Mitochondrien schützen und sogar verbessern können. Inzwischen berichten auch etablierte medizinische Fachzeitschriften regelmäßig über Studien, die prüfen, ob verschiedene Substanzen wie Kurkuma und DHA die Funktion der Mitochondrien verbessern können.

Da die Mitochondrien an der Energiegewinnung beteiligt sind, wird die Wissenschaft vom Energiehaushalt lebender Zellen als Bioenergetik, die Behandlung möglicher Störungen in diesem Bereich als bioenergetische Therapie bezeichnet. Es ist erfreulich paradox, dass die scheinbar unüberwindbare Kluft zwischen der Schulmedizin und der sogenannten alternativen Medizin nach so vielen

Jahren zumindest dadurch teilweise überbrückt wird, dass beide die grundlegende Bedeutung der Energie bezüglich der Gleichung aus Gesundheit und Langlebigkeit anerkennen.

Die hyperbare Sauerstofftherapie: Ein Schlüssel zur Funktion der Mitochondrien

Wir haben bereits in Kapitel 4 dargestellt, über welche chemischen Prozesse die Mitochondrien Energie aus der Nahrung gewinnen und in Form von Adenosintriphosphat (ATP) speichern. Bei diesen Vorgängen, die alle Zellen, Gewebe, Organe und Systeme des Körpers mit Energie versorgen, spielt der Sauerstoff eine entscheidende Rolle.

Sauerstoff ist für die Zellen, für jede Art von Leben unverzichtbar. Deshalb begannen Wissenschaftler bereits Ende des 18. Jahrhunderts, die Behandlung damit zu erforschen. 1798 gründete der englische Arzt Thomas Beddoes die Pneumatische Anstalt in Bristol, wo verschiedene Krankheiten durch das Inhalieren von Sauerstoff behandelt wurden. Die Wissenschaftler erkannten allerdings erst hundertfünfzig Jahre später, dass die Sauerstofftherapie ihre wahre Wirkung nur entfaltet, wenn man sich ihr in einem geschlossenen Raum unter erhöhtem Umgebungsdruck unterzieht.

Diese Behandlung wird als hyperbare Sauerstofftherapie (HBO) bezeichnet. 1956 wurde sie erstmals in der klinischen Medizin eingesetzt und anschließend recht erfolgreich nach Herzoperationen genutzt. Schon bald prüften westliche Ärzte die Anwendungsmöglichkeiten der hyperbaren Sauerstofftherapie in vielen medizinischen Bereichen. Sie priesen die Vorteile dieser neuen Behandlungsmethode und erklärten, ihre Wirkung liege im Wesentlichen darin, dass sie die Funktion der Mitochondrien verbessere.

Es entstanden Organisationen, um Ärzte im Umgang mit dieser neuen Methode zu schulen und ihnen den Erfahrungsaustausch zu ermöglichen. Von großem Vorteil ist die hyperbare Sauerstofftherapie für Taucher. Sie lindert die Schäden, wenn jemand zu schnell aus großer Tiefe aufsteigt und sich das Blut dabei mit Stickstoff anreichert. Schon bald wurde die Undersea & Hyperbaric Medical Society ins Leben gerufen, die 1967 Behandlungspläne für zahlreiche Erkrankungen entwickelte – von Strahlenschäden über Knocheninfektionen bis hin zu Hautgeschwüren (Ulcera) bei Diabetikern.

Doch erst seit etwa zehn Jahren wird allmählich deutlich, welch tiefgreifende Verbesserungen der Gehirnfunktion mit der hyperbaren Sauerstofftherapie zu erzielen sind. In dem Wissen, wie stark die Funktion des Gehirns von einer optimalen Funktion der Mitochondrien abhängt, griffen viele fortschrittlich denkende Neurowissenschaftler die Idee auf, die hyperbare Sauerstofftherapie in ihre Behandlungspläne aufzunehmen. Es wurde gesagt, die Verabreichung des lebens- und energiespendenden Sauerstoffs unter Druck sei »die vielleicht wirkungsvollste Technologie des 21. Jahrhunderts zur Verbesserung der Gehirnfunktionen«.[1] Ich erinnere mich an die Worte des verstorbenen Arztes Richard A. Neubauer, eines Pioniers auf dem Gebiet der Verwendung von hyperbarer Medizin bei Erkrankungen des Gehirns. Er sagte gern, die Zukunft der Neurologie sei die hyperbare Medizin, und die Zukunft der hyperbaren Medizin sei die Neurologie.

Dr. Neubauer war offensichtlich ein vorausschauender Mann. Studien aus aller Welt zeigen, dass das menschliche Gehirn tatsächlich positiv auf die hyperbare Sauerstofftherapie reagiert: Es gibt inzwischen Belege dafür, dass Patienten mit Parkinson, Schlaganfall, zerebraler Kinderlähmung, Multipler Sklerose, Kohlenmonoxidvergiftung, Hirnverletzungen sowie vielen weiteren Erkrankungen des Gehirns davon profitieren.

Im Bereich der Medizintechnik des 21. Jahrhunderts nimmt die hyperbare Sauerstofftherapie die Spitzenposition ein. Gleichzeitig ist sie die perfekte Ergänzung zu uralten spirituellen Praktiken, die bereits vor Jahrhunderten von den Schamanen entwickelt wurden. Um es noch einmal zu sagen: Die hyperbare Sauerstofftherapie versetzt die Mitochondrien in die Lage, das Gehirn zu energetisieren. Es ist, als würde mit einem Mal das Licht im Gehirn angeknipst. Deshalb sind die hyperbare Sauerstofftherapie sowie bestimmte Nervennährstoffe und Fastentage integrale Bestandteile unserer vorbeugenden und heilenden Intensivprogramme – mit großem Erfolg.

Sobald die Mitochondrien besser arbeiten, erhöht sich die Aufnahmefähigkeit des Gehirns, und Sie werden zu sehr viel tieferen Erfahrungen fähig, wenn Sie sich in spirituelle Praktiken versenken.

■ ■ ■

Alberto:
Sechs Meter unter dem Meer

Als ich jung war, ging ich oft zum Tauchen. Ich wurde auf einer karibischen Insel (Kuba) geboren, schwamm viel im Meer und war in der schwerelosen Unterwasserwelt ebenso zuhause wie auf dem Land. Als David mir anbot, die Druckkammer auszuprobieren, war ich mir deshalb sicher, dass ich mich unter dem erhöhten Umgebungsdruck wohlfühlen würde. Ich wusste, dass die Zellen bei einem Druck von 1,5 physikalischen Atmosphären oder 1,5 bar (was in etwa einer Tauchtiefe von 5,20 Metern entspricht) bis zu zwanzig Mal mehr Sauerstoff aufnehmen als ihnen normalerweise zur Verfügung steht. Das liegt daran, dass das Hämoglobin als normales Sauerstofftransportsystem des Blutes schnell gesättigt ist. Bei einem Druck von 1,5 physikalischen Atmosphären transportiert aber auch das Blutplasma Sauerstoff.

Davids Angebot kam genau zur richtigen Zeit, denn ich hatte gerade eine sehr anstrengende Zeit hinter mir. In den vergangenen sieben Wochen hatte ich in Australien, Deutschland und mehreren amerikanischen Städten Vorträge gehalten. Mein Körper wusste nicht mehr genau, ob er essen oder schlafen wollte. Da würde mir ein wenig »frischer Wind« im wahrsten Sinne des Wortes gut tun.

Bei der Druckkammer handelte es sich um eine Acrylröhre, in der sich ein schmales Bett befand. Als mir die Krankenschwester auf die Liege half und mich in die Röhre schob, kam ich mir vor, als würde sie mich in ein Fischglas schieben. Bald füllte sich die Kammer zischend mit Sauerstoff und brachte das vertraute Gefühl mit sich, in die Tiefe zu sinken. Aber während man beim Tauchen mit Druckluft arbeitet, sollte ich in der kommenden Stunde hundertprozentigen Sauerstoff atmen. Ich konzentrierte mich darauf, tief und rhythmisch Atem zu holen, obwohl mein Körper nur wenig Sauerstoff benötigte, da ich ruhig dalag. Meine Gehirnzellen sollten so viel Sauerstoff bekommen wie irgend möglich!

David führte eine erfolgreiche Praxis, und seine Arbeit mit Menschen, die an degenerativen Erkrankungen des Gehirns litten, hatte international einen guten Ruf. Ich dagegen wollte die optimale Funktion des Gehirns erforschen. Ich wusste, dass David die Prävention sehr am Herzen liegt und viele Angehörige von Alzheimer- oder Parkinson-Patienten vorbeugend ein bis zwei Mal im Jahr zur Druckkammertherapie kamen.

Nach einigen Minuten begann ich mit Denksportübungen. Da ich nie besonders gut in Mathematik gewesen war, versuchte ich mich an einigen komplexen Rechenübungen. Leider ohne Erfolg. Meine »Mathematikzentren« profitierten jedenfalls nicht von der sauerstoffreichen Atmosphäre. Aber bald darauf merkte ich, dass ich mich sowohl an die Telefonnummern als auch an den Straßennamen und die Nummer des Hauses erinnern konnte, in dem meine Familie gelebt hatte, als ich sechs Jahre gewesen war, obwohl ich seit Jahren nicht mehr daran gedacht hatte. Der Abruf von Erinnerungen aus dem Langzeitgedächtnis funktionierte also offenbar bestens. Ich konnte mir vorstellen, wie Gehirnzellen, die seit Jahrzehnten geschlummert hatten, von lebensspendendem Sauerstoff durchflutet wurden und zu feuern begannen. Allerdings wirkt sich der Alterungsprozess auch nicht auf das Langzeitgedächtnis aus. Meist ist das Kurzzeitgedächtnis davon betroffen.

Mein schlechtes Namensgedächtnis ist berüchtigt, aber ich vergesse nie ein Gesicht oder eine Geschichte, die man mir erzählt. Da ich in den letzten Wochen so viel unterwegs gewesen war, hatte ich allerdings meine Probleme damit, auseinanderzuhalten, wem ich in den letzten Wochen in welcher Stadt begegnet war. Ich begann, meine Reiseroute Stadt für Stadt, Vortrag für Vortrag, Gespräch für Gespräch durchzugehen. Dabei entdeckte ich, dass ich mich mühelos erinnern und mir alles sehr detailliert vorstellen konnte. Ich konnte sogar den Geruch des Regens in London riechen. Allmählich wurde die Sache interessant.

Ich musste mich bewusst darauf konzentrieren, tief und regelmäßig zu atmen, schließlich brauchte mein sauerstoffgesättigter Körper nur noch sehr wenig davon zum Überleben. Nun wollte ich den Abruf episodischen Wissens testen. Dabei ruft man sich eine Zeit, einen Ort und die damaligen Gefühle ins Gedächtnis. In gewisser Weise ist es, als würde man die Zeit zurückdrehen und die Ereignisse noch einmal durchleben. Ich wusste, dass dies bei emotionsgeladenen Erinnerungen einfach war. Viele meiner Patienten erinnerten sich an alle Situationen, von denen sie sich wünschten, sie hätten damals anders reagiert. Auch ich entsann mich einiger weniger Gelegenheiten, von denen ich wünschte, ich hätte es anders gemacht. Ich hatte einen guten Zugang zu diesen stark emotional gefärbten Erinnerungen, entschied aber dennoch, mich auf meine Kindheit zu konzentrieren. Ich konnte mich mühelos in vergangene Ereignisse und die Gefühle hineinversetzen, die ich in diesen Augenblicken empfunden hatte – als mein Hund von einem Auto überfahren worden oder ich als Fünfjähriger im Meer geschwommen war und mein Cousin plötzlich gerufen hatte: »Hai!«, und ich außer Atem aus dem Wasser kam.

Allerdings gab es da eine Phase in meiner Kindheit, zwischen dem achten und zehnten Lebensjahr, von der ich kaum noch etwas wusste. Da ich die meisten anderen Abschnitte klar in Erinnerung hatte, vermutete ich, dass damals etwas Traumatisierendes geschehen sein musste und mein Gehirn diese Jahre deshalb ausblendete. Mit klopfendem Herzen beschloss ich, die Tür zu diesen Erinnerungen aufzustoßen, die in meinem Unterbewusstsein eingeschlossen waren.

Ich erinnerte mich an meine Großmutter und stellte mir vor, bei ihr zu sein. Meine Großmutter war stets eine solide Präsenz in unserem Haushalt gewesen, sogar in den stürmischen Zeiten der kubanischen Revolution, als die Menschen auf den Straßen gekämpft hatten und viel Blut meiner Familie vergossen worden war. Zu meiner Überraschung spürte ich bald, wie mir Tränen über die Wangen liefen. Ich erinnerte mich daran, wie viel Angst ich als Kind gehabt hatte, weil ich wusste, dass jederzeit die Milizionäre kommen und meine Eltern mitnehmen konnten. Doch nun sah ich diese Zeit und das verängstigte Kind auf dem Schoß der Großmutter mit den Augen eines erwachsenen Mannes. Wir waren beide da, und ich sprach leise zu dem Jungen und sagte ihm, dass alles gut werden und weder ihm noch den Menschen, die er liebte, etwas zustoßen würde.

Nach Abschluss der hyperbaren Sauerstoffbehandlung sagte ich David, dass es mir sehr wichtig gewesen sei, in dieser sauerstoffreichen Atmosphäre aufmerksam zu bleiben und *tief durchzuat-*

men, statt mir wie viele andere Patienten einen Film anzusehen oder zu schlafen, da sich dadurch die aufgenommene Sauerstoffmenge verringerte. Ich nahm mir vor, mich das nächste Mal unter dem Einfluss reinen Sauerstoffs an noch komplexere Aufgaben heranzuwagen.

■ ■ ■

Glutathion: Manna für die Mitochondrien

An dieser Stelle möchten wir noch einmal ein Loblied auf Glutathion anstimmen. Es spielt nicht nur bei der Entgiftung eine entscheidende Rolle, sondern wird auch als »wichtigstes Antioxidans« im menschlichen Körper bezeichnet. Es ist so bedeutend, dass Wissenschaftler den Glutathionspiegel in den Zellen oft als allgemeinen Indikator für ihre Gesundheit betrachten. Nirgends ist seine enorme Kraft so wichtig wie beim Schutz des Gehirns. Das Gehirn macht zwar nur zwei Prozent vom Gewicht des menschlichen Körpers aus, verbraucht aber im Ruhezustand bis zu zwanzig Prozent seiner Energie. Diese unverhältnismäßig starke Stoffwechselaktivität und die dabei anfallenden freien Radikale bringen es in große Gefahr.

Alle Gewebe sind anfällig für Schäden durch freie Radikale – auch Proteine, DNA und Fette. Besondere Sorge gilt den Fetten, die siebzig Prozent vom Trockengewicht des menschlichen Gehirns ausmachen und nur sehr schwer vor Schäden durch freie Radikale zu bewahren sind. Fette sind sehr empfindlich. Wenn sie von freien Radikalen angegriffen werden, werden sie im Prinzip ranzig. Für das Gehirn bedeutet das, dass es in seiner Funktion beeinträchtigt ist und die Gehirnzellen nicht mehr optimal miteinander kommunizieren.

Wie bereits erwähnt, sind alle degenerativen Erkrankungen des Gehirns die Folge von Schäden durch freie Radikale – unter anderem Alzheimer, Parkinson, amyotrophe Lateralsklerose (ALS), Multiple Sklerose und sogar der normale Alterungsprozess.

Außerdem sind diese reaktionsfreudigen Moleküle doppelt gefährlich: Sie verursachen erstens unmittelbare Veränderungen der angegriffenen Gewebe, die daraufhin nicht mehr einwandfrei funktionieren. Unter ihrem Einfluss wird zweitens die Apoptose eingeleitet, und die Zelle erteilt die in ihrer DNA verschlüsselte Anweisung zum Selbstmord. Aus diesen Gründen verdient der von Glutathion gewährte Oxidationsschutz unsere volle Aufmerksamkeit.

Glutathion ist nicht nur selbst ein starkes Antioxidationsmittel, es regeneriert auch ein weiteres Antioxidans, das eine große Bedeutung für das Gehirn hat – Vitamin C. Das wiederum füllt die im Gehirn vorhandenen Vorräte an wirkungsvollem, fettlöslichem Alpha-Tocopherol auf, das zur Familie der E-Vitamine gehört.

Wegen seiner Verbindungen zu vielen anderen gesunden Substanzen und Vitaminen rückte Glutathion in den Mittelpunkt der Aufmerksamkeit von Gehirnforschern in aller Welt.

■ ■ ■

David:
Meine ersten Erfahrungen mit Glutathion

»Im Grunde«, so behauptete der Dozent, »handelt es sich bei der Fibromyalgie um eine Störung der mitochondrialen Funktion. Dies erklärt auch, weshalb die Patienten erschöpft und benommen sind. Da ihre Mitochondrien nicht die volle Leistung bringen, sammeln sich giftige Stoffwechselprodukte im Weichgewebe, und das erklärt den Schmerz.«

Als ich diese Vorlesung besuchte, die einen alternativen medizinischen Ansatz für ein gesundheitliches Problem vorstellte, das allmählich immer häufiger wurde, schrieben wir das Jahr 1997.

Zum Bedauern vieler Patienten, die damals an Fibromyalgie litten, stritt die Schulmedizin ihre Existenz rundheraus ab. Wenn die üblichen Laboruntersuchungen keine Abweichungen zeigten, kamen die Hausärzte meist zu dem Schluss, das Problem befände sich »nur im Kopf«.

Wie so oft in der »modernen Medizin« wurde Fibromyalgie erst offiziell als Erkrankung anerkannt, als die Pharmaindustrie ein Medikament zu ihrer Behandlung entwickelte. Heutzutage stellen Ärzte einfach ein Rezept aus, und die Medikamente fliegen nur so von den Regalen.

Doch im Laufe der Jahre gewann die Ansicht, dass Funktionsprobleme der Mitochondrien eine wichtige Rolle bei dieser Störung spielen könnten, immer mehr an Boden. Zumindest bei den aufgeklärteren Ärzten, denen mehr daran liegt, die zu Grunde liegenden Krankheitsursachen zu beheben, als nur die Symptome zu behandeln.

Bald nach diesem Vortrag kehrte ich in meine Praxis in Naples zurück und begann, meinen Ansatz zur Fibromyalgie zu überdenken. Ich beschäftigte mich damals zufällig mit verschiedenen Methoden zur Verbesserung der mitochondrialen Funktion und richtete meine Aufmerksamkeit auf das Glutathion. Diese Substanz wird normalerweise vom Körper selbst produziert, schützt die Mitochondrien und erhält ihre Funktion. Meinen Nachforschungen zufolge konnte Glutathion intravenös verabreicht werden und war zur Notfallbehandlung bei einer Überdosis Paracetamol zugelassen. Ich fand rasch einen Anbieter und begann bald darauf, unsere stetig wachsende Zahl von Fibromyalgiepatienten mit Glutathioninjektionen zu behandeln – oft mit unmittelbarem und dramatischem Erfolg.[2]

An einem Septembernachmittag untersuchte ich einen Patienten, der leider nicht nur an Fibromyalgie in einem relativ fortgeschrittenen Stadium, sondern auch an Parkinson litt. Wegen dieser Krankheit war seine Gehfähigkeit so stark eingeschränkt, dass er im Rollstuhl sitzen musste. Wir begannen mit der neuen Fibromyalgietherapie und injizierten ihm Glutathion.

Was dann geschah, sollte meine medizinische Arbeit von Grund auf verändern. Etwa zwanzig Minuten nach der Injektion stand der Patient aus dem Rollstuhl auf und begann, in der Praxis herumzulaufen. Meine gesamte Belegschaft und ich starrten ihn entgeistert an, bis wir sahen, dass seiner Frau die Tränen über das Gesicht liefen, und ebenfalls zu weinen begannen.

Meine Gedanken überschlugen sich. Was war geschehen? Doch dann wurde mir klar: Es war bereits bekannt, dass bei der Parkinson-Krankheit im Grunde die Funktion der Mitochondrien gestört war. Indem ich den Mann mit Glutathion behandelte, setzte ich bei der eigentlichen Krankheitsursache an. Wie ich seither in vielen Vorträgen sagte: »Wir bekämpften das Feuer, nicht nur den Rauch.«

Louis Pasteur soll einst gesagt haben: »Die Gelegenheit bedarf eines bereiten Geistes«. Ich war und bin dankbar für die Gelegenheit, die sich mir mit diesem Patienten bot, da mein in die Biochemie der Mitochondrien vertiefter Geist »bereit« war, diese beiden scheinbar grundverschiedenen Puzzleteile zusammenzufügen.

Schon bald stieß ich auf Forschungen, die nicht nur zeigten, dass es sich bei der Parkinson-Krankheit um eine Störung der Mitochondrien handelte. Bei Obduktionen war ferner festgestellt worden, dass in den Gehirnen von Parkinsonpatienten nicht genug Glutathion vorhanden war! Darüber hinaus hatten italienische Wissenschaftler mit Glutathioninjektionen dramatische und anhaltende Verbesserungen bei Parkinsonpatienten erzielt. Sie berichteten: »Bei allen Patienten waren nach der Behandlung mit Glutathion deutliche Verbesserungen zu verzeichnen. Die Einschränkungen gingen um 42 Prozent zurück ... die therapeutische Wirkung hielt zwei bis vier Monate an ... Glutathion kann die Symptome erfolgreich bekämpfen und möglicherweise sogar das Voranschreiten der Erkrankung verlangsamen.« Allerdings hatte niemand die zahllosen Neurologen darüber informiert, die tagtäglich Patienten mit Parkinson behandelten – möglicherweise deshalb, weil dieses Mittel nicht patentierbar ist.[3]

Nach diesem ersten Offenbarungserlebnis begann ich, meine Parkinsonpatienten aggressiv mit dieser neuen Methode zu behandeln, und erzielte weiterhin Erfolge. Ich baute überzeugende Videoaufnahmen von Parkinsonpatienten vor und nach der Glutathiontherapie in Vorträge ein, die ich vor Kollegen in ganz Amerika hielt. Dabei handelte es sich in erster Linie um Gruppen, die für alternative Therapien offen waren und mit wunderbarer Akzeptanz darauf reagierten.

Interessanterweise wurde ich im Laufe der Jahre mehrmals von schulmedizinisch orientierten Neurologen beschuldigt, ich würde in diesen Videos keine echten Patienten zeigen, sondern hätte Schauspieler engagiert. Diese Vorwürfe erinnerten mich stets an die weisen Worte des belgischen Literaturnobelpreisträgers Maurice Maeterlinck: »An allen Kreuzwegen der Straße, die zur Zukunft führt, hat sie [die Tradition] gegen uns Zehntausend aufgestellt, die die Vergangenheit beschützen.«

In den folgenden Jahren explodierte die wissenschaftliche Erforschung von Glutathion geradezu, und wir begannen, diese wirksame natürliche Substanz in viele Behandlungspläne zu integrieren – von der Bekämpfung der normalen Erkältung über die Behandlung von Multipler Sklerose bis hin zur Vorbeugung von Nervenschäden bei Krebspatienten, die sich einer Chemotherapie unterzogen. Zu dem Zeitpunkt, da ich diese Zeilen schreibe, habe ich bereits mehrere tausend Ärzte in den Vereinigten Staaten in unsere einfachen Behandlungspläne zur Verabreichung von Glutathion eingewiesen.

■ ■ ■

Glutathion: Mehr als ein Antioxidationsmittel

Glutathion hat nicht nur eine stark antioxidative Wirkung, es erfüllt auch viele weitere lebenserhaltende Funktionen. Christopher Shaw ist Neurobiologe an der University of British Columbia. In seiner Anthologie *Glutathione in the Nervous System* heißt es: »Viele dieser Reaktionen sind von entscheidender Bedeutung für das Überleben der Zelle … Eine Hypothese [die des Strahlentherapeuten Dr. John A. Holt] besagt sogar, Glutathion sei für die Entstehung des Lebens selbst verantwortlich. Obwohl es sich hier offensichtlich um einen Fall von wissenschaftlicher Übertreibung handelt, kann man die Bedeutung dieses Moleküls für die Biochemie lebender Zellen nicht hoch genug einschätzen.«[4] Zu seinen Funktionen zählen Synthese, Schutz und Reparatur der DNA, Proteinsynthese, Transport von Aminosäuren, Abbau von Giftstoffen und krebserregenden Substanzen, Verbesserung der Immunabwehr, Aktivierung von Enzymen und Ausscheidung gesundheitsschädlicher Schwermetalle.

Glutathion hat enorme Auswirkungen auf Gesundheit und Funktion des Gehirns. Da überrascht es nicht, dass das Wohlergehen der Mitochondrien, die sowohl Energiequelle der Zelle als auch Ursprung freier Radikale sind, sehr stark davon abhängt. Wissenschaftler halten den Glutathionspiegel der Mitochondrien sogar für ein Kennzeichen ihrer Lebenskraft.

Obwohl die Mitochondrien auf Glutathion angewiesen sind, können sie dieses lebenserhaltende Molekül nicht selbst herstellen und müssen es aus den Zellen importieren, in denen sie sich befinden. Im menschlichen Körper sind viele verschiedene Zellen in der Lage, Glutathion zu produzieren. Der Großteil entsteht jedoch in der Leber, wird durch den Körper transportiert und passiert dann die sogenannte Blut-Hirn-Schranke.

Die Blut-Hirn-Schranke ist die Sicherheitskontrolle des Gehirns. Sie gewährt Nährstoffen und anderen nützlichen Substanzen Einlass ins Allerheiligste. Potenziell schädlichen Substanzen und Infektionserregern wird der Zutritt verweigert. Wie zu erwarten, wird dem in der Leber produzierten Glutathion an der Blut-Hirn-Schranke ein herzlicher Empfang bereitet. Neue Forschungen zeigen, dass eine Gruppe von Gehirnzellen, die nach ihrer Form benannten Astrozyten oder Sternzellen, sogar im Gehirn selbst Glutathion herstellen.

So erhöhen Sie Ihren Glutathionspiegel

Proteine bestehen aus vielen hundert oder gar tausend Aminosäurebausteinen. Das Glutathion ist dagegen von simpler Eleganz und setzt sich aus lediglich drei Aminosäuren zusammen: Cystein, Glutaminsäure und Glycin. Damit ist es ein Tripeptid.

In der Hoffnung, die Glutathionproduktion im Körper zu verbessern, untersuchen Wissenschaftler immer neue Möglichkeiten einer oralen Einnahme dieser Aminosäuren und Glutathionvorläufer. Meist mit geringem Erfolg, da ihre Aufnahme im Darm stark eingeschränkt ist und der Großteil des Glutathions bereits im Magen zerfällt – lange bevor es resorbiert werden kann.

Vielversprechend sind jedoch eine Form von Cystein, das N-Acetylcystein (NAC), sowie das Antioxidans Alpha-Liponsäure. Beide sind nicht verschreibungspflichtig und als Nahrungsergänzungsmittel im Reformhaus oder in der Apotheke erhältlich. Da die Einnahme der Vorläuferaminosäuren oder gar von Glutathion selbst eher unergiebig ist, erforschen Wissenschaftler andere Möglichkeiten, den Glutathionspiegel auf Zellebene zu erhöhen. 2002 entdeckten Forscher an der Johns Hopkins Bloomberg School of Public Health unter der Leitung von Shyam Biswal den – wie sie sagten – »Hauptregler« für die an der Entgiftung beteiligten Gene: das Nrf2-System. Sie fanden heraus, dass der Körper erheblich mehr Antioxidantien sowie entzündungshemmende und entgiftende Stoffe produzierte, wenn dieser genetische Faktor aktiviert wurde. Eine der Substanzen, deren Produktion durch die Aktivierung des Nrf2-Signalwegs besonders stark erhöht wurde, war Glutathion. Im Rahmen seiner Forschungen entdeckte Dr. Biswal einen völlig neuen Weg, den Glutathionspiegel zu erhöhen. Er fand den goldenen Schlüssel, den Schalter, der Gene in die Lage versetzt, Glutathion herzustellen.

Als die Wissenschaftler in diesem Prozess eine Stufe zurückgingen, entdeckten sie, wodurch der Nrf2-Signalweg gesteuert wird und welche natürlichen Substanzen ihn aktivieren. Bald hatten sie pflanzliche Nährstoffe, sogenannte sekundäre Pflanzenstoffe ausgemacht, die den Nrf2-Signalweg aktivieren und damit wiederum die Glutathionproduktion auf Zellebene in Gang setzen.

Zu diesen sekundären Pflanzenstoffen zählen das Gewürz Kurkuma (Curcumin), Grünteeextrakt, Pterostilben sowie Sulforaphan, eine in Brokkoli enthaltene Substanz und einer der stärksten Aktivatoren. Dies erklärt auch den sogenannten Brokkoli-Effekt: Der Verzehr dieses Gemüses stimuliert den Nrf2-Signalweg und trägt zum Schutz des Körpers bei, wenn er krebserregenden Stoffen ausgesetzt wird. Sulforaphan ist ein wichtiger Bestandteil des Präparats Nrf2-Activator. Es ist einer der am besten erforschten Aktivatoren des

Nrf2-Signalwegs und kann in Form von Nahrungsergänzungsmitteln eingenommen werden. Das in Heidelbeeren enthaltene Pterostilben ist der Grund dafür, dass sie wegen ihrer stark antioxidativen Wirkung seit langem als wichtiger Ernährungsbestandteil gepriesen werden.

Pterostilben ist chemisch mit dem bekannteren und beliebteren Nahrungsergänzungsmittel Resveratrol verwandt. Es hat allerdings in manch entscheidender Hinsicht eine sehr viel stärkere Wirkung. Wie Sulforaphan und Kurkuma regt es die Produktion wichtiger Antioxidantien an, die eine entscheidende Rolle beim Schutz der Zellen vor Schäden durch freie Radikale spielen. Das bedeutendste davon ist Glutathion. Darüber hinaus erweist sich Pterostilben in vielen experimentellen Tiermodellen als ausgesprochen wirkungsvoll gegen Krebs.

Sekundäre Pflanzenstoffe bewirken eine starke Aktivierung des Nrf2-Signalwegs und sind deshalb von großer Bedeutung für die Gesundheit des Menschen. Studien zufolge können die über diesen Signalweg angesteuerten gesundheitsförderlichen Gene nach der Stimulation durch entsprechende sekundäre Pflanzenstoffe bis zu vierundzwanzig Stunden aktiv bleiben.[5]

Demnach sind sekundäre Pflanzenstoffe, die auf den Nrf2-Signalweg einwirken, eine gute Möglichkeit, wie Sie selbst die Aktivierung lebenserhaltender Gene in Ihrem Körper steuern können. Da diese Gene den Code für eine Steigerung der Glutathionproduktion enthalten, trägt ihre Aktivierung dazu bei, Ihr Gehirn zu schützen, seine Funktion zu erhalten und sogar zu verbessern.

■ ■ ■

Alberto:
Tauchgang Nummer zwei

Bei der zweiten Behandlung mit hyperbarem Sauerstoff wollte ich mein Gehirn in dieser sauerstoffreichen Atmosphäre erneut auf die Probe stellen. Zudem waren mir gerade intravenös zwei Gramm Glutathion verabreicht worden. Als ich spürte, wie sich der Druck in der Kammer erhöhte, erinnerte ich mich daran, tief durchzuatmen. Ich wusste, dass die Atmung über die Kohlendioxidkonzentration im Blut gesteuert wird und es mein Körper in dieser sauerstoffreichen Umgebung nicht nötig finden würde, tief Luft zu holen. Aber ich wollte so viel Sauerstoff wie möglich in meinen Körper aufnehmen.

Ich hatte mir vorgenommen, die Gliederung für ein neues Buch zu erstellen, an dem ich gerade arbeitete und das den Titel *Mutiges Träumen* trug. Ich hatte mich bei einem Glas Wein mit dem Geschäftsführer vom Hay House Verlag dazu verpflichtet, und er hatte mir einen Vertrag geschickt, obwohl weder er noch ich wussten, worüber ich schreiben würde. Es gab nur die Vorstellung, dass Schamanen ihre Welt ins Dasein träumen, indem sie sich im Mut üben. Bevor man mit dem Schreiben beginnt, sollte die Gliederung feststehen, sonst findet man erst beim Überarbeiten und Neuschreiben heraus, was man eigentlich sagen will. Dieses Vorgehen hat große Ähnlichkeit mit der klugen Tradition, von einem Architekten einen Plan anfertigen zu lassen, bevor man mit dem Hausbau beginnt. Ich hatte zwar so ein *Gefühl*, was ich sagen wollte, wusste aber nicht, wie ich es anstellen sollte. Den formlosen Schreibansatz hatte ich bereits vor Jahren ausprobiert. Das Projekt hieß *Futuremind*, aber ein Freund titulierte es *Nevermind* (dt. etwa: »Lass gut sein«, d. Übers.), da es zu keinem Ende zu kommen schien und auch nie veröffentlicht wurde.

Etwa fünfundzwanzig Minuten nach Beginn der hyperbaren Sauerstofftherapie stellte sich ein starkes Gefühl von Klarheit ein, und ich wandte mich meinem Vorhaben zu. Innerhalb von Sekunden konnte ich förmlich *sehen*, wie die einzelnen Kapitel des Buches Gestalt annahmen, obwohl ich die Augen die ganze Zeit über geschlossen hatte. Ich konnte die Überschriften der Kapitel lesen und ihren Inhalt überfliegen. Dann erinnerte ich mich an das einzige Mal in meinem Leben, als ich eine ähnliche visuelle Erfahrung gemacht hatte. Damals war ich noch an der High School gewesen, hatte mit ein paar Freunden Marihuana geraucht und die Noten zu der Musik, die wir gerade hörten, vor mir *gesehen*. Nun aber hatte ich die volle Kontrolle, und da war nichts außer den Kapitelüberschriften, die ich alle auf einmal vor mir sah.

Ich entsann mich, gelesen zu haben, dass Mozart ganze Klaviersonaten auf einmal komponiert und sich beklagt habe, wenn er die Noten nicht schnell genug zu Papier bringen konnte. Als Erwachsener schrieb er Jahr für Jahr mehr Musik als die Beatles in ihrer gesamten Karriere. Mir war klar, dass ich nicht Mozart war, aber all dies ging mir durch den Kopf, als ich im Geist das fertige Manuskript durchblätterte und in mich hinein lächelte, weil mir das Material so vertraut vorkam.

Offenbar hatte ich bereits bestens bedacht, was ich schreiben wollte, und vermutlich griff mein Verstand auf Informationen zu, die ich mir schon im Unterbewusstsein zurechtgelegt hatte. Ein Teil von mir konnte freilich nicht umhin, sich zu fragen, ob ich »aus der normalen Zeit herausgetreten« war, wie das viele Schamanen von sich behaupten, um nach dem fertigen Buch zu suchen und es aus der Zukunft mitzubringen. Konnte es sein, dass ich Zugang zu einem relativistischen Raum-Zeit-Kontinuum und damit zu meinem Schicksal hatte? Und wenn dies der Fall war, würde es mir auch gelingen, einen Zustand künftiger Heilung für mich oder gar meine Klienten aufzuspüren, in dem sie ein langes und gesundes Leben führten?

Ich war versucht, an die Plastikröhre zu klopfen und die Schwester um Block und Bleistift zu bitten, um die Einzelheiten der Gliederung zu notieren. Aber das war gar nicht nötig, da ich mir jederzeit *das ganze Buch* ins Gedächtnis rufen konnte. Es handelte sich dabei auch nicht nur um den geschriebenen Text. Er war mit Gefühlen, Farben, Formen und Gerüchen versehen, da beim Betrachten des Manuskripts alle meine Sinne erwachten. Wie wir aus Kapitel 2 wissen, wird dieses Phänomen als Synästhesie oder Verschränkung von Sinneswahrnehmungen bezeichnet und tritt im Allgemeinen bei Menschen mit Inselbegabungen auf. Das Glutathion musste mein Gehirn gründlich vom »Schlamm« freier Radikale befreit und zusammen mit der Sauerstofffülle eine bislang unerreichte Synergie möglich gemacht haben.

Sofort nach Verlassen der Druckkammer notierte ich die Gliederung des gesamten Buches – sicher ist sicher. Vier Monate später überreichte ich meinem Verleger eine leicht verbesserte Version des Manuskriptes, das ich an jenem Tag in der Druckkammer »gesehen« hatte.

Inzwischen bekomme ich regelmäßig Glutathioninfusionen, da bei mir Einzelnukleotid-Polymorphismen oder SNPs festgestellt wurden, die auf eine gestörte Produktion des Enzyms Superoxiddismutase (SOD) hinweisen, das Mitochondrien, DNA und Proteine vor Schäden durch freie Radikale schützt. Noch wichtiger, als den Inhalt eines Buches »sehen« zu können, aber war, dass ich durch die intravenöse Verabreichung von Glutathion sehr viel Stress abbauen konnte. Dinge, über die ich mich früher aufgeregt hatte, waren nun weder belastend noch ärgerlich. Wenn ich den Kellner in einem Restaurant unhöflich fand, verdarb mir das nicht mehr die Mahlzeit. Wenn sich der Fahrer im Wagen vor mir rücksichtslos verhielt, ließ ich mich davon nicht mehr aus der Ruhe bringen. Ich stellte fest, dass ich viel gelassener mit Situationen umging, die früher mein Gewahrsein getrübt und eine emotionsgeladene Reaktion ausgelöst hätten.

■ ■ ■

David:
Die gesundheitliche Bedeutung
von Glutathion

Glutathion schützt vor Oxidation, wirkt entgiftend, unterstützt die Ausleitung von Schwermetallen und regeneriert wichtige Vitamine wie C und E. Dies rechtfertigt nun schon seit über zehn Jahren die Behandlungspläne für die intravenöse Verabreichung von Glutathion am Perlmutter Health Center. Glutathion ist Manna für die Mitochondrien. Es sorgt dafür, dass sie besser funktionieren, und schützt sie gleichzeitig vor den schädlichen Abfallprodukten der Energiegewinnung. Da so viele Krankheiten durch ein Versagen der Mitochondrien gekennzeichnet sind, lässt sich schwer sagen, wo die Grenze bei der Verabreichung dieser natürlichen Substanz zu ziehen ist. Wie ich bereits sagte, schule ich viele Menschen in der intravenösen Verabreichung von Glutathion. Viele von ihnen sind Mitglieder des American College for Advancement in Medicine (ACAM). Ein Verzeichnis der angeschlossenen Ärzte findet sich auf der Internetseite www.acam.org, und es lässt sich nach der Postleitzahl durchsuchen.

Die intravenöse Gabe von Glutathion bewirkt eine unmittelbare Verbesserung der mitochondrialen Funktion. Werden die Mitochondrien angeregt, hat das oft nicht nur bei kranken, sondern auch bei gesunden Menschen erstaunliche Folgen, wenn sie die Therapie mit Meditationsübungen kombinieren.

Verbindet man die Einnahme von Nahrungsergänzungsmitteln, die die Glutathionproduktion anregen, mit Glutathioninfusionen und hyperbarer Sauerstofftherapie, kann man eine nie da gewesene Stufe therapeutischer Intervention erreichen, um die lebensspendende Kraft der Mitochondrien zu erhöhen. Im Rahmen unseres ersten Intensivprogramms, das wir 2008 entwickelten, beschäftigten sich die Teilnehmer eine Woche lang intensiv mit schamanischer Energiemeditation. Darüber hinaus unterzogen sie sich der hyperbaren Sauerstofftherapie und bekamen Glutathioninjektionen. Auf die großen Erfolge, die wir mit dieser Methode erzielten, waren wir nicht recht vorbereitet.

■ ■ ■

Raus aus der Depressionsspirale

»Byron« war erfolgreicher Unternehmer und Eigentümer einer Kette von Lebensmittelläden. Er nahm an unserem Intensivprogramm teil, weil er sich ausgelaugt fühlte. Kein Wunder: Mit einem Dutzend Tassen Kaffee sowie Amphetaminen kam er gerade so durch den Tag, um sich abends mit Valium und hin und wieder einer entspannenden Dosis Oxycodon, einem Arzneistoff aus der Gruppe der Opioide, auszuknipsen. Mit anderen Worten, Byron stand mit dem Fuß gleichzeitig auf Gaspedal und Bremse. Der tägliche Cocktail aus Aufputsch- und Beruhigungsmitteln ermöglichte es ihm vorübergehend, sein mörderisches Pensum durchzuhalten. Aber irgendwann geriet sein Nervensystem in eine Depressionsspirale.

Wie viele Menschen, mit denen wir arbeiten, versuchte Byron, mit verschreibungspflichtigen Medikamenten und Drogen seine aus dem Gleichgewicht geratene Hirnchemie zu korrigieren und eine Funktionsstörung der Mitochondrien auszugleichen, die ihn nicht mehr mit lebenswichtiger Energie versorgten.

Zunächst mussten wir Byron helfen, Gehirn und Nervensystem zu entgiften. Die Drogen und Medikamente, die er einnahm, werden durchweg in der Leber abgebaut. Dort wird aber nicht nur ein Großteil des im Körper vorhandenen Glutathions produziert, das Glutathion spielt auch bei der Entgiftung dieses Organs eine wichtige Rolle. Wir wussten, wir mussten die Leber wieder flottbekommen, damit sie den Körper beim Abbau der Giftstoffe unterstützen konnte.

Alberto und seine Mitarbeiter begannen mit der Energieheilung, reinigten die Energiezentren seines Körpers und stellten die Geschlossenheit von Byrons Energiesystem wieder her. Er bekam bis zu vier Behandlungen täglich, einschließlich Massagen, Akupunktur und schamanischer Heilanwendungen. (Eine ausführliche Beschreibung der schamanischen Heilmethoden finden Sie in Alberto Villoldos Buch *Das geheime Wissen der Schamanen.*)

Zu Beginn konzentrierten sich Albertos Mitarbeiter darauf, Byrons HHN-Achse zu beruhigen. Mit schamanischen Energieheilungstechniken stellten sie sicher, dass er sich nicht mehr ständig in einem Zustand von Kampf oder Flucht befand. Seine HHN-Achse war so stark in Mitleidenschaft gezogen, dass er wie gelähmt war. Dies ist die normale Reaktion, wenn ein Mensch weder kämpfen noch flüchten kann.

Nach dem dritten Tag sagte Byron, er fühle sich so schwach wie nie und käme kaum aus dem Bett. Er verpasste zwei seiner morgendlichen Anwendungen. Wir – Alberto und David – bemerkten, dass er zu schnell entgiftete und sein Körper überfordert war. Die Entgiftungskanäle und -systeme waren überlastet, und sein Körper brauchte Hilfe, um die toxische Belastung für Gehirn und Nervensysteme zu reduzieren. Wir verordneten eine manuelle Lymphdrainagebehandlung, um die körperlichen Reinigungsprozesse zu unterstützen, verabreichten ihm frisch gepresste Biogemüsesäfte und baten ihn, sich den Rest des Tages auszuruhen.

Am nächsten Morgen kam er geradezu in unser Büro gehüpft, um zu berichten, er habe zum ersten Mal seit Jahren ohne Medikamente geschlafen. Er wirkte fröhlich und ausgeruht. Die schwarze Wolke, die über ihm geschwebt und die uns gleich bei der ersten Begegnung aufgefallen war, hatte sich offenbar verzogen.

Nun, da Byron etwas stärker war und sein Körper normal entgiftete, konnten Alberto und seine Mitarbeiter mit der tiefergehenden Energieheilung beginnen. Wir wollten das Trauma aus seinem Energiefeld entfernen, das seinen Drogenmissbrauch verursacht hatte.

Wir arbeiteten unmittelbar nach der hyperbaren Sauerstofftherapie mit ihm, wenn er voller Energie war. Nach einer seiner Behandlungen erzählte er von seinem alkoholabhängigen Vater, der ihn emotional misshandelt hatte, und wie sehr ihn die täglichen Attacken gezeichnet hatten, die im Alter von zehn bis zwölf Jahren begannen. Als wir den entsprechenden Abdruck aus seinem Energiefeld entfernten – wir gehen dabei nicht auf das Drama einer Geschichte ein, da dies beim schamanischen Heilen nicht nötig ist –, stellte sich allmählich ein Gefühl von innerem Frieden bei ihm ein.

Am letzten Tag des Intensivprogramms erzählte er Alberto, er habe seine Lebensaufgabe gefunden: Er sei nicht nur auf diese Welt gekommen, um Lebensmittelgeschäfte zu besitzen, sondern um Menschen mit echter, lebendiger Nahrung zu versorgen. Er beendete das Programm mit dem Gefühl, eine neue Richtung und einen neuen Sinn im Leben gefunden zu haben.

Drei Jahre später ist Byron immer noch drogenfrei. Er sagt, sein Denken sei klar, die geistige Benommenheit sei verschwunden und er könne ohne die Hilfe von Medikamenten schlafen. Zudem bewahre und stärke er sein neues, erleuchtetes Leben mit den in Kapitel 13, »Schamanische Übungen«, beschriebenen Kontemplationstechniken. Was seine beruflichen Pläne angeht, besitzt er inzwischen ein sehr beliebtes Restaurant, in dem gesundes und bekömmliches Essen serviert wird.

Kapitel 11

DAS GESCHENK
DER SCHAMANEN

Die Schamanen glauben, die Welt käme uns nur deshalb wirklich vor, weil wir sie dafür hielten. Sie glauben, unsere gesamte Wahrnehmung spiegle lediglich die Karte, die wir und unsere Kultur uns von der Natur der Realität gemacht hätten. Diese Karten seien in unserem, wie sie sagen, Lichtkörper gespeichert. Für die Wissenschaftler sind dies die neuronalen Netze in unserem Gehirn. Die Schamanen wissen, wenn sie die Außenwelt verändern möchten, müssen sie zunächst bei diesen inneren Karten ansetzen und die Abdrücke von Krankheit und Trauma aus dem Lichtkörper entfernen. Für sie ist der Lichtkörper der Bauplan für Gesundheit oder Krankheit. Aber wie weit reicht diese Metapher tatsächlich?

Biologen wissen, dass die Informationen für die Produktion von Proteinen zum Bau des menschlichen Körpers in nur fünf Prozent der nukleären DNA enthalten sind. Die restlichen fünfundneunzig Prozent werden als »Müll-DNA« bezeichnet, da es sich um nichtkodierende Sequenzen handelt. Was aber, wenn die übrigen fünfundneunzig Prozent eine Art »Bibliothek« der derzeit gerade nicht ausgewählten genetischen Möglichkeiten wären? Könnte es uns durch Veränderungen in der Genexpression gelingen, Krankheiten zu heilen und gesund zu bleiben? Was wäre, wenn die Heilung unseres Lichtkörpers uns dies möglich machte?

Sobald wir den Lichtkörper heilen, erhalten wir Zugang zu einem Wissen, das allen Menschen offensteht. Wir könnten uns darüber hinaus auf bislang ungeahnte Weise mit der Biosphäre verbinden, um die Qualität der uns zur Verfügung stehenden Informationen zu verbessern, und sie auf der Hardware installieren, die bereits in unserem Kopf vorhanden ist.

Die Große Vollkommenheit

Bön ist die uralte indigene spirituelle Tradition Tibets. Es heißt, die Linie der Lehrer sei vor fast 18.000 Jahren mit Tönpa Shenrab entstanden und um viele tausend Jahre älter als der Buddhismus. Tönpa Shenrab wurde in eine königliche Familie hineingeboren. Der Legende nach soll er das angenehme Leben im Palast hinter sich gelassen und sich zum Berg Kailash begeben haben, wo er meditierte und Erleuchtung erlangte. Noch heute gehen die Anhänger der Bön-Religion zum Fasten und Beten in die Natur hinaus, um den Lichtkörper zu heilen und ein besseres Verständnis für die Mechanismen des Geistes und des Bewusstseins zu gewinnen.

Eine wesentliche Lehre des Bön ist Dzogchen (die Große Vollkommenheit). Sie besagt, wenn man mit speziellen Methoden den Lichtkörper geheilt habe, könne man sogar den Tod des Körpers überleben.

Nach der Einführung des Buddhismus in Tibet im 7. Jahrhundert sanken die bis zum heutigen Tag schamanistisch gebliebenen Bön-Traditionen in der Gunst der königlichen Familien. 1987 aber erkannte der Dalai Lama, der auch Dzogchen-Meister ist, Bön als eine der fünf Schulen des tibetischen Buddhismus an und verbat die Diskriminierung ihrer Anhänger.

In der Praxis des Dzogchen entsteht ein Lichtkörper frei von Trauma- oder Krankheitsabdrücken. Wie es heißt, ist dies der natürliche und ursprüngliche Zustand eines nicht konditionierten Geistes. In dieser Haltung fällt das Meditieren leicht und durchdringt auch die

Aktivitäten des Alltags. Man muss sich nicht mehr in eine einfache Höhle oder ein Kloster zurückziehen, um inneren Frieden und Freude zu finden.

Während sich Ihr Lichtkörper erholt und Sie zu Ihrem natürlichen Geisteszustand finden, werden sich allmählich innerer Friede und Gleichmut einstellen und Sie ganz und gar umstrahlen. Je weiter die Erleuchtung fortschreitet, desto heller wird auch Ihr Körper erstrahlen. Die Menschen werden merken, dass über Ihnen keine sprichwörtliche dunkle Wolke mehr schwebt oder Ihre düstere Stimmung verflogen ist. Ein neues Strahlen wird von Ihnen ausgehen.

Die ersten schamanischen Traditionen

Eingebettet ins imposante Himalayagebirge war Tibet weitgehend vor den plündernden Armeen geschützt, die im Laufe der Jahrhunderte große Teile Asiens belagerten. Die ersten Anzeichen für ein erwachendes schamanisches Bewusstsein finden wir allerdings außerhalb des Landes bei den Grabstätten in der Höhle von Shanidar im irakischen Kurdistan. Dort fanden der Archäologe Ralph Solecki und seine Mitarbeiter von der Columbia University eine kunstvolle Grabstätte der Neandertaler, die sie auf etwa 80.000 v. Chr. datierten. Die entdeckten Überreste legen nahe, dass die Neandertaler, anders als allgemein angenommen, keine primitiven, ungeschlachten Geschöpfe waren, sondern ihre Toten kunstvoll beerdigten. Daraus lässt sich auf das Bewusstsein für ein Leben nach dem Tode schließen. Ferner wird vermutet, dass an diesem Ort auch Schamanen die Kranken und Verletzten versorgt und ihnen Blumen- und Kräutermedizin verabreicht haben. Pollenfunde weisen auf die Verwendung von Heilpflanzen wie Schafgarbe, Geiskraut, Traubenhyazinthe und Stockrosen hin.

Vieles, was heute selbstverständlich ist, galt einst als mystisch und versetzte die breite Masse der Bevölkerung in Ehrfurcht. Wer weiter zählen konnte als bis zwanzig, ohne Finger und Zehen zur Hilfe zu nehmen, wer dividieren oder multiplizieren konnte, galt als begnadet. Erste Hinweise auf das Zählen gibt der ungefähr dreißigtausend Jahre alte Beinknochen eines Wolfs, den der Anthropologe Karel Absolon 1937 in der Tschechoslowakei entdeckte.[1] Er war mit fünfundfünfzig Kerben versehen. Die Scharten fünfundzwanzig und sechsundzwanzig waren etwas tiefer und markierten möglicherweise die Zeit der Menstruation einer Dorfbewohnerin. Die Schamanen waren Heiler und Zeremonienmeister, sie kümmerten sich um Geburten und Todesfälle. Sie waren aber auch die ersten Astronomen und Mathematiker. Die ältesten Indizien für eine Kultur, die den Wert der Kreiszahl Pi (3,1416) kannte, gibt die 2500 v. Chr. erbaute Cheops-Pyramide in Gizeh. Sie hat einen Umfang von 1760 Königsellen und eine Höhe von 280 Königsellen, was einem Verhältnis von 1760 : 280 und damit genau dem Doppelten der Kreiszahl Pi entspricht. Dies fällt mit weiteren historischen Hinweisen auf das Erwachen des präfrontalen Kortex wie etwa mit der Entdeckung des Alphabets zusammen. Auch die ersten Schriften beschäftigen sich mit der Kreiszahl Pi, was allerdings erst sechshundert Jahre nach Fertigstellung der Cheops-Pyramide der Fall sein sollte.

Der präfrontale Kortex ermöglichte es manchen Menschen, das Wesen der Zeit zu verstehen und Sonnen- und Mondfinsternisse sowie Tag- und Nachtgleichen vorherzusagen. Derartige Demonstrationen eines Wissens um künftige Ereignisse dürften weniger aufgeklärte Menschen tief beeindruckt haben. Die ersten Astronomen wie etwa die Schamanen der Dogon gehörten religiösen Gruppen an, die die Himmelskörper bestimmten Göttern zuordneten oder sie selbst als Götter verehrten. Die in Hieroglyphen verfassten Maya-Handschriften enthielten detaillierte Tabellen zur Berechnung der

Mondphasen und der Präzession der Tag- und Nachtgleichen. Die Astronomen der Maya waren sogar so versiert, dass sie vorhersagen konnten, zur Wintersonnwende am 21. Dezember 2012 würden Sonne und Erde in Konjunktion zum Äquator unserer Milchstraße stehen. Moderne Astronomen bestätigen, dass dies nur alle sechsundzwanzigtausend Jahre vorkommt. (Die Maya glaubten, dieses kosmische Ereignis stünde für die Veränderung, nicht die Zerstörung der Welt.) Die westliche Welt wandte den Blick fast ausschließlich nach außen und erforschte die Bewegungen der Planeten, den Ursprung des Universums und die Evolution der Spezies. Die Weisen hingegen blickten auch nach innen, um das Wesen des Geistes und des Bewusstseins zu erkunden.

Zeitloses Gewahrsein

Die Schamanen stellten fest, sobald der Lichtkörper von allen Traumata befreit war, konnte man das menschliche Gewahrsein so weit verfeinern, dass man in der Lage war, sowohl erfreuliche als auch gefährliche künftige Ereignisse abzusehen. Menschen, die diese schlummernden Fähigkeiten weckten, konnten die Jäger an die Stellen führen, an denen am nächsten Tag die Büffel grasten. Sie konnten die Bewohner ihres Dorfes vor einem nahenden Tsunami warnen und den Fischern den Weg zu ihrem Fang weisen. Auf diese Weise erwarben sie sich unter Ihresgleichen die angesehene gesellschaftliche Position der Weisen. Skeptiker bemühen sich nach Kräften, die Existenz dieser prophetischen Fähigkeiten zu widerlegen, aber viele Beweise sprechen dafür.

Eines der bekanntesten Beispiele für die Fähigkeit der Schamanen, große Chancen für ihr Volk vorherzusehen, stammt aus dem 19. Jahrhundert. Damals veranlasste die Regierung der Vereinigten

Staaten die Umsiedelung der Osage aus ihrem Jagdgebiet in Missouri. Die heiligen Männer der Osage rieten ihrem Volk, ein Stück Land in Oklahoma zu besiedeln, das fast ausschließlich aus steinigen Wiesen und kargen Hügeln bestand und für die europäischen Siedler wenig reizvoll war. Sie versicherten den Menschen, wenn sie sich dort ansiedelten, würde die Erde viele Generationen lang für sie sorgen.

Eine schwarze, klebrige Substanz, die zwischen den Felsen hervorquoll und die Quellen verschmutzte, machte das Land besonders unattraktiv. Erst später sollte sich herausstellen, dass die Osage auf einem der reichsten Öl- und Gasvorkommen in ganz Nordamerika saßen. Michael Wallis erzählt die Geschichte in seinem Buch *Oil Man: The Story of Frank Phillips and the Birth of Phillips Petroleum*: »Einer der Visionäre sagte, er habe das Ende der alten Sitten und Gebräuche ebenso so klar gesehen wie den Sommerhimmel. Seine Visionen zeigten ihm, dass noch mehr weiße Männer kommen würden. Er konnte sogar ihre seltsamen Maschinen beschreiben, die schnaubten und brüllten wie eiserne Büffel.«

Die Visionen ihrer Weisen machten die Osage in Osage County, Oklahoma, zu einem der wohlhabendsten Völker Amerikas. Ihre Geschichte zeigt, dass wir manchmal die besten Entdeckungen machen, wenn wir auf unsere Ahnungen vertrauen und die Zeichen der Natur korrekt deuten. Schamanische Praktiken (und ein optimal funktionierendes Gehirn) unterstützen die Entwicklung der Intuition, was den Osage großen Reichtum bescherte.

Der Lichtkörper

Es gibt viele Möglichkeiten zum Informationsaustausch mit der Umwelt. Manchmal genügt es schon, eine essbare Pflanze zu verzehren, aus einer Quelle zu trinken, die Lungen mit frischer Luft zu füllen oder sich zu sonnen. Wir wissen inzwischen, dass der Verzehr von frischem, reifem Obst die Gewebe und Zellen sowohl mit Brennstoff als auch mit Informationen über die unmittelbare Umgebung versorgt, und dass das Wasser eines klaren Baches den Durst stillt und den Körper über das Ökosystem informiert.

Diese Kommunikation mit der Biosphäre findet auch bei der Verstoffwechselung der aufgenommenen Nahrung statt. Der westliche Mensch betrachtet zum Beispiel Brot lediglich als Kalorienquelle. In Wirklichkeit gelangen mit der Nahrung auch Informationen in den Körper. Die Weizenähre, aus der das von Ihnen verzehrte Brot geknetet und gebacken wurde, hat ein biologisches Gedächtnis. Darin ist gespeichert, wie viel Regen sie bekommen hat, wie gut sie versorgt wurde und sogar, welche Hände sie geerntet haben.

Pflanzliche und tierische Nahrung liefert Ihrem Körper nicht nur Kalorien oder Brennstoff, sie versorgt Ihre Gene auch mit Informationen. Der neue Forschungszweig der Nutrigenomik untersucht, auf welche Weise die Nahrung den Zellen Aufschluss über die Umwelt geben kann. Die Grundlage dieser neuen Wissenschaft bildete das Verständnis, dass sich unsere Gene in den letzten zehntausend Jahren nicht maßgeblich verändert haben – wohl aber unsere Ernährung. Verschiedene Ernährungsformen führen zu verschiedenen Mustern der Genexpression, wodurch jeweils andere Proteine synthetisiert werden und sich auch der Energiestoffwechsel verändert. Bevor die Europäer den amerikanischen Doppelkontinent eroberten, war dort zum Beispiel eine Art Leichtbier das einzige durch Gärung hergestellte Getränk. Alkohol in Form von Whisky war völlig unbekannt. Dies erklärt, weshalb vielen indigenen Völkern das für den Alkoholabbau nötige Enzym Aldehyddehydrogenase fehlt und Indianer kaum Alkohol vertragen. In Landstrichen mit viel Milchwirtschaft entwickelte ein hoher Prozentsatz der Europäer ein Gen, das die Verdauung von Laktose ermöglicht, während in anderen Teilen der Welt viele Menschen laktoseintolerant blieben.

Im Laufe der Jahrtausende konnten sich die Arten dank der aus der Biosphäre – aus Luft, Wasser, Sonnenlicht und Nahrung – gewonnenen Informationen verhältnismäßig langsam an Umweltveränderungen anpassen. Wenn wir Enten im Wasser sehen, verstehen wir, warum sie Schwimmfüße haben. Wenn wir beobachten, wie Giraffen die Blätter von hohen Bäumen fressen, erklärt dies die langen Hälse der Tiere. Wozu aber hat der Mensch ein so großes Gehirn?

Warum sollten der Natur Intelligenz und Bewusstsein als Auswahlkriterien dienen, obwohl rohe Gewalt, dicke Muskeln, große Schnelligkeit und scharfe Zähne viele Spezies so erfolgreich machen? Die Dinosaurier verschwanden nicht etwa wegen ihres kleinen Gehirns. Sie kamen bestens zurecht, und nichts deutete darauf hin, dass eine andere Spezies ihnen ihre Vormachtstellung zu Land und in der Luft streitig machen könnte.

Es wird allgemein angenommen, die Dinosaurier seien infolge einer Katastrophe aus dem All verschwunden, als gegen Ende der Kreidezeit vor 65 Millionen Jahren ein großer Meteorit auf der Erde einschlug und alle großen Tiere vom Erdboden fegte. Die Säugetiere überlebten, weil sie so winzig waren, nicht weil sie intelligenter oder bei ihnen das Verhältnis zwischen Gehirn und Körpergewicht vorteilhafter gewesen wäre. Die Herrschaft der Dinosaurier dauerte über hundert Millionen Jahre. In dieser Zeit lebten winzige Säugetiere, die meist nicht größer waren als eine Maus, Seite an Seite mit den großen Reptilien. Die Säugetiere waren also keineswegs eine überlegene Lebensform, die die Riesen verdrängt hätte. Sie waren einfach die glücklichen Nutznießer einer verheerenden Katastrophe aus dem All. Nach dem Ende der Dinosaurier übernahmen die Säugetiere die Herrschaft auf Erden und entwickelten sich zum bevorzugten Ausdruck von Intelligenz der Natur.

Wir wollen eine nahezu mystische Interpretation der natürlichen Selektion präsentieren, da wir glauben, dass die Natur den Menschen nach dem Kriterium vom »Überleben des Klügsten«, nicht des Wildesten oder Schnellsten ausgewählt hat. Warum sonst sollte ihm die Natur ein so großes Gehirn aufbürden, dass der Kopf nur unter größten Schwierigkeiten durch den Geburtskanal passt? Warum sind menschliche Säuglinge hilflos und nicht in der Lage, für sich selbst zu sorgen, während ein neugeborenes Fohlen seiner Mutter schon eine Stunde nach der Geburt hinterherlaufen kann?

Die Informationen, die aus der Natur eingehen und von uns verarbeitet werden, betreffen in erster Linie unsere Nahrung, unsere Ernährung sowie die Selbsterhaltung. Ihre Verarbeitung beansprucht allerdings nur einen sehr geringen Anteil unserer Gehirnkapazität. Unter Umständen werden wir dank unseres präfrontalen Kortex einen völlig neuen Satz von Instruktionen aus der Natur entschlüsseln und herunterladen können. Die alten Weisen hielten dies durchaus für möglich. Sie glaubten, ihre Praktiken würden es ihnen gestatten, ihrem Lichtkörper neue biologische Anweisungen zu geben, mit denen sie sich heilen und ein langes Leben führen konnten.

Diese neuen Informationen verbesserten die Qualität ihres Lichtkörpers und unterstützten sie bei der Genesung. Die Instruktionen dienten ferner dazu, die künftige biologische Entwicklung vorwegzunehmen, aus der normalen, linearen Zeit herauszutreten und zu lernen, sich in der Zeitlosigkeit oder Unendlichkeit zurechtzufinden. Ihre Praktiken ermöglichten es den Weisen im Amazonas, die Formel für die Herstellung von Curare ohne eine schier endlose Reihe aus Versuch und Irrtum zu finden, und den Sehern der Osage, ihr Volk in ein Land großer Chancen zu führen, das alle anderen für unfruchtbar und leblos hielten.

■ ■ ■

Alberto:
Claires Lichtkörper

»Claire« war Fotografin und Autorin. Bei der jährlichen Vorsorgeuntersuchung entdeckte ihr Arzt einen tief unter dem Muskelgewebe verborgenen Knoten in ihrer Brust und bat sie, in der folgenden Woche zur Biopsie zu kommen. Claire hatte an der Healing the Light Body School eine Ausbildung in Energieheilung absolviert und rief sofort bei mir an, um einen Termin zu vereinbaren. Ich war wochenlang ausgebucht, nahm mir aber am Samstag Zeit für sie. Ich wusste, wie wichtig es war einzuschreiten, bevor eine Diagnose gestellt wurde und man sie möglicherweise als Krebspatientin abstempelte.

Im Laufe des Jahres tauchen öfter Krebszellen im Körper auf und werden fast immer automatisch von unserem Immunsystem beseitigt. Wird in einer dieser Phasen zufällig eine Diagnose gestellt, können wir vorschnell zu Krebspatienten erklärt werden. Ich möchte betonen, dass ich Ihnen keineswegs empfehle, die Vorsorgeuntersuchungen einfach ausfallen zu lassen. Ich möchte Sie aber daran erinnern, dass Ihr Körper über enorme Selbstheilungskräfte verfügt.

Bei dem Termin mit Claire hörte ich mir ihre Geschichte an und erreichte dabei nach wenigen Minuten den Zustand tiefer Meditation, in dem ich im Lichtkörper anderer Menschen lesen kann. Ich bemerkte eine dunkle Energiewolke über Claires linker Brust, die bereits angefangen hatte, in ihrem Gewebe »Wurzeln« zu schlagen. Diese dunklen Wolken sind stets ein Hinweis auf Erkrankungen, und ich machte mir Sorgen um Claire.

Wir nahmen einen Illuminationsprozess vor, der das Herzstück schamanischer Energieheilung ist. Nachdem ich ein paar Minuten daran gearbeitet hatte, die dunkle Masse aus ihrem Feld zu entfernen, löste sie sich allmählich auf. Eine solche Energie wird als »Abdruck«

oder »Signatur« bezeichnet und ist oft das Überbleibsel eines früheren Traumas. Während ich mit Claires Lichtkörper arbeitete, fiel mir auf, dass sie leise weinte und ihr die Tränen über die Wangen liefen. Am Ende der Sitzung erkundigte ich mich, was sie erlebt hatte. Sie erzählte mir, als sie noch ein Kind gewesen sei, sei ihr Stiefbruder oft zu ihr ins Bett geschlüpft, habe sie festgehalten und gestreichelt, während sie wie erstarrt dalag und nicht um Hilfe rufen konnte. Während des Illuminationsprozesses steigen nicht selten Gefühle und Bilder traumatischer Erfahrungen an die Oberfläche. Diese Traumata hinterlassen Abdrücke im Lichtkörper, die später körperliche Erkrankungen verursachen.

Als Claire am folgenden Dienstag zur Biopsie erschien, konnte ihr Arzt bei der Ultraschalluntersuchung keinen Knoten mehr in ihrer Brust entdecken. Er war fassungslos und sagte später, so etwas würde nicht ohne Weiteres wieder verschwinden. Claire lächelte nur und sagte: »Offenbar doch.« Der Arzt bat sie, am nächsten Tag noch einmal zur Nachkontrolle zu kommen. Seither geht sie zwei Mal jährlich zur Untersuchung und alle Tests sind ohne Befund.

Ich erkläre den Schülerinnen und Schülern der Healing the Light Body School, dass es einen Unterschied zwischen Heilen und Behandeln gibt. Heilen ist Sache des Schamanen. Behandeln ist Sache der Medizin und besteht darin, dass man Maßnahmen gegen eine Erkrankung ergreift. Beim Heilen widmet man sich der eigentlichen Krankheitsursache, bei der es sich im Allgemeinen um ein Trauma und die giftigen Gefühle handelt, die den Kranken den Zugang zu Freude und Gesundheit versperren. Diese Abdrücke sind im Lichtkörper gespeichert, der – wie ich glaube – ein leuchtender »Spiegel« der neuronalen Netze in unserem Gehirn ist. Viele Forscher glauben, der Lichtkörper sei nur eine von der elektrischen Aktivität des Gehirns und des Nervensystems erzeugte Aura. Die Schamanen aber halten ihn für das, was Körper, Gehirn und Nerven-

system erschafft. Der Lichtkörper durchdringt und ordnet den Körper wie das Energiefeld eines Magneten die Eisenspäne auf einer
Glasplatte.

Heilung findet statt, wenn wir die Traumaabdrücke aus der leuchtenden Matrix entfernen, die alles Leben umhüllt und beseelt.

Kapitel 12

MACHEN SIE IHR GEHIRN FIT FÜR DIE ERLEUCHTUNG

Inzwischen ist allgemein anerkannt, dass Ernährung und Bewegung eine wichtige Rolle bei Herzerkrankungen spielen. Wenn es um die Gesundheit des Gehirns geht, werden derartige Erwägungen aus Gründen, die nicht ohne Weiteres ersichtlich sind, allerdings praktisch ignoriert. Dabei bestätigen zahlreiche zuverlässige wissenschaftliche Untersuchungen, wie wichtig Ernährung und körperliche Bewegung sind, da wir sie entsprechend steuern können, um Gesundheit und Funktion des Gehirns zu fördern.

Natürlich ist es wichtig, dass man sich darum bemüht, die Gesundheit des Gehirns zu erhalten und zu verbessern. Sie sollten darüber allerdings nicht vergessen, dass dieselben Maßnahmen aus dem Bereich der Ernährung und der Lebensführung der Schlüssel sind, um unmittelbaren Einfluss auf Ihre Genexpression zu nehmen. Sie ermöglichen es Ihnen, Ihr genetisches Schicksal zu verändern und bereiten Ihr Gehirn darauf vor, die Vorteile der Meditation zu nutzen und zu integrieren.

Weniger essen, gesünder leben

Wenn man das Gehirn optimieren, die Neurogenese anregen und ein fruchtbares Umfeld für den zur Bildung neuer neuronaler Netze so entscheidenden Prozess der Neuroplastizität schaffen möchte, besteht die vielleicht wichtigste Maßnahme im Bereich der Ernährung in einer Kalorienreduktion. Die folgenden Punkte erklären den biologischen Nutzen sowohl des Fastens als auch einer Reduktion der Gesamtkalorienaufnahme:

- Es fallen weniger freie Radikale an.
- Die Mitochondrien können mehr Energie in Form von Adenosintriphosphat (ATP) erzeugen.
- Die Anzahl der Mitochondrien erhöht sich, da neue Zellkraftwerke entstehen.
- Es wird mehr Wachstumsfaktor BDNF gebildet.
- Es findet weniger Apoptose oder Selbstmord von Gehirnzellen statt.
- Der Nrf2-Signalweg wird aktiviert. Entzündungsprozesse im Gehirn flauen ab, die Entgiftung wird verbessert, der Schutz vor Oxidation erhöht.

Wenn man fastet und weniger Kalorien zu sich nimmt, hat dies offensichtlich weitreichende und tiefgreifende Auswirkungen auf die Gesundheit des Gehirns. Ein kurzer Blick auf die Liste der Vorteile genügt. Sie sind so umfassend, da ist schwer vorstellbar, dass moderne medikamentöse Behandlungen diese Palette auch nur annähernd abdecken könnten. Überdies ist seit buchstäblich Tausenden von Jahren bekannt, wie wirksam diese einfachen Maßnahmen die Gehirnfunktion verbessern und den Weg für gedankliche Klarheit bereiten.

Wir fangen gerade erst an zu verstehen, wie groß das Potenzial unseres Gehirns eigentlich ist. Wie oft schon haben wir gehört, der Mensch würde nur zehn oder zwanzig Prozent davon nutzen? Sieht man von dem genauen Prozentsatz einmal ab, geht es darum, dass zwischen unseren Ohren riesige Ressourcen brachliegen und wir erst jetzt allmählich lernen, *sowohl* in spiritueller *als auch* in wissenschaftlicher Hinsicht Zugang dazu zu finden.

Lassen Sie uns herausfinden, wie Sie das Potenzial Ihres Gehirns voll ausschöpfen können.

Der evolutionäre Vorteil Ihres Gehirns

Einer der wichtigsten Unterschiede zwischen dem Menschen und allen anderen Säugetieren ist die Größe seines Gehirns im Vergleich zum Rest seines Körpers. Natürlich gibt es Säugetiere mit sehr viel mehr Gehirnmasse. Die Forscher wissen jedoch, dass größere Tiere schlicht deshalb ein größeres Gehirn benötigen, um ihre größeren Körper steuern zu können. Das Gehirn eines Elefanten etwa wiegt 7500 Gramm und ist damit sehr viel größer als das 1400 Gramm leichte menschliche Modell. Es ist also offensichtlich sinnlos, Vergleiche bezüglich »Grips« oder Intelligenz ausschließlich an der Größe festzumachen. Was die funktionelle Kapazität angeht, interessieren sich die Wissenschaftler für das Verhältnis zwischen der Größe des Gehirns und der Größe des gesamten Körpers. Das Gehirn eines Elefanten macht 1/550stel, das menschliche Gehirn 1/40stel des jeweiligen Gesamtkörpergewichts aus. Somit hat das menschliche Gehirn einen Anteil von 2,5 Prozent, verglichen mit dem Elefanten, dessen riesiges Gehirn lediglich einen Anteil von 0,18 Prozent an seinem Gesamtgewicht hat.

Noch wichtiger als der Umstand, dass wir mit reichlich Gehirnmasse gesegnet sind, ist allerdings, dass das menschliche Gehirn Gramm für Gramm unverhältnismäßig viel Energie verbraucht. Obwohl es nur 2,5 Prozent vom Gesamtkörpergewicht ausmacht, verbraucht es unglaubliche 22 Prozent der Energie, wenn sich der Körper im Ruhezustand befindet. Damit ist sein Kalorienverbrauch im Vergleich zum Körpergewicht um 350 Prozent höher als bei den Menschenaffen wie Gorillas, Orang-Utans und Schimpansen.

Das menschliche Gehirn braucht also viele Kalorien, um zu funktionieren. Zum Glück verfügen wir dank unseres großen und leistungsstarken Denkapparates über die Fähigkeiten und die Intelligenz, die Versorgung auch in Notzeiten zu sichern und Nahrungsvorräte für die Zukunft anzulegen. Dass wir überhaupt Zukunftspläne schmieden können, ist nicht nur von der Größe, sondern auch von anderen einzigartigen Aspekten des menschlichen Gehirns abhängig.

Es ist sehr eindrucksvoll, wenn man sich vorstellt, wie der frühe *Homo sapiens* durch eine trockene Ebene zieht und mit Tieren ums Überleben kämpft, die zwar ein kleineres Gehirn, dafür aber größere Klauen haben und sehr viel schneller sind. Allerdings hatten unsere frühen Vorfahren selbst im Vergleich zu unseren engsten Verwandten unter den Primaten einen weiteren großen Vorteil. Das menschliche Gehirn hat einzigartige biochemische Abläufe entwickelt, die in Zeiten der Nahrungsknappheit enorm nützlich sind: Es kann im Gegensatz zu den anderen Säugetieren in Hungerphasen auf eine andere Energiequelle umstellen. Gewöhnlich wird das Gehirn mit der aus der täglichen Nahrung gewonnenen Glukose versorgt. Auch zwischen den Mahlzeiten ist eine stete Zufuhr gesichert, denn dann baut der Körper das hauptsächlich in der Leber und den Muskeln vorhandene Glykogen – eine Speicherform der Glukose – ab.

Die Glykogenspeicher ermöglichen allerdings nur eine vorübergehende Versorgung mit Glukose. Wenn sie sich leeren, schaltet der Stoffwechsel um, und wir stellen über den treffend benannten Prozess der Gluconeogenese neue Glukosemoleküle her. Dazu benötigen wir Aminosäuren aus dem Abbau von Proteinen, die in erster Linie aus den Muskeln stammen. Die Gluconeogenese versorgt den Körper zwar mit der nötigen Glukose, geht aber leider auf Kosten der Muskelmasse, was für einen hungrigen Jäger und Sammler alles andere als vorteilhaft ist.

Der menschliche Körper kennt allerdings eine letzte Möglichkeit, das anspruchsvolle Gehirn auch in Notzeiten mit lebensnotwendigem Brennstoff zu versorgen. Wird keine Nahrung zugeführt, beginnt die Leber nach etwa drei Tagen, sogenannte Keto- oder Ketonkörper aus dem vorhandenen Körperfett herzustellen. Einer davon – die Beta-Hydroxybuttersäure oder 3-Hydroxybutansäure – gilt als besonders guter Brennstoff für das Gehirn und sorgt dafür, dass die kognitiven Funktionen des Menschen auch in längeren Hungerphasen erhalten bleiben.

Die einzigartige Möglichkeit, das Gehirn mit verschiedenen Brennstoffen betreiben zu können, reduziert die Abhängigkeit von der Glukoneogenese. Es werden weniger Aminosäuren verbraucht und dadurch die Muskeln geschont. Die Vorteile für einen hungrigen *Homo sapiens* auf Nahrungssuche, der auf diese Weise den Abbau von Muskelmasse verringern kann, liegen auf der Hand. Die einmalige Fähigkeit, Beta-Hydroxybuttersäure als Gehirnbrennstoff nutzen zu können, unterscheidet uns von unseren nächsten tierischen Verwandten, erhält unsere kognitive Funktion und erhöht so die Wahrscheinlichkeit, die im Laufe der menschlichen Geschichte allgegenwärtigen Hungersnöte zu überstehen.

Dieser Stoffwechselweg steht ausschließlich dem *Homo sapiens* offen und trägt unter Umständen zur Klärung einer der umstrittensten anthropologischen Fragen bei, nämlich wieso unsere Verwandten, die Neandertaler, ausgestorben sind. Beim Gehirn spielt die Größe offenbar durchaus eine Rolle, und das Gehirn des Neandertalers war ungefähr 20 Prozent größer als das des *Homo sapiens*. Wieso also ist er vor etwa 40.000 Jahren in einer verhältnismäßig kurzen Zeitspanne von ein paar tausend Jahren so plötzlich verschwunden? Die offizielle Meinung der Wissenschaftler lautet nach wie vor, seine geistige Lethargie sei für sein Aussterben verantwortlich gewesen. In seinem Buch *A Brain for All Seasons* beschrieb Neurobiologe William H. Cal-

vin die Neandertaler so: »Ihre Art zu leben führte häufiger zu Kno-
chenbrüchen. Sie wurden kaum älter als vierzig Jahre. Obwohl sie
ähnliche Werkzeuge herstellten wie die Angehörigen der angrenzenden Spezies, hatten sie kaum etwas [von dem] für das Verhalten des
modernen *Homo sapiens* typischen Erfindungsgeist.«[1]

Es ist einfach und fast schon Dogma anzunehmen, der clevere
Homo sapiens habe den Neandertaler »ausgelöscht«. Inzwischen
glauben jedoch viele Wissenschaftler, dass Hungersnöte entscheidend zu seinem Verschwinden beigetragen haben könnten. Vielleicht
war der Neandertaler biologisch nicht in der Lage, Beta-Hydroxybuttersäure als Brennstoff für den Gehirnstoffwechsel zu nutzen. Es fehlte ihm deshalb an der »geistigen Ausdauer«, um durchzuhalten. Falls
er bei der Versorgung des Gehirns auf die Glukoneogenese angewiesen war, hätte dies den beschleunigten Abbau von Muskelgewebe zur
Folge gehabt, bis er irgendwann keine Beute mehr jagen oder keine
Orte mit besseren pflanzlichen Nahrungsquellen mehr aufsuchen
konnte. Somit war sein Aussterben vielleicht gar nicht auf die unmittelbare Auseinandersetzung mit dem *Homo sapiens*, sondern vielmehr auf eine einfache biochemische Unzulänglichkeit zurückzuführen.

Aber unsere Fähigkeit, Beta-Hydroxybuttersäure als Brennstoff
für das Gehirn zu verwenden, ist viel mehr als ein rettendes Überbleibsel aus unserer Zeit als Jäger und Sammler. George F. Cahill von
der Harvard Medical School sagte: »Jüngste Studien zeigen, dass das
wichtigste ›Keton‹, die Beta-Hydroxybuttersäure, nicht nur irgendein
Brennstoff, sondern ein ›Superbrennstoff‹ mit einer effektiveren
ATP-Bereitstellung ist als Glukose … Außerdem schützt es Nervenzellen in Gewebekulturen vor Giftstoffen, die mit der Alzheimer- und
der Parkinson-Krankheit in Verbindung gebracht werden.«[2]

Wie Dr. Cahill und andere Forscher feststellen, ist die Beta-Hydroxybuttersäure nicht nur ein Superbrennstoff. Sie wirkt sich auch in

manch anderer Hinsicht positiv auf Gesundheit und Funktion des Gehirns aus. Im Grunde wird vermutet, dass sie viele der Vorteile der Kalorienreduktion und des Fastens unterstützt und unter anderem einen besseren Oxidationsschutz gewährt, die Energiegewinnung in den Mitochondrien sowie deren Zahl erhöht, das Überleben der Zelle verbessert und den BDNF-Spiegel anhebt, was zu einer vermehrten Neubildung von Gehirnzellen führt (Neurogenese).

Fasten

Wir wissen bereits, weshalb wir die Kalorienzufuhr senken müssen, wenn wir den BDNF-Spiegel erhöhen und damit die Bildung neuer sowie die Funktion bereits vorhandener Gehirnzellen anregen möchten. Die Vorstellung, die tägliche Kalorienaufnahme deutlich senken zu müssen, dürfte vielen Menschen nicht behagen, obwohl es sich dabei um eine äußerst wirkungsvolle Methode zur Steigerung der Gehirnfunktion und des allgemeinen Wohlbefindens handelt.

Interessanterweise können sich viele Menschen viel eher mit der Vorstellung anfreunden, gelegentlich einen Fastentag einzulegen. Wir definieren Fasten als regelmäßige und feste Phasen des vollständigen Nahrungsverzichts. Während unseres Fastenprogramms ist es gestattet, Wasser zu trinken. Forschungen zeigen, dass viele der gesundheits- und gehirnförderlichen genetischen Prozesse, die durch die Kalorienreduktion aktiviert werden, auch beim Fasten angeregt werden. Dies gilt sogar dann, wenn nur relativ kurz gefastet wird. Das Fasten wirkt unmittelbar auf die DNA und befiehlt den Genen, ein verblüffendes Spektrum von Stoffen zu produzieren, die Gesundheit und Funktion des Gehirns verbessern.

Das Fasten setzt nicht nur die genetischen Mechanismen für die BDNF-Produktion in Gang, sondern aktiviert auch den Nrf2-Signalweg. Damit sorgt es für eine bessere Entgiftung, lindert Entzündungsprozesse und fördert die Produktion gehirnschützender Antioxidantien. Das Fasten verändert den Gehirnstoffwechsel, da nun nicht mehr Glukosemoleküle, sondern Ketonkörper als Brennstoff verwendet werden. Wenn das Gehirn Ketone verstoffwechselt, wird sogar die Apoptose eingeschränkt und die mitochondrialen Gene wenden sich der Herstellung neuer Mitochondrien zu. Das Fasten veranlasst die Umstellung des Gehirnstoffwechsels, wirkt sich besonders auf die DNA der Mitochondrien aus und erhöht damit die Energieproduktion. Es ebnet zudem einer besseren Gehirnfunktion und Klarheit sowie einer tieferen Verbindung mit der göttlich weiblichen Energie den Weg.

Da Beta-Hydroxybuttersäure die Gehirnfunktion verbessert, prüft die Alzheimer-Forschung, wie wir die Aufnahme dieses wertvollen Ketons im Gehirn erhöhen können, ohne fasten zu müssen. Wissenschaftler erklärten in einem jüngst in der Fachzeitschrift *Neurobiology of Aging* erschienenen Artikel, beim Verzehr einfacher Fette, sogenannter mittelkettiger Triglyzeride (MCTs), in Form von MCT-Öl würde sich der Beta-Hydroxybuttersäure-Spiegel bereits nach neunzig Minuten deutlich erhöhen. Vor allem aber war im Vergleich zur Placebogruppe eine klare Verbesserung der kognitiven Funktion bei den Patienten festzustellen, die das MCT-Öl bekommen hatten.[3]

MCTs nehmen eine Sonderstellung unter den Nahrungsfetten ein, da zu ihrer Verdauung und Resorption keine Gallensalze nötig sind und sie im Darm gut aufgenommen werden und nicht wie die längerkettigen Fettsäuren zunächst verkürzt werden müssen. Kommerziell erhältliches MCT-Öl wird meist auf der Basis von Kokosöl hergestellt, der besten natürlichen Quelle für diese wichtige Vorstufe der Beta-Hydroxybuttersäure. Kokosöl besteht zu etwa 66 Prozent aus MCTs. Qualitativ hochwertiges, kaltgepresstes Kokosöl aus biologischem Anbau ist in Naturkostläden erhältlich. Wichtig ist hier vor allem die Bezeichnung »kaltgepresst«. Sie garantiert, dass das Öl beim Pressen nicht erhitzt wurde. Auf diese Weise wird verhindert, dass das Öl Schaden nimmt und einen Teil seiner gesundheitsförderlichen Wirkung einbüßt.

Kokosöl ist reich an MCTs. Es verbessert die Funktion der Mitochondrien, steigert die BDNF-Produktion und ist damit eine weitere Möglichkeit, die Genexpression zu beeinflussen und die Gehirnfunktion anzuregen. Diese Mechanismen bereiten den fruchtbaren Boden, in dem die Samen der Erleuchtung keimen können. Da trifft es sich gut, dass den Göttern in traditionellen hinduistischen Zeremonien Kokosnüsse als Symbole göttlichen Bewusstseins geopfert werden.

Die Wirkung des Fastens übersteigt alles, was die moderne Pharmazie auch nur im Entferntesten in Erwägung zieht. Das folgende berühmte Zitat stammt vom griechischen Arzt Hippokrates, dem Vater der westlichen Medizin. Es verdeutlicht die Vorstellung von der Heilkraft der Nahrung: »Eure Nahrung sei eure Medizin, und eure Medizin sei eure Nahrung.«

Unser Programm *Wege zu einem neuen Gehirn* sieht vor, dass Sie alle vier Wochen einen ganzen Tag (24 Stunden) lang auf jede Nahrung verzichten. Während des Fastens sollten Sie ausreichend Wasser trinken, um nicht auszutrocknen. *Fasten Sie nur nach Rücksprache und mit Zustimmung Ihres Arztes.* Erkundigen Sie sich, ob Sie Ihre Medikamente während des Fastens weiternehmen sollen oder nicht.

Bedenken Sie, dass Sie mit diesem Fastentag Kalorien einsparen möchten. Verzichten Sie daher auch auf Nahrungsergänzungsmittel wie Diätshakes, Proteinpulver und alle anderen zuckerhaltigen Produkte. Wie wir in der ausführlichen Beschreibung des Programms erklären werden, werden Sie an Ihren Fastentagen die DHA-Dosis erhöhen und die Einnahme von Kurkuma fortsetzen.

Im Grunde eignet sich jeder Tag des Monats zum Fasten. Unser Programm empfiehlt den elften Tag nach Vollmond. Er ist ayurvedischen Texten zufolge besonders günstig. Wir halten es für vorteilhaft, am selben Tag zu fasten wie die anderen Programmteilnehmer. Durch das gemeinsame Fasten treten Sie in bewusste Resonanz zu ihnen, ob diese Menschen nun körperlich anwesend sind oder sich auf der anderen Seite der Erde befinden. Wenn Sie gemeinsam mit anderen die Fähigkeiten des präfrontalen Kortex wecken, wird es Ihnen leichter fallen, Synergie im Gehirn herzustellen. Ein Verzeichnis der Fastentage nach dem ayurvedischen und schamanischen Kalender finden Sie auf unserer Internetseite www.powerupyourbrain.com.

Die spirituelle Seite des Fastens

Gabriel Cousens ist Arzt und Gründer des Tree of Life Rejuvenation Centers in Patagonia, Arizona. Er bestätigt: »Ich stelle oft fest, dass sich die Fastenden besser konzentrieren können, ihr Denken kreativer wird, Depressionen sich lichten, Schlafstörungen aufhören, Ängste verblassen, der Geist ruhiger wird und sich allmählich eine natürliche Freude einstellt. Ich vermute, sobald die Gehirnzellen von Giftstoffen befreit sind, verbessert sich automatisch die Gehirnfunktion und die spirituelle Kapazität entfaltet sich.«[4]

Die von Cousens erwähnte Entfaltung der spirituellen Kapazität könnte dadurch entstehen, dass sich durch die Veränderung im Gehirnstoffwechsel die Zahl der Mitochondrien erhöht und sich ihre Funktion verbessert. Die nunmehr zahlreicher vorhandenen und besser funktionierenden Mitochondrien liefern die Energie für die Aktivität im präfrontalen Kortex. Wie der angesehene Yogameister Paramahansa Yogananda so schön sagte: »Beim Fasten müsst Ihr den Geist von seiner eigenen Kraft zehren lassen. Wenn diese in Erscheinung tritt, wird die körperliche Lebenskraft immer mehr von der ewigen kosmischen Energie gespeist, die ja den ganzen Körper umgibt und durch das verlängerte Mark in Gehirn und Wirbelsäule fließt.«[5]

In der Tat ist die Verbindung aus Fasten und spiritueller Suche fester Bestandteil der menschlichen Religionsgeschichte. Alle großen Religionen sehen darin nicht nur einen traditionellen zeremoniellen Akt, sondern ein Grundelement der spirituellen Praxis, wie der islamische Fastenmonat Ramadan und das Fasten am jüdischen Versöhnungstag Jom Kippur zeigen. Auch Yogis praktizieren Enthaltsamkeit bei der Ernährung, und Schamanen fasten bei der Visionssuche.

Thomas Ryan ist römisch-katholischer Priester und leitet das Paulist Office for Ecumenical and Interfaith Relations of North America. Er fasst die heilige Dimension des Fastens mit den Worten zusammen: »Das Fasten als religiöser Akt macht uns empfänglicher für das Mysterium, das uns immer und überall umgibt. Es ist Aufforderung zum Gewahrsein, Aufruf zu Mitgefühl mit den Bedürftigen, gequälter Aufschrei und freudiges Lied. Es ist disziplinierte Selbstbeherrschung, läuterndes Ritual und heiliger Raum für Bußopfer. Es ist ein Quell für die spirituell Dürstenden, ein Kompass für die spirituell Verlorenen und innere Nahrung für die spirituell Hungernden.«[6]

Mit körperlicher Bewegung das Potenzial des Gehirns entfalten

Körperliche Bewegung setzt wie die Kalorienreduktion und das Fasten die genetische Maschinerie zur Herstellung von BDNF in Gang.

Erste wissenschaftliche Studien, die von einer anregenden Wirkung körperlicher Bewegung auf die BDNF-Produktion berichten, stammen aus den späten 1990er Jahren. Damals suchten Forscher nach dem Bindeglied zwischen Bewegung und einer verbesserten Hirnfunktion bei Labortieren. Sie fanden heraus, wenn BDNF blockiert war, hatte Bewegung allein fast keinen Einfluss auf die Leistung des Gehirns.

Neuere Studien mit menschlichen Testpersonen bestätigen, dass Ausdauersport erhebliche Vorteile für die Hirnfunktion hat. Das *Journal of the American Medical Association (JAMA)* berichtete von einer neuen australischen Studie: Erwachsene mit dem Risiko, an Alzheimer zu erkranken, absolvierten ein sechsmonatiges maßvolles Bewegungsprogramm mit 150 Minuten Sport in der Woche. Sie zeigten eine größere Gehirnfunktionalität als eine vergleichbare Gruppe, die nicht an dem Sportprogramm teilgenommen hatte. Die Sportler zeigten sogar 18 Monate später noch Verbesserungen beim Spätabruf von Wortlisten, bei dem es sich um eine Gedächtnisleistung handelt. Im Vergleich dazu hatten die weniger bewegungsfreudigen Studienteilnehmer bei diesem Test weiter nachgelassen. Die aktive Gruppe schnitt auch auf den Skalen Wortflüssigkeit und Demenz deutlich besser ab. Interessanterweise berichteten die Autoren dieser Studie, dass bereits Bewegung allein die Wahrscheinlichkeit einer Demenz um 260 Prozent senken würde, verglichen mit dem Medikament, das in den Vereinigten Staaten am häufigsten gegen Alzheimer verschrieben wird.[7]

In einem weiteren *JAMA*-Artikel berichteten Wissenschaftler, dass bei älteren Frauen, die sich körperlich bewegten, die kognitive Funktion sehr viel besser war als bei ihren weniger aktiven Geschlechtsgenossinnen. Sie schlossen daraus: »Diese groß angelegte prospektive Studie mit älteren Frauen ergab deutliche Zusammenhänge zwischen der langfristigen und regelmäßigen Steigerung der körperlichen Bewegung sowie einer besseren kognitiven Funktion und einem geringerem kognitiven Verfall.«[8]

Die gleiche Ausgabe von *JAMA* enthielt einen Artikel mit dem Titel: »Walking and Dementia in Physically Capable Elderly Men«. Er kam zu dem Ergebnis, körperliche Aktivität könne auch bei Männern den Schutz des Gehirns verbessern.[9]

Eine Frage der Lebensführung

Eine Umstellung der Ernährung durch Methoden wie Fasten und Kalorienreduktion verbunden mit regelmäßiger und ausdauernder Bewegung sind starke epigenetische Faktoren, die Ihre Genexpression verändern. Wenn Sie diese Faktoren aus dem Bereich der Lebensführung im Aktionsplan für Ihr persönliches Wohlbefinden berücksichtigen, nehmen Sie unmittelbaren Einfluss auf die Aktivität der Gene, die für einen besseren Oxidationsschutz, eine stärkere Entgiftung, den Abbau von Entzündungen sowie die Produktion von BDNF zuständig sind. Diese Entscheidungen bezüglich der Lebensführung dienen schon seit Jahrtausenden als Wegbereiter der Erleuchtung.

Kapitel 13

SCHAMANISCHE ÜBUNGEN

Unser Programm *Wege zu einem neuen Gehirn* enthält neben den körperlichen Elementen der Kalorienreduktion und der Bewegung acht Übungen, die Ihnen helfen werden, Ihr Leben neu zu definieren und auf dem Weg der Erleuchtung voranzukommen. Sie sind inzwischen auch Bestandteil des Lehrplans der Healing the Light Body School. Es handelt sich dabei um eine Mischung aus Schamanismus und Wissenschaft, wobei der Schamanismus als Grundlage dient und die Wissenschaft die stützenden Beweise bringt. Dies sind die acht Übungen unseres Programms *Wege zu einem neuen Gehirn*:

1. *Einen heiligen Raum schaffen* ist ein Gebet, mit dem wir alle vier Himmelsrichtungen sowie Mutter Erde und Vater Himmel anrufen. Wir empfehlen, diese Übung grundsätzlich zum Auftakt und Abschluss zu machen.
2. *Die HHN-Achse beruhigen* soll Ihnen helfen, die Bereiche des Körpers und des Kopfes zu entspannen, die krankmachende Stresshormone produzieren.
3. *Das genetische Schicksal verändern* ist eine Meditation, mit der Sie Ihrem Leben eine neue Richtung geben können. Dabei werden Sie bei den Genen ansetzen, die Sie von Ihrer Mutter und Ihrem Vater mitbekommen haben.
4. Die *Himmelsschau* ist eine uralte Übung, mit der Sie Ihre Gedanken zur Ruhe bringen und kortikale Funktionen aktivieren werden.

5. *Radikale Vergebung* hilft Ihnen, sich selbst und allen anderen Menschen zu vergeben, von denen Sie sich verletzt fühlen.
6. *Aus den Träumen Leben schöpfen* setzt sich aus zwei Übungen zusammen: Die erste wird Ihnen helfen, sich besser an Ihre Träume zu erinnern. Die zweite wird Sie das Klarträumen lehren und Ihnen zeigen, wie Sie Ihre Träume steuern können.
7. *Wir sind unsere Geschichten* ist eine Übung, bei der Sie Ihre Lebensgeschichte zuerst auf- und dann umschreiben werden, um eine positivere Lebenseinstellung zu bekommen.
8. *Das Bad des Schamanen* dient der Reinigung des Leuchtenden Energiefelds. Sie werden einmal in der Woche ein warmes Bad mit heilenden und energetisierenden Substanzen nehmen.

Wir werden diese schamanischen Übungen nun ausführlich erklären. Im nächsten Kapitel bekommen Sie einen Überblick über das Gesamtprogramm, das diese Übungen in eine strukturierte Praxis einfügt, zu der auch die Nahrungsergänzung mit Nervennährstoffen, das Fasten sowie die körperliche Bewegung gehören.

Einen heiligen Raum schaffen

Der westliche Mensch denkt bei dem Begriff heiliger Raum an einen eigens dafür bestimmten heiligen Ort – eine Kirche oder ein Tempel, vielleicht sogar ein schöner Platz in der Natur. Der Schamane weiß, dass er oder sie jederzeit und überall einen heiligen Raum erzeugen kann, wenn er die Macht der vier Himmelsrichtungen, von Mutter Erde und Vater Himmel beschwört.

Dabei kann der Weise eine Beziehung zu den vier schamanischen Organisationsprinzipien der Welt eingehen: Dem Süden als Ort der Schlange; dem Westen als Ort des Jaguars; dem Norden als Ort des

Kolibris; dem Osten als Ort des Adlers. Für ihn sind diese Tierarchetypen nicht nur Symbole, sondern Urenergien mit charakteristischen
Eigenschaften und eigenen Kräften.

Diese Tiere lassen sich als Sinnbilder für die vier Grundkräfte der
Natur verstehen. In der Physik sind dies die Gravitation, die elek-
tromagnetische Kraft sowie die starke und die schwache Kern-
kraft. Auch die Biologen wissen, dass die gesamte Poesie des Lebens
mit einem Alphabet geschrieben ist, das aus lediglich vier Buchstaben besteht: den vier Buchstaben oder grundlegenden Paaren der
DNA. Die physische, die biologische und die schamanische Sicht
unterscheiden sich nur darin, dass die Weisen glaubten, die Kräfte
der Natur beschwören, in Wechselwirkung zu ihnen treten und damit im Grunde mit der Biosphäre kommunizieren zu können. Deshalb beginnen Schamanen alle Meditationen und Zeremonien so,
einen heiligen Raum zu schaffen. Auch wenn Sie das folgende Gebet
nicht im Wortlaut verwenden möchten, sollten Sie sich den vier
Himmelsrichtungen zuwenden und die Verbundenheit mit den einzelnen Tierarchetypen *spüren*. Helfen Sie Ihrem gebildeten, logischen Gehirn zu verstehen, dass sie uralte Personifikationen der Na-
turkräfte sind. Gestatten Sie sich, mit den vier Himmelsrichtungen
und Himmel und Erde in Kontakt zu treten und stellen Sie sich das
leuchtende Netz vor, das Sie mit der Natur und mit allem Leben verbindet.

Ein solcher Raum ist gesegnet und sicher. Sie können ihn sich als
schimmernde Kuppel vorstellen, die sich über das Zimmer wölbt, in
dem Sie sind. Es ist ein greifbarer Ort, an dem das alte Gehirn auf seine Schutzmechanismen verzichten kann; ein Ort, an dem Sie über
sein Raubtierbewusstsein hinauswachsen können. Vielleicht werden
Sie feststellen, dass auch andere seine Ruhe und Schönheit spüren, da
er Konflikte entschärft und Unterhaltungen einfach und bedeutsam
macht.

Diese Übung ist ein Experiment, bei dem es um die Macht der Absicht geht, die es Ihnen ermöglicht, die Heilkräfte der Natur zu beschwören und in rechte Beziehung zu allen Kräften der Schöpfung zu treten.

Übung: Anrufung zum Schaffen eines heiligen Raumes

Das Öffnen des heiligen Raumes ist eine Anrufung der vier Himmelsrichtungen Süden, Westen, Norden und Osten, von Mutter Erde und Vater Himmel. Schamanen in aller Welt sprechen ähnliche Gebete, um sich mit den lebendigen Energien der Biosphäre zu verbinden. Verwenden Sie diese Vorlage, bis sich Ihnen Ihre eigenen Worte enthüllen.

Nachdem die Öffnungsanrufung abgeschlossen ist, sollten Sie den heiligen Raum wie unten beschrieben schließen. Dies ist das Gebet, das auch die Schülerinnen und Schüler der Healing the Light Body School lernen.

Einen heiligen Raum öffnen

Wenden Sie sich nach Süden und sagen leise:
An die Winde des Südens, Große Schlange,
Lehre uns, die Vergangenheit wie eine Haut abzustreifen
Und behutsam auf der Erde zu wandeln.

Wenden Sie sich nach Westen und sagen leise:
An die Winde des Westens, Mutter Jaguar,
Lehre uns den Weg des Friedens und des richtigen Lebens
Und weise uns den Weg über den Tod hinaus.

Wenden Sie sich nach Norden und sagen leise:
An die Winde des Nordens, Kolibri, Großmütter und Großväter,
*   die ihr uns vorangegangen seid,*
Wir ehren euch, die ihr vor uns gekommen seid,
und euch, die ihr nach uns kommt,
als Kinder unserer Kinder.

Wenden Sie sich nach Osten und sagen Sie leise:
An die Winde des Ostens, Großer Adler,
Zeige uns die Berge, von denen wir nur zu träumen wagen,
und lehre uns, an der Seite des Großen Spirits zu fliegen.

Berühren Sie den Boden zu Ihren Füßen und sagen Sie leise:
Mutter Erde,
wir sind hier versammelt, um all deine Kinder zu heilen.
Die Stein-Menschen, die Pflanzen-Menschen.
Die Vierbeiner, die Zweibeiner, die krabbelnden Kriecher.
Die Fliegenden und die Schwimmenden. Alle, mit denen wir
*   verbunden sind.*

Strecken Sie sich zum Himmel und sagen Sie leise:
Vater Sonne, Großmutter Mond, an die Nationen der Sterne.
Großer Geist, du bist der namenlose Eine.
Wir danken dir, dass du uns erlaubst, das Lied des Lebens zu sin-
gen.

Den heiligen Raum schließen

Wiederholen Sie die Anrufung zum Öffnen des heiligen Raums in der gleichen Reihenfolge und richten Sie einige kurze Worte an den Süden, Westen, Norden, Osten, Mutter Erde und Vater Himmel.

Danken Sie den Archetypen Schlange, Jaguar, Kolibri und Adler für ihre Anwesenheit. Geben Sie ihre Energien frei und lassen Sie sie in die vier Winkel der Erde zurückkehren.

Die HHN-Achse beruhigen

Der Körper besitzt zwei Verteidigungssysteme: Das eine dient dazu, auf vermeintliche äußere Bedrohungen zu reagieren. Das andere hilft, innere Bedrohungen zu erkennen und ihnen zu begegnen, gemeint ist unser Immunsystem.

Wie bereits erwähnt, wird die Kampf- oder Fluchtreaktion über die HHN-Achse gesteuert. Gibt es keine äußeren Bedrohungen, ist die HHN-Achse im Ruhezustand, und alle Ressourcen werden darauf verwendet, die körperlichen Systeme zu erneuern und neue Zellen zu bilden. Nimmt der Körper eine äußere Bedrohung wie das plötzliche Brüllen eines Löwen oder das laute Hupen eines Wagens wahr, springt die HHN-Achse an und veranlasst die Ausschüttung von Cortisol und Adrenalin. Die Blutgefäße im Verdauungstrakt ziehen sich zusammen, und das Blut fließt von den inneren Organen zu den Extremitäten, um uns für Kampf oder Flucht zu wappnen. Die genannten Hormone verengen auch die Gefäße im präfrontalen Kortex, dem Sitz von Logik und Urteilsvermögen. Das Blut fließt nun zum alten Gehirn, wo Reflexe und instinktives Handeln ihren Ursprung haben. Wir können nicht mehr klar denken und benehmen uns wie ein in die Ecke gedrängtes Tier.

Dieser uralte Überlebensmechanismus leistet uns noch immer gute Dienste. Problematisch ist nur, dass das alte Gehirn nicht zwischen vermeintlichen und tatsächlichen Gefahren unterscheidet. In der modernen westlichen Welt begegnen wir nicht oft einem brüllenden Löwen, dafür geraten wir in frustrierende Verkehrsstaus und sind im Büro oder zu Hause giftigen emotionalen Angriffen ausgesetzt. Das Fernsehen füttert uns mit einem steten Strom der Gewalt, und unsere Amygdala sorgt dafür, dass wir immer wachsam und in höchster Alarmbereitschaft sind. In unserem Alltag im 21. Jahrhundert werden wir ständig von Stresshormonen überflutet, von denen das Cortisol – zumindest im Gehirn – die schlimmsten Schäden anrichtet. Sowohl bei chronisch gestressten als auch bei depressiven Patienten sind Hippocampus und präfrontaler Kortex körperlich verkümmert. Bei ihnen geht der Abbau des Gehirns sehr viel schneller vonstatten als bei nicht gestressten Personen.

Die schamanische Praxis, die HHN-Achse zu beruhigen, ist eine Art schamanische Meditation. Sie ähnelt einer Entspannungsmethode, die bei einer neuen Studie verwendet wurde, um festzustellen, ob Meditation die Zellalterung verlangsamen kann. Bei diesem Projekt untersuchte man bei zwei Gruppen von Müttern die Länge der Telomere. Die Telomere sind die schützenden Endkappen der Chromosomen und ein repräsentativer Maßstab für die Zellalterung. Die einen Mütter hatten chronisch kranke Kinder und standen deshalb unter großem Stress. Die anderen Frauen hatten gesunde Kinder. Ihr Stressniveau war niedrig oder so, dass man es als normal bezeichnen könnte.[1]

Die Autoren stellten fest, dass die Mütter mit den chronisch kranken Kindern kürzere Telomere hatten. Dies ist ein Indiz dafür, dass bei ihnen die Zellalterung bereits weiter fortgeschritten und ihre DNA anfälliger für Schäden war. Die gestressten Mütter alterten schneller als die, deren Leben emotional weniger belastend war.

Die gestressten Mütter hatten zudem einen niedrigeren Telomer-asespiegel, verfügten also über weniger Enzyme zur Erneuerung und Reparatur ausgefranster Telomere. Ein niedriger Telomerasespiegel lässt darauf schließen, dass die DNA schlechter geschützt ist, und wird mit allen stressbedingten Krankheiten sowie Herz-Kreislauf-Erkrankungen, Diabetes, Krebs und Übergewicht in Verbindung gebracht. Die Autoren schlossen: »Wir vermuten, dass sich einige Formen der Meditation positiv auf die Länge der Telomere auswirken, da sie kognitiven Stress und Erregung abbauen und positive Gemütszustände fördern.«

Dies ist die körperliche oder wissenschaftliche Seite der Geschichte. Aus schamanischer Sicht wissen wir, dass die Chakras oder Energiezentren Teil unserer leuchtenden Anatomie sind.

Wie sich Organe im Körper befinden, sind die Chakras Organe des Lichtkörpers, der unsere physische Gestalt umgibt. Sie entstehen vermutlich durch die elektrische Aktivität in den Nervengeflechten entlang der Wirbelsäule, wo zahlreiche Spinalnerven zusammenlaufen. Die Chakras liegen etwa dort, wo sich auch die für die Hormonproduktion zuständigen endokrinen Drüsen befinden.

Es gibt fünf große Nervengeflechte entlang der Wirbelsäule. Schamanen und Mystiker in aller Welt, die die elektrische Aktivität dieser Geflechte spüren konnten, setzten sie mit den fünf unteren Chakras gleich. Das sechste Chakra ist das berühmte »dritte Auge« auf der Stirn und ist mit der Hypophyse verbunden. Das siebte Chakra oder »Kronenchakra« befindet sich am oberen Ende des Kopfes und wird der Zirbeldrüse zugeordnet. Beide Drüsen sitzen im Inneren des Gehirns.

Die folgende Übung wird Ihnen helfen, sich tief zu entspannen und den Mechanismus von Kampf oder Flucht neu einzustellen, den Stress oder traumatische Erfahrungen aktiviert haben könnten. Sie tun dies, indem Sie Ihre Chakras neu »einstellen«.

Übung: Die HHN-Achse beruhigen

Machen Sie diese Übung in der Wanne, wenn Sie das Bad des Schamanen nehmen, oder vor dem Einschlafen im Bett.

Legen Sie sich bequem hin und schließen Sie die Augen. Atmen Sie durch die Nase ein und durch den Mund wieder aus.

Atmen Sie ein und zählen Sie dabei langsam bis vier.

Atmen Sie aus und zählen Sie auch dabei wieder langsam bis vier. Lassen Sie sich viel Zeit und atmen Sie mit leisem Zischen aus.

Atmen Sie eine Weile in diesem Rhythmus weiter. Legen Sie nun die linke Hand auf die Brustmitte in Höhe des Herzens. Versuchen Sie, Ihren Herzschlag zu finden, und richten Sie Ihre Aufmerksamkeit auf diesen wichtigen Taktgeber, der dem ganzen Körper den Rhythmus vorgibt.

Spüren Sie, wie Ihre Atemzüge immer tiefer und weicher werden und sich Ihr Herzschlag allmählich beruhigt.

Legen Sie nach ein paar Minuten die rechte Hand unmittelbar unterhalb des Nabels auf das zweite Chakra. Versuchen Sie, auch mit dieser Hand Ihren Pulsschlag zu spüren, obwohl sie ein ganzes Stück von Ihrem Herzen entfernt ist.

Machen Sie sich bewusst, dass das zweite Chakra mit den Nebennieren verbunden ist, die Adrenalin produzieren und dafür sorgen, dass der Mechanismus von Kampf oder Flucht aktiv bleibt. Stellen Sie sich vor, Ihr Herzschlag würde den Nebennieren das Tempo vorgeben und Ihnen helfen, abzuschalten und sich zu entspannen. Klopfen Sie mit den Fingern der rechten Hand sanft auf den Bauch, um das Gewahrsein auf diesen Körperbereich zu lenken.

Üben Sie zehn Minuten lang.

Das genetische Schicksal verändern

Die moderne Physik weiß, dass Wechselwirkungen über die Grenzen von Raum und Zeit hinweg möglich sind. Die Schamanen haben gelernt, diese Theorie in die Praxis umzusetzen und nutzen Bilder, um ihren genetischen Biocomputer zu programmieren und Gene aus dem Pool der Gesundheit und der Langlebigkeit auszuwählen.

Stellen Sie sich vor, sie könnten die Zeit bis zum Augenblick Ihrer Empfängnis zurückdrehen und sich die biologischen Eigenschaften aussuchen, die Sie gern von Ihrer Mutter und Ihrem Vater geerbt hätten. Vielleicht würden Sie sich für das Herz Ihres Vaters entscheiden, da es auf seiner Seite der Familie keine Herzerkrankungen gab. Oder Sie würden das Gehirn Ihrer Mutter wählen, da dieser Zweig des Familienstammbaums frei von Alzheimer-Krankheit ist. Vermutlich hätten Sie auch gern die Langlebigkeit beider Eltern.

Mitte der 1880er Jahre entdeckte der österreichische Mönch und Botaniker Gregor Mendel, dass Pflanzen von beiden Elternteilen biologische Informationen mitbekommen. Aufgrund seiner Beobachtungen unterschied er zwischen *Genotyp* und *Phänotyp*. Der Genotyp ist die gesamte genetische Ausstattung, die ein Mitglied einer Spezies in sich trägt. Der Phänotyp umfasst alle Eigenschaften und Charakterzüge, die bei den einzelnen Mitgliedern einer Spezies zum Ausdruck kommen. Mit seinen Theorien stieß Mendel auf große Skepsis und starb völlig unbekannt. Er sollte aber später seine gerechte Anerkennung bekommen, und seine Entdeckungen sind bis heute gültig.

Im Augenblick der Empfängnis erhalten Sie Ihre gesamte genetische Ausstattung, also jeweils die Hälfte vom genetischen Code Ihrer Eltern. Obwohl von jedem Elternteil fünfzig Prozent Ihres Erbgutes – *Ihres Genotyps* – stammen, bringen Sie nur einen Teil dieser Eigenschaften auch zum Ausdruck – *Ihren Phänotyp*.

Doch damit ist die Geschichte noch lange nicht zu Ende. Selbst wenn Sie die Veranlagung zu einem gesunden oder einem empfindlichen Herzen geerbt haben, werden sich Ihre Überzeugungen, Ihre Ernährung und Ihre Lebensführung auf die ererbten Risikofaktoren auswirken. Die Pharmaindustrie weiß, dass eine Veränderung der Lebensführung oft nicht ausreicht und scheinbar gesunde Männer und Frauen bereits in relativ jungen Jahren einen Herzinfarkt erleiden können.

Welche anderen Möglichkeiten haben Sie also? Sie können über die rein körperlichen oder genetischen Faktoren hinausgehen und auch Ihre spirituelle Seite berücksichtigen.

Vor langer Zeit entwickelten die Weisen Techniken, mit denen sie glaubten, »die Zeit zurückdrehen« und Einfluss darauf nehmen zu können, wie sich das Erbe ihrer Ahnen auswirkte. Die Wirksamkeit dieser Übung beruht zumindest teilweise darauf, dass sie die Ausprägung ihres Genotyps beeinflussen konnten. Sie nutzten mit anderen Worten Visualisierungstechniken, um die Genexpression zu verändern! Wenn erfahrene Schamanen in den Augenblick der Empfängnis zurückkehren, um bewusst auszuwählen, welche Eigenschaften zum Ausdruck kommen sollen, berücksichtigen sie auch die anderen Faktoren, die ihre genetische Ausstattung – abgesehen von Geno- und Phänotypen – beeinflusst haben könnten. Vielleicht trank der Vater zu viel Alkohol. Vielleicht hatte die Mutter Angst, schwanger zu werden. Vielleicht war die Atmosphäre nicht von Liebe, Frieden und Ruhe erfüllt. Stresshormone überwinden mühelos die Plazentaschranke und halten das Kind über jede Regung der Mutter auf dem Laufenden.

Doch nun, mit dem Wissen, über das Sie heute verfügen, können Sie in den Augenblick Ihrer Empfängnis zurückkehren. Sie können ein meditatives und heiliges Gefühl in den Moment bringen, in dem sich Ihre Gene verbinden. Während dieser Übung können Sie Ihren

Eltern auch alle Verfehlungen vergeben, deren sie sich Ihrer Ansicht nach schuldig gemacht haben, und allen Schmerz, den sie Ihnen möglicherweise zugefügt haben.

Dies ist ein wichtiger Schritt auf Ihrem Weg zur Erleuchtung. Solange Sie an Resten von Wut und Groll auf Ihre Eltern festhalten, können Sie nicht aufhören, sich als Opfer ihrer genetischen Anlagen zu sehen.

Übung: Der Augenblick Ihrer Empfängnis

Schließen Sie die Augen und atmen zur Entspannung ein paar Mal tief durch. Zählen Sie Ihre Atemzüge. Zählen Sie zunächst von eins bis zehn, dann wieder zurück, bis Sie erneut bei eins angekommen sind. Wiederholen Sie diesen Ablauf so lange, bis Sie spüren, dass eine tiefe Entspannung einsetzt.

Sie werden feststellen, dass Ihre Gedanken anfangs abschweifen. Vielleicht vergessen Sie, dass Sie nur bis zehn zählen wollten, und machen einfach weiter. Oder Sie überlegen, was gestern unerledigt geblieben ist und wen Sie heute noch anrufen müssen. Lassen Sie diese Gedanken vorüberziehen wie Wolken am Himmel.

Stellen Sie sich nun vor, wie sich Ihre Zeitlinie – die chronologische Abfolge der Ereignisse Ihres Lebens – vor Ihnen ausbreitet. Sie können sie sich als goldenen Faden oder als eine aus vielen Perlen oder Augenblicken bestehende Kette vorstellen. Vielleicht sehen Sie einfach eine Straße, die in Ihre Vergangenheit und in Ihre Zukunft führt.

Reisen Sie nun auf Ihrer Zeitlinie in die Vergangenheit und gehen dabei kurz auf die Ereignisse der letzten Tage ein. Gehen Sie noch weiter in Ihre Kindheit und zu Ihren ersten frühkindlichen Erinnerungen zurück. Betrachten Sie die Bilder wie einen Film, den Sie nach Belieben vor- oder zurückspulen können.

Wenn Ihnen keine Ereignisse oder Situationen mehr einfallen, lassen Sie Ihrer Fantasie freien Lauf. Stellen Sie sich vor, wie Sie als Kind in den Armen Ihrer Mutter liegen. Stellen Sie sich vor, in ihrem Bauch zu sein. Stellen Sie sich den Augenblick Ihrer Empfängnis vor, als die mütterliche Eizelle von unzähligen väterlichen Spermien umringt war, die sie alle befruchten wollten.

Stellen Sie sich vor, Sie würden in dieser leuchtenden Eizelle sitzen. Es ist ein friedlicher Ort. Erfüllen Sie ihn mit Ihrer Ruhe und Ihrer Gnade. Machen Sie sich bewusst, dass er von Ihrem Frieden und Ihrem Strahlen durchdrungen ist.

Spüren Sie nun, wie die Eizelle das beste Spermium erwählt und zur Befruchtung auffordert. Machen Sie sich bei seinem Eindringen in die Eizelle bewusst, dass Sie soeben Zeuge einer überwältigenden Alchemie werden – *Ihrer* Empfängnis. Sie sehen, wie sich Proteine vernetzen, um die Eizelle für weitere Spermien undurchlässig zu machen. Die Zellkerne von Spermium und Eizelle lösen sich auf, väterliche und mütterliche DNA verschmelzen. Die befruchtete Eizelle teilt sich in zwei winzige, identische Zellen. Diese fangen an, sich zu verdoppeln, zu vervierfachen und sich blitzschnell exponentiell zu vermehren.

Halten Sie während dieses beeindruckenden Vorgangs unerschütterlich an Ihrer Absicht fest, den Menschen aus sich zu machen, der Sie gern wären. Baden Sie die im Entstehen begriffenen Zellen in Ihrem großen Frieden, Ihrer heiteren Gelassenheit, Ihrem Licht. Segnen Sie diese heilige Verbindung, die Sie sind – ganz gleich, wie die »Fakten« Ihrer Empfängnis ausgesehen haben.

Und genau dann, genau dort, als dieses heranwachsende, im Entstehen begriffene Wesen, vergeben Sie Ihren Eltern. Sie erkennen in ihnen die heiligen, herrlichen, unschuldigen Wesen, die sie sind. Sie hüllen sie in Ihre Liebe und wissen, dass alles gut ist.

Sie seufzen. Und lächeln.

Kehren Sie dann auf Ihrer Zeitlinie in die Gegenwart zurück. Holen Sie den Frieden und das Leuchten, die Freude und das Hochgefühl, die Sie im Augenblick Ihrer Empfängnis empfunden haben, ins Hier und Jetzt.

Himmelsschau

Die Himmelsschau ist das Herzstück der spirituellen Praxis des tibetischen Dzogchen sowie weiterer uralter schamanischer Traditionen.

Bei dieser Übung lassen Sie alles Weltliche und Ihre scheinbar ach-so-wichtigen Aufgaben hinter sich. Sie betreten den Ort innerer Stille, an dem alle Heilungsprozesse stattfinden, an dem die natürlichen Rhythmen Ihres Körpers – Puls, Atmung, Gehirnwellen und Energiesysteme – miteinander in Einklang kommen.

Übung: Himmelsschau

Setzen Sie sich auf einen bequemen Stuhl oder Sessel, die Hände liegen entspannt auf den Knien, die Augen sind geöffnet. Richten Sie den Blick gerade auf den Horizont, auf den Himmel. Entspannen Sie Kiefer und Blick.

Atmen Sie tief und sanft ein. Entspannen Sie den Bauch und achten Sie darauf, dass er auch locker bleibt.

Folgen Sie dem Weg Ihres Atems und beobachten Sie Ihre Gefühle, Gedanken und Stimmungen. Betrachten Sie alles, was Ihnen zu Bewusstsein kommt, als wäre es eine Wolke, die ganz von selbst am Himmel entsteht und vergeht. Machen Sie sich beim Einatmen bewusst, dass Sie der Beobachter sind. Machen Sie sich beim Ausatmen bewusst, wie leicht man sich in Gedanken verliert.

Im Lauf der Zeit werden Sie merken, dass Sie weder Ihre Gefühle noch Ihre Gedanken sind. Sie sind der Seher, der alles betrachtet. Stellen Sie fest, wohin Ihr Denken abschweift, richten Sie die Aufmerksamkeit wieder behutsam auf den Atem und schauen Sie weiter in den Morgenhimmel.

Verharren Sie ruhig in diesem Gewahrsein und werden Sie sich der großen Weite bewusst, die sich vor Ihnen auftut. Beobachten Sie, wie Ihr Geist, die Natur, Ihr Körper und sogar der Himmel vorüberziehen. Wolken kommen und gehen. Gedanken kommen und gehen. Gefühle kommen und gehen.

Mit etwas Übung, und wenn Sie den Seher mit Aufmerksamkeit und Gewahrsein ausstatten, wird sich die ganze Geschäftigkeit und Besorgnis des Geistes auflösen und Sie werden alle Gegenstände, Gefühle und Gedanken mit einem Lächeln auf den Lippen betrachten.

Um Erfolg zu haben, müssen Sie jeden Morgen unmittelbar nach dem Aufstehen fünfzehn Minuten lang üben.

Bring den Geist zur Ruhe
Und alle Wolken lösen sich auf.
Betrachte eine einzige Wahrheit
Und der Himmel wird klar.
PATANJALI[2]

Radikale Vergebung

Alle Religionen lehren die Bedeutung der Vergebung, ob es wie im Christentum darum geht, die andere Wange hinzuhalten, oder um die buddhistische Praxis, allen Geschöpfen liebende Güte zu senden. Leider können wir nur sehr schwer beschließen, einem Menschen zu vergeben, der uns Unrecht getan hat, und die Gefühle der Wut oder des Verrats einfach beiseitezuschieben. Gleichermaßen schwierig ist es, uns selbst zu vergeben und dafür zu sorgen, dass sich Gefühle der Scham oder der Enttäuschung auflösen und aufhören, uns zu quälen. Zuweilen halten wir noch auf dem Sterbebett an unserem Groll fest. Wenn wir uns und anderen vergeben, können wir die giftigen neuronalen Netze des limbischen Systems neu programmieren. Um uns und anderen wirklich verzeihen zu können, müssen wir die Programmierung aktualisieren, der unsere einschränkenden Überzeugungen entspringen. Aber hier beißt sich die Katze in den Schwanz, denn solange wir nicht vergeben haben, wird es uns schwerfallen, neue neuronale Netze zu bilden.

Die folgende Übung war den Schamanen eine große Hilfe, nachdem die Spanier im 15. und 16. Jahrhundert den amerikanischen Doppelkontinent erobert hatten. Sie ermöglichte es ihnen, den Konquistadoren zu vergeben, die ihre Traditionen zerstörten und ihr Volk versklavten. In einigen Regionen der Anden trägt sie die Bezeichnung: »Das Schwert des Eroberers begraben.« Bei dieser Übung legen wir im Geiste das Bild eines geliebten Menschen über das einer Person, die uns Unrecht getan hat. So können wir die Programmierung in unserem prähistorischen Gehirn leichter überschreiben. Dies ist keine einfache Übung, da sich der Verstand dagegen sträuben wird, gleichzeitig an einen geliebten Menschen und einen Feind zu denken.

Übung: Radikale Vergebung

Diese Übung funktioniert am besten, wenn Sie entspannt sind.

Setzen Sie sich bequem hin und atmen Sie zur Entspannung ein paar Mal tief durch. Rufen Sie sich das Bild eines geliebten Menschen ins Gedächtnis und spüren Sie Ihre Liebe und Zuneigung zu ihm.

Halten Sie drei Atemzüge lang an dieser Vorstellung fest. Rufen Sie sich nun das Bild eines Menschen ins Gedächtnis, von dem Sie glauben, er habe Ihnen Unrecht getan. Dabei kann es sich um eine oder einen ehemaligen Geliebten oder Geschäftspartner oder aber um jemanden handeln, von dem Sie körperlich oder emotional misshandelt wurden. Spüren Sie einen tiefen Atemzug lang das innere Aufwallen von Wut oder Groll auf diesen Menschen. Legen Sie nun fünf Atemzüge lang die Vorstellung des geliebten Menschen darüber und stellen Sie sich vor, wie sich die beiden Bilder verbinden und miteinander verschmelzen, bis nur das geliebte Gesicht übrig bleibt und nur die Gefühle von Liebe und Fürsorge überdauern.

Sie müssen diese Übung häufig wiederholen, um die giftigen Gefühle und die entsprechenden neuronalen Netze im limbischen System zu löschen. Sie werden merken, dass Ihre Wut oder Ihr Groll allmählich nachlassen, bis Sie eines Tages ganz verschwunden sind. Daraufhin werden Sie lernen können, was Sie aus dieser Beziehung noch lernen müssen, und müssen keine Zeit und keine Energie mehr auf giftige Gefühle verschwenden. Sobald wir lernen, was unsere Feinde uns lehren können, müssen wir nicht mehr auf diese Weise dazulernen.

Aus den Träumen Leben schöpfen

Die Schamanen glauben, ein erleuchteter Mensch könne die Wahrheit nicht nur erkennen, er könne sie sogar in allen Lebenssituationen selbst hervorbringen. Der Erleuchtete spricht nicht nur die Wahrheit, er erkennt und versteht die wahre Natur der Wirklichkeit, sowohl wenn er wacht als auch wenn er schläft.

Die Schamanen sehen kaum einen Unterschied zwischen der Wachrealität und der Welt, die wir im Schlaf in unseren Träumen erleben. Dies soll nicht heißen, die Welt sei nicht echt und es würden keine echten Vögel vor Ihrem Fenster singen, keine echten Kinder zu Ihren Füßen spielen oder sich keine echten Nachbarn nebenan zanken. Die Welt ist echt, aber wir nehmen sie nur bruchstückhaft wahr. Beim Betrachten wühlt unser Geist die Oberfläche der Wirklichkeit auf und sieht dann nur sein eigenes verzerrtes Spiegelbild. So verschleiert er die Wahrheit einer größeren Realität.

Die Weisen im Amazonas sagen, wir müssten lernen, mit offenen Augen zu träumen. Sie finden es bedauerlich, dass der westliche Mensch den Traum in den Bereich des Schlafes verdrängt, wo das Bewusstsein getrübt ist, was die Erinnerung verblassen und die Bilder und Einsichten verschwimmen lässt, die unsere Träume eigentlich enthüllen sollen. Selbst wenn wir uns an unsere Träume erinnern, kann das Wachbewusstsein nichts mit dem Nachhall der spärlichen Bilder anfangen, die von unseren stundenlangen Traumabenteuern übrig bleiben. Die Weisen betonen, der Erleuchtete sei auch im Schlaf hellwach, während der Unerleuchtete auch im Wachzustand tief und fest schlafe.

Diese Weisen glauben, wenn wir das Klarträumen lernen, können wir allmählich die Atmosphäre und die Richtung unserer Träume verändern. Sobald es uns gelingt, unsere Träume im Schlaf zu beeinflussen, können wir damit beginnen, die Träume der Wachrealität zu verändern. Allmählich werden wir unsere Welt mit größerer Originalität und Klarheit ins Leben träumen – ob wir wachen oder schlafen. Wir werden unsere Träume in ungewöhnliche Richtungen lenken und von großen Meistern lernen, ferne Länder bereisen, (ohne elektronische Geräte) mit Freunden am anderen Ende der Welt kommunizieren und verstorbenen Angehörigen begegnen.

Träume gehören zum Leben. Sie kommen Nacht für Nacht zu uns, ob wir uns dessen bewusst sind oder nicht. Sie begegnen uns auch in Form von Tagträumen – ein Zeitvertreib, für den viele von uns mit den Worten gerügt wurden, wir würden unsere Zeit verschwenden. Die Schamanen achten sowohl die Träume der Nacht als auch des helllichten Tages, denn sie bringen Botschaften vom Geist und der Biosphäre.

Damit Sie Leben aus Ihren Träumen schöpfen können, empfehlen wir Ihnen zwei Übungen: Traumyoga und Klarträumen.

Die folgende Übung aus dem Traumyoga wird Ihnen helfen, sich besser an Ihre Träume zu erinnern, und Sie auf die nachfolgende Aufgabe vorbereiten, das Klarträumen.

Übung: Traumyoga

Stellen Sie den Wecker, so dass Sie fünf oder zehn Minuten früher wach werden als üblich. Lassen Sie sich von leiser Musik, nicht von einer Talkshow oder einem schrillen Signalton wecken.

Falls Sie sich schlecht an Ihre Träume erinnern, können Sie folgende Methode ausprobieren. Trinken Sie vor dem Zubettgehen ein halbes Glas Wasser und denken Sie dabei: »Wenn ich erwache, werde ich die andere Hälfte trinken und mich an meine Träume erinnern.«

Legen Sie ein Notizbuch neben das Bett und nehmen Sie sich morgens nach dem Aufwachen ein paar Minuten Zeit, um ein paar Schlüsselbegriffe zu notieren, die Sie an Ihre Träume erinnern.

Wachen Sie langsam und genüsslich auf. Schwelgen Sie in der angenehmen Erinnerung an Ihre Träume, genießen Sie den morgendlichen Nachhall der Aromen, Gerüche und Bilder Ihrer nächtlichen Abenteuer.

Erinnern Sie sich noch mit geschlossenen Augen an Ihre Träume. Achten Sie darauf, wie sehr das Wachbewusstsein danach strebt, mit seinem Tagwerk zu beginnen, E-Mails abzurufen, die Morgennachrichten zu hören oder sich für die Arbeit zurechtzumachen. Öffnen Sie stets ganz behutsam die Augen.

Halten Sie die Erinnerungen in Ihrem Traumtagebuch fest. Notieren Sie Träume grundsätzlich im Präsens, als würden Sie beim Schreiben noch weiterträumen, auch wenn sie anfangs unklar oder verschwommen sind. Bei dieser Übung werden Sie möglicherweise überrascht feststellen, wie viel besser Sie sich beim Schreiben erinnern können.

Trinken Sie sofort nach dem Aufwachen das restliche Wasser, legen Sie sich noch einmal hin, schließen Sie die Augen und lassen Sie die Traumbilder erneut ins Bewusstsein steigen.

Falls Sie nachts aufstehen und zur Toilette gehen müssen, legen Sie ein Aufnahmegerät neben das Bett und diktieren Sie die unterbrochenen Träume kurz in Grundzügen.

■ ■ ■

Das Klarträumen ist wichtig, da es uns hilft, auch im Traum bewusst und gewahr zu sein. Sobald uns dies gelingt, »passieren« unsere Träume nicht mehr einfach. Wenn wir wissen, dass wir träumen, können wir sie steuern und lenken.

Klarträumen ist der erste Schritt der dreistufigen schamanischen Traumpraxis. Im zweiten Schritt geht es darum, auch dann im traumlosen Schlaf bewusst zu bleiben, wenn keine Traumbilder das Bewusstsein füllen. Der dritte Schritt besteht darin, die Traumpraxis (nicht die Träume, sondern die Traumfähigkeit) auf die Wachrealität zu übertragen, um zu verstehen, dass wir die Welt Augenblick für Augenblick ins Dasein träumen.

Das Klarträumen ermöglicht es den Schamanen, sich in einer bestimmten Nacht an einem bestimmten Kraftort in der Natur zu verabreden. Manchmal hilft ihnen ein Kristall oder ein anderer schöner

Stein. Wenn sie in den folgenden Tagen oder Wochen ihre Erfahrungen vergleichen, stellen sie fest, dass sie in der Tat am selben *psychischen Ort* waren und sich an das erinnern können, was die anderen gesagt oder getan haben.

Übung: Klarträumen

Nehmen Sie einen Stein – vielleicht einen prächtigen Kristall – ohne scharfe Kanten, der gut in Ihre Hand passt, so dass Sie auch mit dem Stein die Handflächen aneinander reiben können.

Fassen Sie beim Zubettgehen den Vorsatz, klar zu träumen. Sie können sich zum Beispiel wünschen zu träumen, Sie wären auf einem Berg im Himalaya oder in einem Haus, in dem Sie als Kind einmal gelebt haben, oder würden mit verstorbenen Angehörigen reden. Sie können sich auch vornehmen, eine »Universität« zu besuchen, um dort eine theoretische und praktische Ausbildung zu absolvieren.

Konzentrieren Sie sich, hauchen Sie auf den Stein und bitten Sie Ihr Unterbewusstsein, ihn in Ihre Träume einzubeziehen.

Halten Sie ihn beim Einschlafen in der Hand.

In der Nacht wird er Ihnen aus der Hand fallen und irgendwo im Bett landen. Wenn Sie beim Umdrehen dagegen stoßen, werden Sie vermutlich kurz aus dem Tiefschlaf erwachen. Nehmen Sie den Stein wieder in die Hand. Stellen Sie sich vor, ihn in Ihre Träume mitzunehmen, und bekräftigen noch einmal Ihren Wunsch, klar zu träumen.

Nach ein paar Versuchen werden Sie merken, dass er allmählich in Ihren Träumen auftaucht. Dies wird Ihnen bewusst machen, dass Sie träumen, und mit der Zeit wird es Ihnen gelingen, Ihre Träume in die gewünschte Richtung zu lenken.

Wenn Sie Erfolg haben möchten, müssen Sie diese Übung täglich machen.

Wir sind unsere Geschichten

Schamanen leben in Kulturen, in denen die Tradition des Geschich-
tenerzählens noch nicht durch das geschriebene Wort ersetzt und die
Mythen und Legenden, in denen sich die Seele eines Volkes spiegelt,
noch nicht durch »Fakten« verdrängt wurden.

Völker wie Menschen sind das Produkt der Geschichten, die sie
sich über ihre Entstehung, ihre Kindheit, ihr Leben und die Momen-
te erzählen, in denen sie nur knapp dem Tode entronnen sind. So betrachteten zum Beispiel die Christen die Schöpfungsgeschichte der
Bibel lange Zeit als die einzig gültige Erklärung dafür, wie der
Mensch auf die Erde kam. Dann entdeckten Wissenschaftler eine
weitere Perspektive, eine weitere Geschichte, und allmählich ver-
stärkte sich der Einfluss von Charles Darwins Evolutionstheorie auf
unser kulturelles Weltbild. Wenn wir keine eigenen Geschichten haben, kann es leicht passieren, dass wir die gebetsmühlenartig wiederholte und allgemein anerkannte Version der Wirklichkeit oder
die populärpsychologischen Themen der jeweiligen Zeit übernehmen.

In unseren persönlichen Geschichten haben wir vielleicht unter
Zurückweisung gelitten, weil zum Beispiel unsere erste Liebe unerwi-
dert blieb oder unsere Grundschullehrerin sagte, unsere Zeichnung
sei nicht aufhebenswert, und sie zerknüllte. Zudem hat jeder von uns
schon einmal einen geliebten Menschen verloren und kennt das Gefühl, sich auf dieser Welt alleine durchschlagen zu müssen. Wenn wir
uns als Opfer dieser Tragödien sehen, dienen uns diese Verletzungen
oder Verluste vielleicht als Entschuldigung dafür, dass wir nicht kreativ sind, oder als Ausrede, damit wir uns nicht in Ehe und Familie
engagieren müssen. Aber manchmal gelingt es uns, Verlust, Nieder-
lagen, Verlassenwerden, Zurückweisungen und Misserfolge zu überleben und wichtige Lehren aus diesen intensiven Begegnungen mit

dem Schicksal zu ziehen. Dann werden unsere Geschichten zu Heldenepen, in denen wir die Protagonisten sind.

Wir halten unsere Geschichte oft für einzigartig. Wir sind tief in ihre Dramatik verstrickt und felsenfest davon überzeugt, dass sie wahr und wir das Produkt unserer Umstände sind. Doch dem ist nicht so.

■ ■ ■

Alberto:
Ich bin

Die Geschichten meiner Patienten sind wahr. Ich weiß das, weil sie es sagen. In dem Versuch, ihre Vergangenheit besser zu verstehen, erfüllen sie sie mit Klang und Wut. Weil man hinterher stets klüger ist, rücken sie die Ereignisse mit jeder Wiederholung in ein noch passenderes Licht. Da diente etwa die lang geglaubte Geschichte, man sei als Kind missbraucht worden, als Erklärung für das schüchterne und verschlossene Verhalten des Erwachsenen. Oder der in Gedanken immer wieder durchgespielte Kampf gegen die Sucht sollte erklären, weshalb sie ihr Potenzial nicht voll ausschöpften. Mit diesen Geschichten entschuldigten sie oft vor dem Leben, wie sie sich menschlich entwickelt hatten.

Bei meiner Arbeit als Anthropologe mit den Weisen im Amazonas lernte ich diese Lektion erneut. Die Schamanen glaubten, die Erinnerungen eines Menschen an seine Vergangenheit seien allesamt Projektionen einer inneren Landkarte, die sich in der Psyche befindet.

»Amanda« war überzeugt davon, ihre Eltern hätten sie bereits sehr früh emotional im Stich gelassen. Nachdem sie sich jahrelang in der Therapie mit dem Verlassenwerden auseinandergesetzt hatte, wandte sie sich an einen Hypnosetherapeuten. Bei einer hypnotischen Rückführung erinnerte sie sich lebhaft daran, wie ihre Eltern sie als 18-monatigen Säugling allein ließen. Nach der Sitzung stellte sie ihre Mutter zur Rede – ihr Vater war damals bereits tot. Diese erklärte, Amanda habe als Baby sehr viel geweint und sie hätten damals eine Woche Urlaub gemacht und Amanda in dieser Zeit zur Großmutter gegeben, die sie in den Arm genommen und geherzt hätte. Natürlich konnte sie als Säugling noch nicht verstehen, dass ihre Eltern einfach mal ein wenig Schlaf brauchten. Sie wusste nur, dass Mama und Papa fort waren und vielleicht nie mehr zurückkamen.

Von Amanda lernte ich, was die Weisen im Amazonas längst wussten: Das Trauma besteht nicht in dem, was geschehen ist, sondern in der Art und Weise, wie wir uns daran erinnern – wie es als persönlicher Mythos in der Psyche weiterlebt. »Ein Märchen ist's, erzählt von einem Blödling, voller Klang und Wut, das nichts bedeutet«, wie Shakespeare sagte.

Die Lektion der Schamanen, die auch eine der wichtigsten Lektionen dieses Buches ist, sollte ich erst später verstehen: Wenn man die Geschichte verändert, ändert sich die ganze Welt.

Wie Sie bereits wissen – und es lohnt sich, dies noch einmal zu wiederholen –, reicht es nicht aus, die Geschichte nur oberflächlich zu verändern, indem Sie lediglich Ihre Einstellung ändern oder im Geist die Ereignisse Ihrer Kindheit umschreiben. So segelten zum Beispiel die europäischen Seefahrer auf ihren Erkundungsfahrten über den vermeintlichen »Rand der Erde« hinaus und kehrten zurück, um ihre Geschichte zu erzählen. Trotzdem blieben viele Menschen dabei, dass dies unmöglich stimmen könne. Sie lebten weiter, als wäre die Erde flach. Die gleiche Skepsis zeigten sogar einige der hellsten Köpfe der damaligen Zeit, als bekannt wurde, dass die Erde um die Sonne kreist.

Sie fragen sich nun vielleicht, wie es mit Amanda weiterging, nachdem sie die Ausführungen ihrer Mutter zu der Geschichte gehört hatte. Konnte die Wahrheit die falsche Überzeugung verändern, zu der Amanda gelangt war und die sie all die Jahre weiter genährt hatte?

Schamanen helfen ihren Klienten, ihre Geschichten auf einer sehr tiefen psychischen Ebene zu verändern. Dort können sie auf die neuronalen Netze zugreifen und sie neu programmieren – allerdings erst nach einer schweren Krankheit, einer Begegnung mit dem Tod oder einer Phase des Fastens, des Betens und der Vorbereitung. Sie können dann eine bessere Geschichte schreiben, in der sie die Helden und nicht die Opfer sind.

Im Idealfall entdecken sie auch, dass sie die Geschichtenerzähler und nicht die Geschichten, die Mythenschreiber und nicht die Mythen sind. An dieser Erkenntnis ist der präfrontale Kortex beteiligt. Es ist der einzige Teil des Gehirns, der zu dieser Ebene erleuchteter Erkenntnis fähig ist und den Pinsel schwingen kann, um eine nagelneue Lebenslandschaft zu entwerfen. Genau das hat Amanda getan. Sie musste sich allerdings ziemlich anstrengen, als ihre Wut, dass ihre Mutter sie verlassen hatte, von der Wut abgelöst wurde, dass sie sie nicht verlassen hatte, und sie schließlich wütend auf sich selbst wurde. Am Ende verzieh sie sich und akzeptierte, dass sie auf diese Weise gelernt hatte, sich jederzeit auf sich verlassen zu können.

Ich möchte Ihnen nun erzählen, wie ich meine eigene Geschichte umgeschrieben habe.

Ich war einmal im Canyon de Chelly im amerikanischen Südwesten, wo ich mich mit einer älteren Medizinfrau der Navajo anfreundete. Im Laufe des Gesprächs fragte »Charlotte«, wer ich sei, und erkundigte sich nach meiner Familie. Ich erzählte, dass ich auf Kuba zur Welt gekommen sei. Dass ich als Kind eine furchtbare Revolution erlebt und sehr viel Leid gesehen habe. Dass mein Vater uns aus politischen Gründen oft alleine lassen musste, als ich noch ein kleiner Junge war. Und dass ich ohne positives männliches Vorbild aufgewachsen sei.

Die alte Frau lächelte mich an, und ich hatte das Gefühl, nun meinerseits fragen zu müssen, wer sie war und was sie tat. Ihre Antwort überraschte mich, denn sie sprach: »Die roten Felswände bin ich, der Wüstenwind bin ich, das Kind, das im Reservat heute nicht gegessen hat, bin ich.«

Ich dachte, was für eine interessante Geschichte dies doch sei. Viel interessanter als die meine, die – wie ich später erkennen sollte – ebenso sehr von der damaligen Populärpsychologie wie von meiner Erfahrung geprägt war. An jenem Tag beschloss ich, meine Geschichte umzuschreiben. Ich würde nicht mehr das Kind sein, das nirgendwo hingehörte. Das von einer Revolution traumatisiert war, in der es zu jung war, um zu kämpfen, und zu jung, um zu fliehen. Und das ein älteres Vorbild brauchte, um zum Mann zu werden. Ich entdeckte, dass ich meine Lebensgeschichte nicht einfach dadurch umschreiben konnte, dass ich meine Einstellung dazu änderte. Ich musste mich von dem vom alten Gehirn beherrschten Denken lösen und mich der Weisheit des präfrontalen Kortex anvertrauen. Dazu musste ich mich meiner alten Mythen entledigen – sie gewissermaßen sogar erschlagen – und neue Landkarten für die weitere Reise zeichnen.

Auf die gleiche Weise können auch Sie Ihre Geschichten von Mangel, Verlust, Trauer und Leid durch ein größeres nobleres Epos ersetzen. Sie können es dem jungen Prinzen Siddhartha nachtun, der ein leichtes, aber wenig erfüllendes Leben im Palast hinter sich ließ, um Erleuchtung zu finden und der Buddha zu werden.

Wenn Sie Ihre Geschichte umschreiben und Ihr Gehirn neu verdrahten möchten, müssen Sie Ihre HHN-Achse beruhigen. Nur so können Sie den Zustand der Lähmung zwischen Kampf und Flucht aufbrechen, müssen nicht mehr mit Wut und Gewalt auf andere Menschen reagieren, nicht mehr davonlaufen und sich nicht mehr verstecken.

Die Weisen von einst wussten, ein Mensch konnte nur von einem Trauma genesen, wenn er seine ganz persönliche neue Mythologie entdeckte, in der er oder sie nicht mehr das Opfer einer schrecklichen Kindheit, einer gescheiterten Ehe, einer Krankheit oder der Geschichte selbst war. Die Schamanen wussten, dass dieser Mensch ein neues Gesamtbild entwerfen und sich darin als heldenhaften Forscher und Abenteurer darstellen musste.

Wenn wir verstehen, dass die Geschichten unseres Lebens einerseits unsere neuronalen Netze formen, andererseits aber ihr Produkt sind, können wir sie bewusst neu schreiben, um unser Gehirn zu verändern. Sobald wir unser Gehirn verändern, können wir allmählich neue und eigene Erfahrungen machen, die wiederum zur Grundlage neuer origineller Geschichten werden. So wie eine Hand die andere wäscht, formen unsere Erfahrungen unser Gehirn und beeinflusst unser Gehirn unsere Erfahrungen. Es gibt im Wesentlichen zwei Lebensgeschichten: Die eine ist in unserem genetischen Code festgeschrieben, den viele Menschen für unabänderlich halten. Die andere besteht aus der psychologischen Erklärung (oder den psychologischen Erklärungen), die wir ganz bewusst immer und immer wieder wiederholen. Beide Geschichten sind miteinander verknüpft, da die Kapitel und Absätze der psychologischen Erklärung oft nur oberflächlich bearbeitete Versionen des Lebens und der Kämpfe unserer Eltern sind.

Die bereits beschriebene Übung *Das genetische Schicksal verändern* wird Ihnen helfen, Ihre genetische Geschichte neu zu schreiben. Die folgende Übung wird Ihnen zeigen, wie Sie die Erzählung korrigieren können, die Ihre Lebensreise definiert.

■ ■ ■

Übung: Wir sind unsere Geschichten

Nehmen Sie Papier und Stift zur Hand und schreiben Sie ein Märchen von einer Seite Länge. Beginnen Sie mit den Worten: »Es war einmal…« In der Geschichte sollten eine Prinzessin oder ein Prinz, ein Krieger und ein Drache vorkommen. Sie dürfen aber auch weitere Charaktere und Abenteuer einflechten, was die Geschichte vielschichtiger macht. Falls Sie die Übung kindisch finden, geben Sie sich die Erlaubnis, für ein paar Augenblicke ein Kind zu sein.

Legen Sie das Buch beiseite, schreiben Sie Ihre Geschichte auf und lesen Sie erst dann, wie es weitergeht.

Überlegen Sie noch am selben oder am nächsten Tag, wer Ihnen helfen könnte, die Bedeutung dieses Märchens zu verstehen.

Lesen Sie die Geschichte einem Freund oder Partner vor und halten Sie Ausschau nach Motiven. Zu welchem Genre gehört sie? Ist es eine Abenteuer- oder eine Liebesgeschichte? Erzählt sie von Verzweiflung, von der Suche nach Liebe oder Reichtum? Wer ist die Hauptfigur – die Prinzessin, der Drache, der Krieger oder jemand ganz anderes?

Ändern Sie das Tempus der Geschichte vom Imperfekt zum Präsens und schlüpfen Sie in die Rolle der Hauptfigur. Der Satz: »Und dann verließ der König die Prinzessin, während ihr Schloss erstürmt wurde«, würde nun lauten: »Und dann verlässt mich der König, während mein Schloss erstürmt wird.«

Machen Sie sich bewusst, wie sich diese Veränderungen auf die Atmosphäre und die Bedeutung der Geschichte auswirken. Auf diese Weise werden Sie einen Teil der Überzeugungen finden, die in den primitiven neuronalen Netzen in Ihrem Gehirn eingegraben sind.

Schreiben Sie die Geschichte jetzt noch einmal. Machen Sie Ihre Figur zu einer Heldin oder einem Helden, der sich auf Sinnsuche begibt. Verändern Sie die Handlung, zum Beispiel von: »Eine Prinzessin, deren Schloss belagert wird, wird von ihrer Familie im Stich gelassen«, zu: »Eine mutige Jungfer folgt dem Ruf ihres Herzens, um allen Widerständen zum Trotz die Welt zu erkunden und den Sinn ihres Lebens, den Grund ihres Daseins zu finden.«

Bei der Überarbeitung werden Sie unter Umständen merken, dass es zum Beispiel bei der Geschichte von der Scheidung Ihrer Eltern gar nicht ums Verlassenwerden geht, sondern sie vielmehr davon handelt, dass Sie schon früh im Leben die Gelegenheit bekamen, Mut und Widerstandskraft zu entwickeln. Dass Sie nicht in der Liebe versagt haben, weil Sie unverheiratet sind, sondern dass Ihnen dies die Chance gibt zu lernen, anderen gegenüber liebevoll und großzügig zu sein. Dass erniedrigende Lebensumstände es Ihnen ermöglichen, Ihren Stolz zu überwinden und sich in Demut zu üben.

Lesen Sie die neue Geschichte nun als die Parabel, die sie eigentlich ist. Identifizieren Sie sich mit den Lektionen und Geschenken, die Ihre Lebensgeschichten – und Ihr Leben – Ihnen zuteil werden lassen.

Machen Sie sich beim Lesen bewusst, dass Ihr präfrontaler Kortex Ihnen neue Wege für neuronale Netze der Freude, des inneren Friedens und der Erleuchtung bahnt.

Das Bad des Schamanen

Dieser Badezusatz hat eine stark reinigende und heilende Wirkung. Baden Sie so oft Sie möchten, vor allem an den Fastentagen. Die Schamanen in ganz Amerika verwenden Salbei zum »Räuchern«, also um die Energie eines Menschen oder Ortes zu reinigen.

Rezept: *Das Bad des Schamanen*
½ Tasse Natron
½ Tasse Meersalz
10 Tropfen ätherisches Salbeiöl

Füllen Sie die Wanne mit warmem Wasser und geben Sie beim Ein-
laufen die Zutaten hinein. Legen Sie sich zwanzig Minuten hinein.
Spülen Sie sich ab und gehen Sie sofort zu Bett.

Kapitel 14

WEGE ZU EINEM NEUEN GEHIRN – DAS PROGRAMM

Bisher war das vorliegende Buch eine Verbindung aus Wissenschaft und Spiritualität, Fakt und Tradition, Geschichte und Vorzeit.

Auf den folgenden Seiten werden Sie Hinweise zu Ernährung, Fasten, Nahrungsergänzungsmitteln, Bewegung, schamanischen Übungen, Meditation sowie Übungen zur Schulung der Vorstellungskraft finden. Das Programm besteht aus einer fünfwöchigen Intensivphase gefolgt von einem etwas weniger anspruchsvollen Plan für die weitere regelmäßige Praxis.

Sie stehen unmittelbar davor, die Reise zur Erleuchtung anzutreten.

Sie werden in den Genuss der Vorteile kommen, die in den vorigen Kapiteln beschrieben wurden, und vor allem neue Nervenbahnen schaffen, die Ihnen helfen werden, Traumata zu heilen und inneren Frieden und Erleuchtung zu erfahren.

Beginnen Sie mit dem Programm nach Möglichkeit an Vollmond.

Achtung: Der folgende Plan enthält Fastentage. Bitte konsultieren Sie Ihren Arzt, bevor Sie mit diesem oder einem anderen Fastenprogramm beginnen. Dies gilt vor allem, wenn Sie an Diabetes oder Hypoglykämie (zu niedrigem Blutzuckerspiegel) leiden, Medikamente nehmen oder körperliche Beschwerden haben, die der vorherigen Abklärung mit Ihrem Arzt oder Heilpraktiker bedürfen.

Woche 1

In dieser Woche werden Sie sich auf eine Reise begeben, die zu erheblichen körperlichen Veränderungen führen und Ihnen die Erfahrung tiefen Seins ermöglichen wird. Unter Umständen werden Sie sich dieser Veränderungen – je nach Ihrem bisherigen Lebensstil – gar nicht bewusst sein. Vielleicht werden Sie sogar ein gewisses Unbehagen verspüren, wenn Ihr Körper anfängt, sich von Giftstoffen zu befreien.

Ernährung

Bioprodukte: Wählen Sie nach Möglichkeit Lebensmittel aus biologischem Anbau. Falls finanzielle Überlegungen eine Rolle spielen, sollten Sie zumindest bei den folgenden Obst- und Gemüsesorten zu Bioprodukten greifen, da sie am häufigsten belastet sind: Äpfel, Pfirsiche, Nektarinen, Birnen, Erdbeeren, Kirschen, importierte Weintrauben, Sellerie, Paprika, Spinat, Salat und Kartoffeln.

Allergene: Reduzieren Sie in der ersten Woche den Verzehr von Nahrungsmitteln, die allergieauslösende Substanzen enthalten. Dies sind am häufigsten glutenhaltige Lebensmittel – Weizen, Gerste und Roggen – sowie Milchprodukte.

Es ist nicht ganz einfach, Gluten vollständig aus der Ernährung zu streichen. Bitten Sie Ihren Arzt deshalb gegebenenfalls vorab, einen einfachen Bluttest vorzunehmen, um festzustellen, ob Sie eine Glutenunverträglichkeit haben. Falls das Ergebnis negativ ausfällt und Sie nicht empfindlich reagieren, besteht nicht die Notwendigkeit, glutenhaltige Nahrungsmittel zu meiden.[1] Noch besser allerdings wäre es, wenn Sie in Betracht zögen, sich einem umfassenden Bluttest auf Nahrungsmittelallergien zu unterziehen. Die Ergebnisse werden Ihnen noch lange nach Abschluss dieses Programms eine große Hilfe sein. Eine Möglichkeit ist das vom Genova Diagnostics Laboratory angebotene Comprehensive Food Allergy Profile. Bei diesem einfachen Bluttest werden 88 gängige Nahrungsmittel auf ihre Verträglichkeit getestet.[2] Anschließend erhalten Sie eine Liste, die Ihnen verrät, worauf Sie besonders stark reagieren. Wir empfehlen unseren Patienten im Allgemeinen, alle mit 2+ oder 3+ bewerteten Nahrungsmittel wenigstens für die Dauer dieses Programms, am besten aber dauerhaft von ihrem Speiseplan zu streichen. Reduzieren Sie auch Zucker und alle anderen einfachen Kohlenhydrate wie weißes Mehl soweit wie möglich. Verzichten Sie auf Nudeln und Brot, die aus Weißmehl hergestellt wurden, und greifen Sie stattdessen zu Vollkornprodukten. Sie sind im Naturkostladen oder im Reformhaus erhältlich.

Fett: An dieser Stelle sollten Sie sich auch mit den Fetten in Ihrer Nahrung beschäftigen. Fett ist *gut* für das Gehirn – auch wenn dies Ihrem Empfinden zuwiderzulaufen scheint. Es wird jedoch verständlich, wenn Sie sich daran erinnern, dass das Gehirn zu ungefähr 70 Prozent aus Fett besteht und dieses Fett aus der Nahrung stammt. Es kommt also nicht so sehr darauf an, *wie viel* Fett Sie verzehren, sondern vielmehr darauf, *welcher Art* diese Fette sind. Der Verzehr von gehärteten, gesättigten Fetten schwächt nicht nur die Leistung des Gehirns, es macht es auch anfälliger für Erkrankungen wie Alzheimer und Parkinson und beeinträchtigt es in seiner Funktion. Darüber hinaus erhöht sich das Risiko für viele systemische Erkrankungen wie Diabetes, Depressionen, Bluthochdruck und Erkrankungen der Herzkranzgefäße, die sich epidemieartig in modernen Gesellschaften ausbreiten. Dies ist die Gelegenheit, Ihre Ernährung mit DHA zu ergänzen und auf gute Fette wie natives Olivenöl aus biologischem Anbau umzustellen, was dazu beitragen kann, Ihr Gehirn vor der Alzheimer-Krankheit zu schützen. Neuen Forschungen zufolge kann die in nativem Olivenöl enthaltene Verbindung Oleocanthal bestimmte Eiweißfragmente – sogenannte ADDLs – verändern, die die Nervenfunktion beeinflussen und zu Gedächtnisverlust führen können. Sie werden dadurch für das Gehirn unschädlich.

Alkohol: Wie man weiß, senkt der Konsum von einem alkoholischen Getränk am Tag bei Frauen und einem bis zwei alkoholischen Getränken bei Männern das Risiko des kognitiven Verfalls und sogar die Gefahr, an der Alzheimer-Krankheit zu erkranken. Wir empfehlen dennoch, in den ersten vier Wochen unseres Programms auf Alkohol zu verzichten.[3]

Koffein: Verzichten Sie vorübergehend auf Koffein. Sie werden später dazu zurückkehren können.

Entzugserscheinungen: Falls Sie sehr viel Zucker, Koffein oder Alkohol konsumieren, können erhebliche Entzugserscheinungen auftreten. Die Bandbreite ist groß und kann von Kopfschmerzen, Depressionen, Erschöpfung und Stimmungsschwankungen bis hin zu Übelkeit, Erbrechen, Schlaflosigkeit und Fieber reichen – je nachdem, um welche Substanz es sich handelt.

Trinken Sie zur Linderung der Symptome zwei bis drei Mal täglich ein großes (etwa 225 ml) Glas Wasser – es sollte vorzugsweise aus einer Quelle stammen oder durch Umkehrosmose aufbereitet sein – und meditieren Sie wie beschrieben. Akzeptieren Sie, dass es möglicherweise zunächst zu einer leichten Verschlechterung kommt, bevor Sie sich allmählich besser fühlen.

Fasten

In der ersten Woche wird nicht gefastet.

Nahrungsergänzung

Nehmen Sie die folgenden natürlichen Nahrungsergänzungsmittel:
- **DHA aus Algenöl**: 1000 mg (Milligramm) täglich. Da aus Algen gewonnene DHA üblicherweise in Form von 200-mg-Kapseln erhältlich ist, besteht eine Tagesdosis aus fünf Kapseln. Sie können sie

auf einmal oder über den Tag verteilt, auf nüchternen Magen oder zu den Mahlzeiten nehmen. Gekühlt aufbewahren.

- **Natives Olivenöl aus biologischem Anbau:** 1 Esslöffel täglich. Sie können Ihr Salatdressing mit dem Olivenöl zubereiten, es über gedämpftes Gemüse träufeln, in frisch gepressten Gemüsesaft rühren oder mit Vollkornbrot verzehren. Das Öl darf nicht erhitzt werden. Zum Kochen verwendete Mengen sind daher nicht auf den Tagesbedarf anzurechnen.
- **Alpha-Liponsäure (mit Langzeitwirkung):** 600 mg täglich, 30 Minuten vor den Mahlzeiten oder auf nüchternen Magen. Alpha-Liponsäure ist unter dem Produktnamen ALAmax CR über die Internetseite www.Xymogen.com (oder unter Telefon 800-647-6100) erhältlich.
- **Natives Kokosöl aus biologischem Anbau:** morgens 1 Esslöffel. Sie können einen Smoothie damit zubereiten oder das Kokosöl auf Vollkornbrot streichen. Inzwischen sind ersatzweise auch Kokosölkapseln auf dem Markt.
- **Pterostilben** (sprich: Tero-STILL-ben): morgens und abends je 50 mg auf nüchternen Magen oder zu den Mahlzeiten.*
- **Sulforaphan:** morgens und abends je 30 mg auf nüchternen Magen oder zu den Mahlzeiten.*
- **Curcumin aus Kurkumaextrakt:** morgens und abends je 200 mg auf nüchternen Magen oder zu den Mahlzeiten.*
- **Grünteeextrakt:** morgens und abends je 200 mg auf nüchternen Magen oder zu den Mahlzeiten.*

* Alle gekennzeichneten Substanzen sind in einer Kapsel Nrf2-Aktivator des Herstellers Xymogen enthalten: 800-647-6100 oder www. Xymogen.com. Der Nrf2-Aktivator enthält auch den Schwarzpfefferextrakt BioPerin, der die Aufnahme der in diesem einzigartigen Nahrungsergänzungsmittel enthaltenen Wirkstoffe verbessert.

Körperliche Bewegung

Bitten Sie Ihren Arzt, Ihnen bei der Bestimmung Ihrer Belastungsgrenze zu helfen.

Ausdauer: Bewegen Sie sich (Gehen, Radfahren oder Laufen) 20 Minuten lang bei gleichbleibender aerober Belastung. Wenn Sie in guter körperlicher Verfassung sind, können Sie natürlich auch mehr machen. Streben Sie einen Pulsbereich von 180 minus Lebensalter an, sofern Ihr Arzt keine andere Empfehlung ausspricht. Das Aufwärmen und Abkühlen zählt nicht zur 20-minütigen Trainingseinheit.

Wenn Sie möchten, können Sie ein Herzfrequenzmessgerät oder eine Pulsuhr – zum Beispiel von Polar – verwenden, auf der Sie jederzeit die aktuelle Pulsfrequenz ablesen können. Sie sind in den meisten Sportgeschäften sowie im Internet erhältlich.

Yoga/Dehnung: Machen Sie wenigstens zwei Mal wöchentlich jeweils mindestens 30 Minuten Yoga oder absolvieren Sie ein ähnliches Dehnprogramm.

Schamanische Übungen

Das Bad des Schamanen: Baden Sie einmal wöchentlich an einem Abend Ihrer Wahl vor dem Zubettgehen.

Die HHN-Achse beruhigen: Üben Sie zwei Mal wöchentlich abends vor dem Zubettgehen.

Meditation

Nehmen Sie an unserer täglichen Planetenmeditation teil. Sie können diese Friedensmeditation zusammen mit einem Bild, das sich als Bildschirmschoner oder Bildhintergrund auf Ihrem Computer installieren lässt, auf unserer Internetseite www.PowerUpYourBrain.com herunterladen. Versuchen Sie, sich mit den Menschen zu verbinden, die weltweit zur selben Zeit meditieren.

Beziehungen

Denken Sie über Ihre Beziehung zu sich und anderen, vor allem aber zu den Menschen nach, die Ihnen wichtig sind. Überlegen Sie, wer zu diesem Kreis gehört und wie Sie heute Kontakt zu ihnen aufnehmen können. Wie feiern Sie die Menschen, die Sie lieben? Wie bringen Sie Ihre Selbstachtung zum Ausdruck?

Denken Sie über Ihre wechselseitige Verbundenheit mit allen Menschen und Geschöpfen auf Erden nach. Sprechen Sie vor dem Essen ein kurzes Segensgebet und überlegen Sie, welche Pflanzen, Tiere und Menschen zu Ihrer Mahlzeit beigetragen haben. Denken Sie dabei nicht nur an die Bauern, die Vieh- und Gemüsezüchter, sondern auch an alle andern, die damit in Berührung gekommen sind, an die Lastwagenfahrer und Lebensmittelhändler.

Wochen 2 bis 4

In der zweiten bis vierten Programmwoche kann es passieren, dass Sie ein besseres Selbstgewahrsein entwickeln, sich besser zu schätzen wissen und weniger Angst und Wut erleben. Wenn Sie den Menschen anlächeln, der sich im Lebensmittelgeschäft an der Kasse vordrängt, sind Sie einem erleuchteten Leben wieder einen Schritt näher.

Ernährung

Greifen Sie weiterhin zu Bioprodukten, wann immer es möglich ist.

Meiden Sie Allergene, gehärtete und gesättigte Fette, Alkohol und Koffein.

Obst und Gemüse: Verzehren Sie mindestens fünf bis sechs Portionen frisches Obst und Gemüse täglich. Falls Sie keine frische Ware bekommen, sind Tiefkühlprodukte besser als Konserven.

Kohlenhydrate: Reduzieren Sie den Verzehr von Kohlenhydraten auf eine Portion am Tag. Das sind zwei Scheiben Vollkornbrot, eine

Portion Vollkornnudeln oder Getreideflocken. (Es sei denn, Sie absolvieren ein anstrengendes sportliches Training, dann braucht Ihr Körper mehr komplexe Kohlenhydrate in Form von Vollkornflocken, -nudeln oder -brot.)

Fasten

In dieser Phase des Programms werden Sie zwei Mal, also an je einem Tag der zweiten und dritten Woche fasten.

Legen Sie die Tage fest.

Falls Sie an Vollmond mit dem Programm begonnen haben, fällt der 11. Tag auf den vierten Tag der zweiten Woche. Wie es in den ayurvedischen Texten heißt (und wie wir bereits in Kapitel 12 erwähnt haben), ist dieser Tag ideal für Fasten und Meditation. Auf diese Weise werden Sie in energetischen Kontakt mit allen anderen Programmteilnehmern treten, die Fastenphasen aufeinander abstimmen und Ihre Meditation vertiefen.

Wenn Sie an diesem Tag nicht fasten können, wählen Sie einen anderen Termin ohne kräftezehrende geschäftliche oder private Verpflichtungen.

Fasten Sie auch in der dritten Woche, genau sieben Tage später wäre ideal.

In der vierten Woche wird nicht gefastet.

Trinken Sie an den Fastentagen reichlich Wasser.

Falls das Fasten für Sie eine allzu große Herausforderung darstellt, können Sie an diesem Tag frisches Obst, zum Beispiel in Scheiben geschnittene Orangen verzehren. Wir möchten Sie noch einmal bitten, Ihren Arzt zu konsultieren, bevor Sie mit einem Fastenprogramm beginnen. Dies gilt vor allem, wenn Sie an Diabetes oder Hypoglykämie leiden, Medikamente nehmen oder andere körperliche Beschwerden vorliegen.

Nahrungsergänzung

Orientieren Sie sich an den Empfehlungen für die erste Woche.

Nehmen Sie die Nahrungsergänzungsmittel auch an den Fastentagen und verzehren Sie nachmittags je einen zusätzlichen Esslöffel Kokos- und Olivenöl. Verdoppeln Sie nur an diesen Tagen die morgendliche und abendliche Dosis Pterostilben, Sulforaphan, Curcumin (aus Kurkumaextrakt) und Grünteeextrakt oder nehmen Sie morgens und abends jeweils zwei Kapseln Nrf2-Aktivator.

Körperliche Bewegung

Machen Sie mindestens zwei Mal wöchentlich jeweils mindestens 30 Minuten Yoga oder absolvieren Sie ein ähnliches Dehnprogramm.

Verlängern sie das tägliche Ausdauertraining nach Möglichkeit auf 30 Minuten.

Verzichten sie an Ihrem Fastentag auf Ausdauersport.

Schamanische Übungen

Beginnen und beschließen Sie Ihre schamanischen Übungen mit der Anrufung zum Öffnen eines heiligen Raumes. Sie können auch ein ähnliches Gebet sprechen oder sich selbst etwas ausdenken.

Himmelsschau: Üben Sie jeden Morgen bei Sonnenaufgang.

Traumyoga und Klarträumen: Üben Sie jeden Abend.

Die HHN-Achse beruhigen: Üben Sie zwei Mal wöchentlich abends vor dem Zubettgehen.

Das genetische Schicksal verändern: Machen Sie diese Meditation einmal wöchentlich.

Wir sind unsere Geschichten: Machen Sie diese Übung einmal wöchentlich. Schreiben Sie Ihre Lebensgeschichte neu. Entwickeln Sie Ihre ganz persönliche Mythologie, in der Sie die Heldin oder der Held sind.

Das Bad des Schamanen: Baden Sie einmal·wöchentlich abends vor dem Zubettgehen.

Meditation

Nehmen Sie an unserer täglichen Planetenmeditation teil. Sie können diese Friedensmeditation zusammen mit einem Bild, das sich als Bildschirmschoner oder Bildschirmhintergrund auf Ihrem Computer installieren lässt, auf unserer Internetseite www.PowerUp-YourBrain.com herunterladen. Versuchen Sie, sich mit den Menschen zu verbinden, die weltweit zur selben Zeit meditieren.

Nehmen Sie sich mehrmals am Tag ein wenig Zeit, um sich Ihrer Atmung bewusst zu werden und Ruhe zu finden. Atmen Sie langsam und tief. Spüren Sie, wie die Luft ein- und ausströmt. Achten Sie dabei auf die Empfindungen in Ihrem Körper. Je rhythmischer die Atmung, desto stärker wird auch das Gefühl des inneren Friedens.

Beziehungen

Lösen Sie sich aus giftigen Beziehungen. Listen Sie alle Menschen auf, denen Sie vergeben müssen. Verwenden Sie dazu die in Kapitel 13 beschriebene Übung der radikalen Vergebung.

Woche 5

In der fünften Woche werden Sie Ihre Heldenreise mit größerem Gewahrsein und größerer Wertschätzung für sich und Ihr Leben fortsetzen. Sie sind auf dem Weg zur Erleuchtung.

Während Sie Körper und Gehirn entgiften, werden Sie merken, wie Ihre Sinne sich schärfen: Farben werden bunter, Gefühle tiefer und klarer und auch die anderen Sinne wie Tast-, Hör- und Geruchssinn funktionieren besser. Situationen, die Sie früher als Belastung oder als Zwang empfunden haben, können Sie nun viel eleganter und anmutiger bewältigen. Je klarer der Kopf ist, desto leichter fällt Ihnen auch die Meditation. Störende Gedanken werden deutlich weniger.

Ernährung

Greifen Sie weiterhin zu Bioprodukten, wann immer es möglich ist.

Meiden Sie Allergene, gehärtete und gesättigte Fette, Alkohol und Koffein.

Essen Sie viel frisches Obst und Gemüse, mindestens fünf bis sechs Portionen am Tag.

Verzehren Sie nur eine Kohlenhydratportion täglich.

Alkohol: Wenn Sie möchten, können Sie nun wieder Alkohol trinken, vorzugsweise Rotwein aus biologischem Anbau. Trinken Sie maximal drei Mal die Woche ein Glas zum Abendessen. Verzichten Sie an den Fastentagen auf Alkohol.

Kalorienzufuhr: Senken Sie die Kalorienzufuhr. Falls Ihre Kalorienaufnahme bereits im empfohlenen Bereich liegt, nehmen Sie keine weiteren Einschränkungen vor.

Frauen: Reduzieren Sie die tägliche Kalorienzufuhr auf 2000 Kalorien oder folgen Sie der Empfehlung Ihres Arztes.

Männer: Reduzieren Sie die tägliche Kalorienzufuhr auf 2550 Kalorien oder folgen Sie der Empfehlung Ihres Arztes.

Bitte beachten Sie, dass es sich hier lediglich um allgemeine

Richtwerte handelt. Bitten Sie Ihren Arzt oder Ernährungsberater um individuelle Empfehlungen, die Ihre persönlichen Vorgaben im Hinblick auf Körpergröße, Bewegungsniveau, vorhandene Muskelmasse, Stoffwechsel, allgemeine Gesundheitsprobleme, Medikamenteneinnahme sowie andere Faktoren berücksichtigen.

Fasten

Sie werden an einem Tag der Woche fasten.

Wählen Sie nach Möglichkeit den 11. Tag nach Vollmond. Den ayurvedischen Texten zufolge ist dies der ideale Tag für Fasten und Meditation. Auf diese Weise werden Sie auch eine energetische Verbindung zu allen anderen Programmteilnehmern eingehen, Ihre Fastenphasen aufeinander abstimmen und Ihre Meditation vertiefen.

Nahrungsergänzung

Orientieren Sie sich weiterhin an den Empfehlungen für die erste Woche.

Nehmen Sie die Nahrungsergänzungsmittel auch an Ihrem Fastentag. Verzehren Sie am Nachmittag einen weiteren Esslöffel Kokos- und Olivenöl. Verdoppeln Sie an diesem Tag auch die morgendliche und abendliche Dosis Pterostilben, Sulforaphan, Curcumin (aus Kurkumaextrakt) und Grünteeextrakt oder nehmen Sie morgens und abends jeweils zwei Kapseln Nrf2-Aktivator.

Körperliche Bewegung

Machen Sie mindestens zwei Mal wöchentlich jeweils mindestens 30 Minuten Yoga oder absolvieren Sie ein ähnliches Dehnprogramm.

Reduzieren Sie das Ausdauertraining auf fünf Tage die Woche, aber verlängern Sie die einzelnen Einheiten nach Möglichkeit auf 40 bis 45 Minuten.

Sorgen Sie dafür, dass der sportfreie Tag auf Ihren Fastentag fällt.

Schamanische Übungen

Beginnen und beschließen Sie Ihre schamanischen Übungen mit der Anrufung zum Öffnen eines heiligen Raumes. Sie können auch ein ähnliches Gebet sprechen oder sich selbst etwas ausdenken.

Machen Sie jeden Morgen bei Sonnenaufgang die Übung Himmelsschau.

Machen Sie jeden Abend die Übungen Traumyoga und Klarträumen.

Beruhigen Sie zwei Mal wöchentlich vor dem Zubettgehen Ihre HHN-Achse.

Nehmen Sie einmal wöchentlich vor dem Zubettgehen das Bad des Schamanen.

Meditation

Nehmen Sie an unserer täglichen Planetenmeditation teil. Sie können diese Friedensmeditation zusammen mit einem Bild, das sich als Bildschirmschoner oder Bildschirmhintergrund auf Ihrem Computer installieren lässt, auf unserer Internetseite www.PowerUp-YourBrain.com herunterladen. Versuchen Sie, sich mit den Menschen zu verbinden, die weltweit zur selben Zeit meditieren.

Nehmen Sie sich mehrmals täglich ein wenig Zeit, um sich Ihrer Atmung bewusst zu werden und Ruhe zu finden.

Beziehungen

Bitten Sie alle Menschen um Vergebung, denen Sie möglicherweise Unrecht getan haben. Schicken Sie eine handgeschriebene Entschuldigung oder rufen Sie die Betreffenden an, um sich persönlich zu entschuldigen. Die Formulierung: »Es tut mir leid«, ist einer der mächtigsten Sätze, die Ihr höheres Gehirn kennt. Bemühen Sie sich anschließend weiter darum, allen Menschen zu vergeben, die Ihnen

Ihrer Ansicht nach Unrecht getan haben. Verwenden Sie dazu die in Kapitel 13 beschriebene Übung der radikalen Vergebung.

Im Anschluss

Nach diesem fünfwöchigen Programm befinden Sie sich auf dem besten Weg zu einem gesunden Gehirn, das sich zunehmend von den zerstörerischen Folgen von Stress und traumatischen Erfahrungen erholt und bereit ist für die Erleuchtung.

Ernährung

Greifen Sie weiterhin zu Bioprodukten, wann immer es möglich ist.

Meiden Sie Allergene, gehärtete und gesättigte Fette, Alkohol und Koffein.

Essen Sie viel frisches Obst und Gemüse, mindestens fünf bis sechs Portionen am Tag.

Verzehren Sie nur eine Kohlenhydratportion und – wenn Sie möchten – maximal ein Glas Wein am Tag. Verzichten Sie an Ihrem Fastentag auf Alkohol.

Halten Sie an einer reduzierten Kalorienzufuhr fest. Frauen dürfen bis zu 2000, Männer bis zu 2550 Kalorien täglich zu sich nehmen. Bitte beachten Sie, dass es sich hier lediglich um allgemeine Richtwerte handelt. Bitten Sie Ihren Arzt oder Ernährungsberater um individuelle Empfehlungen.

Koffein: Wenn Sie möchten, dürfen Sie nun auch wieder Koffein in Form von Kaffee oder Tee zu sich nehmen. Begrenzen Sie die Koffeinzufuhr auf 60 mg am Tag, vorzugsweise am Morgen.

Prüfen Sie die Liste der Inhaltsstoffe. Ein Becher frisch gebrühter Kaffee kann je nach Sorte und Mahlgrad zwischen 60 und 120 mg Koffein enthalten. Die gleiche Menge grüner Tee enthält verlässliche 20 mg Koffein, bei schwarzem Tee sind es 45 mg.

Prüfen Sie sorgfältig, wie Sie auf Koffein reagieren. Schrauben Sie den Koffeinkonsum zurück, falls Überdosierungssymptome wie Schlafstörungen auftreten.

Fasten

Fasten Sie einmal im Monat, vorzugsweise am 11. Tag nach Vollmond.

Nahrungsergänzung

Setzen Sie die Einnahme der genannten Nahrungsergänzungsmittel fort.

Erhöhen Sie die tägliche Dosis an den Fastentagen wie auf Seite 244 beschrieben.

Körperliche Bewegung

Machen Sie mindestens zwei Mal wöchentlich jeweils mindestens 30 Minuten Yoga oder absolvieren Sie ein ähnliches Dehnprogramm.

Trainieren Sie Ihre Ausdauer an fünf Tagen der Woche jeweils 40 bis 45 Minuten. Verzichten Sie an den Fastentagen auf Ausdauersport.

Schamanische Übungen

Behalten Sie die schamanischen Übungen »einen heiligen Raum schaffen«, Himmelsschau, Traumyoga, Klarträumen, »die HHN-Achse beruhigen« sowie das Bad des Schamanen weiterhin bei.

Meditation

Nehmen Sie an unserer täglichen Planetenmeditation teil. Sie können diese Friedensmeditation zusammen mit einem Bild, das sich als Bildschirmschoner oder Bildschirmhintergrund auf Ihrem Computer installieren lässt, auf unserer Internetseite www.PowerUp-

YourBrain.com herunterladen. Versuchen Sie, sich mit den Menschen zu verbinden, die weltweit zur selben Zeit meditieren.

Nehmen Sie sich mehrmals am Tag ein wenig Zeit, um sich Ihrer Atmung bewusst zu werden und Ruhe zu finden. Atmen Sie langsam und tief. Spüren Sie, wie die Luft ein- und ausströmt. Achten Sie dabei auf die Empfindungen in Ihrem Körper. Je rhythmischer die Atmung, desto stärker wird auch das Gefühl des inneren Friedens.

Beziehungen

Pflegen Sie Beziehungen zu aufbauenden, inspirierenden Menschen. Wählen Sie Ihre Freunde mit Bedacht und pflegen Sie Ihre Freundschaften wie ein Gärtner seine Blumen pflegt. Investieren Sie Zeit und Energie in die Beziehungen zu den Menschen, die Sie für den Rest Ihres Lebens an Ihrer Seite haben möchten.

Woche 1	
Ernährung	
• *Bioprodukte*: bevorzugen • *Allergene*: reduzieren • *Fette*: gehärtete, gesättigte Fette meiden • *Alkohol*: meiden • *Koffein*: meiden	• *Obst & Gemüse*: wie bisher • *Kohlenhydrate*: wie bisher • *Kalorienzufuhr*: wie bisher • *Fasten*: in dieser Woche kein Fastentag
Nahrungsergänzung	
• *DHA aus Algenöl*: 1000 mg täglich • *Olivenöl*: 1 EL täglich • *Alpha-Liponsäure*: 600 mg täglich, 30 Minuten vor den Mahlzeiten • *Kokosöl*: nativ und aus biologischem Anbau; 1 EL morgens	• *Pterostilben**: 50 mg morgens und abends • *Sulforaphan**: 30 mg morgens und abends • *Curcumin**: 200 mg morgens und abends • *Grünteeextrakt**: 200 mg morgens und abends
* Die gekennzeichneten Substanzen sind in einer Kapsel Nrf2-Activator der Firma Xymogen enthalten.	
Körperliche Bewegung	
• *Ausdauer*: 20 Minuten täglich	• *Yoga/Dehnen*: Mindestens zwei Mal wöchentlich
Schamanische Übungen	
• *Die HHN-Achse beruhigen*: zwei Mal wöchentlich vor dem Zubettgehen	• *Bad des Schamanen*: einmal wöchentlich zum Abschluss des Tages
Meditation	
• *Planetenmeditation*: täglich	
Beziehungen	
• Feiern Sie die Menschen, die Ihnen nahe stehen, und auch sich selbst	• Stellen Sie sich die gegenseitige Verbundenheit aller Geschöpfe auf Erden vor

Wochen 2-4

Ernährung

• *Bioprodukte*: bevorzugen • *Allergene*: meiden • *Fette*: gehärtete, gesättigte Fette meiden • *Alkohol*: meiden • *Koffein*: meiden	• *Obst & Gemüse*: erhöhen • *Kohlenhydrate*: auf eine Portion am Tag reduzieren • *Kalorienzufuhr*: wie bisher • *Fasten*: je ein Fastentag in der zweiten und dritten Woche; kein Fastentag in der vierten Woche

Nahrungsergänzung

• *DHA aus Algenöl*: 1000 mg täglich • *Olivenöl*: 1 EL täglich, plus 1 EL an Fastentagen • *Alpha-Liponsäure*: 600 mg täglich, 30 Minuten vor den Mahlzeiten • *Kokosöl*: nativ und aus biologischem Anbau; 1 EL morgens, plus 1 EL an Fastentagen	• *Pterostilben**: 50 mg morgens und abends; Dosis an Fastentagen verdoppeln • *Sulforaphan**: 30 mg morgens und abends; Dosis an Fastentagen verdoppeln • *Curcumin**: 200 mg morgens und abends; Dosis an Fastentagen verdoppeln • *Grünteeextrakt**: 200 mg morgens und abends; Dosis an Fastentagen verdoppeln

* Die gekennzeichneten Substanzen sind in einer Kapsel Nrf2-Activator der Firma Xymogen enthalten.

Körperliche Bewegung

• *Ausdauer*: 30 Minuten täglich; kein Sport an Fastentagen	• *Yoga/Dehnen*: mindestens zwei Mal wöchentlich; kein Sport an Fastentagen

Schamanische Übungen

- *Einen heiligen Raum schaffen*: täglich vor anderen schamanischen Übungen
- *Die HHN-Achse beruhigen*: zwei Mal wöchentlich abends
- *Das genetische Schicksal verändern*: einmal wöchentlich

- *Bad des Schamanen*: einmal wöchentlich zum Abschluss des Tages
- *Himmelsschau*: täglich bei Sonnenaufgang
- *Traumyoga*: täglich
- *Klarträumen*: täglich
- *Wir sind unsere Geschichten*: einmal wöchentlich

Meditation

- *Planetenmeditation*: täglich

- *Atemgewahrsein*: häufig

Beziehungen

- Lösen Sie sich aus giftigen Beziehungen

- Üben Sie sich in radikaler Vergebung

Woche 5

Ernährung

• *Bioprodukte*: bevorzugen • *Allergene*: meiden • *Fette*: bemühen Sie sich um eine kohlenhydratarme Ernährung mit wenig gesättigten Fetten • *Alkohol*: nach Wunsch drei Mal wöchentlich 1 Glas Rotwein (nicht an Fastentagen)	• *Koffein*: meiden • *Obst & Gemüse*: erhöhen • *Kohlenhydrate*: 1 Portion am Tag • *Kalorienzufuhr*: bei Frauen auf 2000 Kalorien, bei Männern auf 2550 Kalorien am Tag senken • *Fasten*: ein Fastentag in dieser Woche

Nahrungsergänzung

• *DHA aus Algenöl*: 1000 mg täglich • *Olivenöl*: 1 EL täglich, plus 1 EL an Fastentagen • *Alpha-Liponsäure*: 600 mg täglich, 30 Minuten vor den Mahlzeiten • *Kokosöl*: nativ und aus biologischem Anbau; 1 EL morgens, plus 1 EL an Fastentagen	• *Pterostilben**: 50 mg morgens und abends; Dosis an Fastentagen verdoppeln • *Sulforaphan**: 30 mg morgens und abends; Dosis an Fastentagen verdoppeln • *Curcumin**: 200 mg morgens und abends; Dosis an Fastentagen verdoppeln • *Grünteeextrakt**: 200 mg morgens und abends; Dosis an Fastentagen verdoppeln

* Die gekennzeichneten Substanzen sind in einer Kapsel Nrf2-Activator der Firma Xymogen enthalten.

Körperliche Bewegung

• *Ausdauer*: 40-45 Minuten, 5 Tage die Woche; kein Sport an Fastentagen	• *Yoga/Dehnen*: mindestens zwei Mal wöchentlich; kein Sport an Fastentagen

Schamanische Übungen	
• *Einen heiligen Raum schaffen*: täglich vor anderen schamanischen Übungen • *Die HHN-Achse beruhigen*: zwei Mal wöchentlich abends	• *Bad des Schamanen*: einmal wöchentlich zum Abschluss des Tages • *Himmelsschau*: täglich bei Sonnenaufgang • *Traumyoga*: täglich • *Klarträumen*: täglich
Meditation	
• *Planetenmeditation*: täglich	• *Atemgewahrsein:* häufig
Beziehungen	
• Bitten Sie um Vergebung	• Üben auch Sie sich in radikaler Vergebung

Im Anschluss

Ernährung

- *Bioprodukte*: bevorzugen
- *Allergene*: meiden
- *Fette*: bemühen Sie sich um eine kohlenhydratarme Ernährung mit wenig gesättigten Fetten
- *Alkohol*: nach Wunsch drei Mal wöchentlich 1 Glas Rotwein (nicht an Fastentagen)

- *Koffein*: nach Wunsch Kaffee oder Tee, maximal 60 mg täglich
- *Obst & Gemüse*: erhöhen
- *Kohlenhydrate*: 1 Portion am Tag
- *Kalorienzufuhr*: bei Frauen auf 2000 Kalorien, bei Männern auf 2550 Kalorien am Tag senken
- *Fasten*: ein Fastentag im Monat

Nahrungsergänzung

- *DHA aus Algenöl*: 1000 mg täglich
- *Olivenöl*: 1 EL täglich, plus 1 EL an Fastentagen
- *Alpha-Liponsäure*: 600 mg täglich, 30 Minuten vor den Mahlzeiten
- *Kokosöl*: nativ und aus biologischem Anbau; 1 EL morgens, plus 1 EL an Fastentagen

- *Pterostilben**: 50 mg morgens und abends; Dosis an Fastentagen verdoppeln
- *Sulforaphan**: 30 mg morgens und abends; Dosis an Fastentagen verdoppeln
- *Curcumin**: 200 mg morgens und abends; Dosis an Fastentagen verdoppeln
- *Grünteeextrakt**: 200 mg morgens und abends; Dosis an Fastentagen verdoppeln

* Die gekennzeichneten Substanzen sind in einer Kapsel Nrf2-Activator der Firma Xymogen enthalten.

Körperliche Bewegung

- *Ausdauer*: 40-45 Minuten, 5 Tage die Woche; kein Sport an Fastentagen

- *Yoga/Dehnen*: mindestens zwei Mal wöchentlich; kein Sport an Fastentagen

Schamanische Übungen	
• *Einen heiligen Raum schaffen*: täglich vor anderen schamanischen Übungen • *Die HHN-Achse beruhigen*: zwei Mal wöchentlich abends • *Bad des Schamanen*: einmal wöchentlich zum Abschluss des Tages	• *Himmelsschau*: täglich bei Sonnenaufgang • *Traumyoga*: täglich • *Klarträumen*: täglich
Meditation	
• *Planetenmeditation*: täglich	• *Atemgewahrsein:* häufig
Beziehungen	
• Pflegen Sie Beziehungen zu erbauenden, inspirierenden Menschen	

Kapitel 15

AUF DER SUCHE NACH DER SEELE

Seit Jahrhunderten sind die Menschen auf der Suche nach der Seele. Unsere Vorfahren dachten zunächst, sie würde im Herzen wohnen. Später kamen viele andere Organe einschließlich Leber und Milz als Sitz der Seele in die engere Wahl. Als sie dort nicht zu finden war, gelangten wir zu dem Schluss, sie müsse sich im Kopf, im Gehirn befinden. Die alten Ägypter hatten allerdings nur wenig Verwendung für das Gehirn: Sie mumifizierten sorgfältig alle Organe der Verstorbenen, nur das Gehirn ließen sie einfach abfließen, indem sie Strohhalme durch die Nase in die Schädelhöhle einführten und die blutige Masse einfach entsorgten.

Heutzutage würden die meisten Wissenschaftler das, was wir als Bewusstsein bezeichnen, wohl als Epiphänomen oder Begleiterscheinung des Gehirns werten. Sie würden also behaupten, das Bewusstsein sei das Ergebnis der Schaltkreise im Gehirn. Francis Crick ist einer der Entdecker der DNA. In seinem Buch *Was die Seele wirklich ist. Die naturwissenschaftliche Erforschung des Bewusstseins* schreibt er, man könne alles, was es über die Seele zu wissen gäbe, beim Studium der Funktion des menschlichen Gehirns erfahren. Die Schamanen neigen eher dazu, das Gegenteil anzunehmen, nämlich dass das Gehirn eine Begleiterscheinung des Bewusstseins ist und sich dieses Bewusstsein komplexer Evolutionsmechanismen bedient, um neuronale Schaltkreise zu bilden, damit der Mensch sich seiner selbst und des Universums gewahr werden kann.

Vielleicht werden wir eines Tages entdecken, dass *sowohl* die modernen Wissenschaftler *als auch* die alten Schamanen und Mystiker im Recht waren. Vielleicht werden die Wissenschaftler erkennen, dass wir mehr sind als ein Sack voller Neuronen. Und vielleicht werden die Mystiker erkennen, dass Gehirn und Körper wesentliche Bewusstseinsbestandteile sind. Was aber wäre, wenn wir nicht warten müssten, bis führende Wissenschaftler und spirituelle Führer ein Urteil in dieser Angelegenheit gefällt haben? Was wäre, wenn wir das Experiment selbst wagen würden?

Am Anfang war das Wort

Die Wissenschaft gibt heute Antworten auf die großen Fragen, die einst der Religion vorbehalten waren. Neue wissenschaftliche Erklärungen wirken zunächst wie Ketzerei an der herrschenden Ordnung. Einst glaubten wir, die Welt sei vor 6000 Jahren erschaffen worden. Wir hielten sie für flach und dachten, unser blau-grüner Planet sei der Mittelpunkt des Universums. Als Galilei die Entdeckung von Kopernikus wissenschaftlich beweisen wollte, dass sich die Erde um die Sonne dreht, wurde er wegen Ketzerei unter Hausarrest gestellt. Trotzdem ist heute allgemein anerkannt, dass die Erde nicht der Mittelpunkt des Universums ist.

Viele Religionen lehren, die Seele des Menschen sei unsterblich und ewig, sein Körper aber zerfalle irgendwann wieder zu Staub. Materialistische Wissenschaftler würden sagen, dass es selbstverständlich nicht möglich sei, Energie und Materie zu vernichten, und alle Teilchen des menschlichen Körpers irgendwann als Flüsse, Adler oder Sternenstaub neue Verwendung fänden.

Die Schamanen dagegen halten es für möglich, dass jeder Mensch einen ewigen Aspekt des eigenen Selbst erfahren kann.

Alberto:
Denke mit dem Herzen, fühle mit dem Kopf

Ich weiß noch, wie ich zum ersten Mal ein menschliches Gehirn in den Händen hielt. Mein Freund Brian war Medizinstudent und hatte mir angeboten, an dem Abend dabei zu sein, an dem er das Gehirn der Leiche entnehmen würde, die er und seine Tischpartnerin untersuchten. Brian hatte das Gehirn für sich allein. Seine Kommilitonin hatte auf die Erfahrung verzichtet. Sie hatte gesagt, sie wolle sich später auf Geburtshilfe spezialisieren, und interessierte sich nicht besonders für diesen Teil der menschlichen Anatomie.

Die Doppeltür zum Anatomielabor der Universität von Kalifornien war massiv und einheitsgrau. Der Klang des Riegelschlosses hallte vom kalten Linoleum wider.

Der Raum hatte die Größe eines kleinen Kaufhauses und war in bläulichweißes grelles Neonlicht getaucht. Über nicht näher erkennbare Gestalten auf den vier Reihen von Tischen mit Bakelitoberfläche waren schwarze Gummitücher gebreitet. Der beißende Geruch von Formalin stach mir in die Nase. Brian legte eine Bügelsäge aus rostfreiem Stahl neben eine große Schachtel mit Kentucky Fried Chicken und eine leere Bierflasche und glitt von seinem hohen Hocker am Kopfende eines Tisches herab. […]

Brians Leiche war die einer jungen Frau. Das Gummituch war zurückgeschlagen und gab den oberen Teil ihrer Brust, ihren Hals und ihren Kopf frei. Ihre Haut sah aus wie Kalbsleder, die Pigmentierung grau mit olivgrünen Verfärbungen.

»Das ist Jennifer«, sagte Brian. »Wir sind schon das ganze Semester zusammen.« Er hob die Knochensäge hoch. »Sie hat mich mehr über den menschlichen Körper gelehrt, als ich gedacht hätte, überhaupt lernen zu können. Das werde ich ihr nie vergessen.«

»Brian...«

»Heute Abend wird sie für mich den Kopf verlieren, und da wollte ich dich hier haben.«

»Danke.«

Seine Augen hefteten sich mit nüchternem Blick an meine.

»Du kriegst heutzutage kaum noch eine Enthauptung zu sehen, wenn du nicht Stipendiat und mindestens ein Jahr an der medizinischen Fakultät bist. Ich dachte, es würde dich vielleicht interessieren.«

»Warum?«

»Rein psychologisch.«

»Ja«, sagte ich, »wenn die Leute den Kopf verlieren, kommen sie zu mir.«

Er starrte mich sekundenlang an und versuchte, den Tonfall meiner Stimme abzuschätzen.

»Du musst nicht, wenn du nicht willst«, sagte er. »Ich dachte bloß – also, wenn es dir unangenehm ist...«

»Es ist schon in Ordnung«, sagte ich.

»Wenn du lieber...«

Ich sah die große Portion Huhn an. »Ich bemühe mich nur, mich von Gebratenem fernzuhalten«, sagte ich. Ich wollte nicht zugeben, dass ich mich seltsam abgestoßen fühlte, dass die Leiche auf dem Tisch jedoch zugleich eine unwiderstehliche Faszination auf mich ausübte.

»Willst du hinterher was essen?«

»Wenn möglich, ja.«

»Unglaublich, was? Gleich den Gang hinunter ist ein Labor, wo die fortgeschrittensten Versuche der Genforschung durchgeführt werden. Ein Stockwerk tiefer haben sich Neurologen, Biochemiker und Computerfreaks zusammengetan, um die Nervenbahnen für einfache Hirnfunktionen zu simulieren. Und wir zerschneiden hier Tote, genauso wie Leonardo da Vinci vor 500 Jahren.« Er warf einen Blick über all die schwarzverhüllten Gestalten im Raum.

»Wir fangen am Rücken an, denn es dauert eine Weile, bis man sich an das gewöhnt hat, was man tut, und es ist leichter, wenn man dabei nicht in das Gesicht gucken muss – als könnten sie den Blick erwidern und Schuldgefühle bei einem wecken, weil man sie mit einem Skalpell misshandelt.«

Er nahm das Kinn des Leichnams in seine hohle Hand. Der Kopf neigte sich ein wenig nach hinten. Dann setzte er entschlossen das gezahnte Blatt der Säge an einem Knorpel zwischen den Halswirbeln an. Ich konnte meine Augen nicht abwenden. Als der Kopf vom Rumpf abgetrennt war, nahm er ihn in beide Hände. […] Während wir miteinander redeten, nahm er etwas, das wie ein großer Zahnbohrer aussah, aus einer Schublade, schloss ihn an und brachte ein kleines, scheibenförmiges Sägeblatt von etwa fünf Zentimeter Durchmesser an.

»Das Beste wird immer bis zuletzt aufgehoben«, sagte er, als die Maschine surrte. »Hältst du sie mal für mich?«

Ich nahm den Kopf in meine Hände und hielt ihn in der richtigen Stellung für ihn, und er setzte nun das kreisende Blatt an der Stirn an. Als er fertig war und den Kopf volle 360 Grad umlaufen hatte, schaltete er die kleine Säge aus. Das Kreischen des Sägeblatts klang mir in den Ohren nach. Ein merkwürdiger Geruch erfüllte die Luft, und feiner Knochenstaub hatte sich auf das Gesicht und die Wimpern gelegt. Er beugte sich vor und pustete ihn sanft weg.

»Denk mal an«, sagte er, »nie hat ein Mensch in Jennifers Gehirn geschaut. Du und ich sind die ersten. Trommelwirbel, Maestro.«

Mit diesen Worten zog er die Schädeldecke ab. Ich hatte schon früher mal ein menschliches Gehirn gesehen. Ich hatte etliche Hirne gesehen, die in formalingefüllten Laborgläsern schwammen. Aber dieser Augenblick wird mir immer lebhaft in Erinnerung bleiben.

Aristoteles meinte, das Gehirn würde das Blut kühlen und das Denken sei eine Funktion des Herzens. Descartes sah im Gehirn die Pumpe eines Nervenspringbrunnens. Das Gehirn ist mit einer Uhr, einer Schalt-

zentrale, einem Computer verglichen worden, und doch ist seine Mechanik viel komplizierter als alles, womit es verglichen wird. Der Theoretiker Lyall Watson schrieb einmal, wenn das Gehirn so einfach wäre, dass wir es verstehen könnten, wären wir so einfältig, dass wir es trotzdem nicht verstehen könnten. Und die Quelle all dieser Theorien und Spekulationen war diese walnussartige, fleischige, graue Gewebemasse da vor mir.

Brian sah mich an und nickte in Richtung auf Jennifers Kopf. Wieder legte ich ihr meine Hände seitlich ans Gesicht, und Brian löste das Gehirn aus ihrem Schädel. Er stand da und wog es einen Augenblick in den Händen, um es dann mir zu reichen. Es war schwer.

Brian unterbrach die Stille.

»Ich kann's auch nicht glauben«, sagte er.[1]

An jenem Abend nahm ich einen winzigen Teil von Jennifers Gehirn mit, das wir zuerst in dünne Scheiben, dann in Vierecke geschnitten und schließlich auf Mikroskoprähmchen gelegt hatten. Ich redete mir ein, ich wollte später noch einen genaueren »Blick in ihren Kopf« werfen. Das Rähmchen enthielt ein kleines Stück von Jennifers präfrontalem Kortex.

Wochen später war ich in Cuzco, der Hauptstadt des Inkareiches und der am längsten durchgehend besiedelten Stadt auf dem amerikanischen Doppelkontinent. Die Vorfahren der Inkas hatten die ursprünglichen Strukturen aus Lehm und Stroh gebaut, später hatten die Inkas darauf riesige Steinpaläste errichtet. Ich besuchte Don Antonio Morales. Er half mir bei meinen Nachforschungen über die Heiler und Weisen der Anden als Übersetzer und Informant. Wie ich später feststellen sollte, war er außerdem einer der großen Schamanen dieser Gegend. Als ich an jenem Abend sein einfaches Haus betrat, waren seine ersten Worte: »Du hast jemanden mitgebracht.« Ich erwiderte sofort, dass ich allein sei, aber sein Blick richtete sich auf einen Punkt hinter mir. Er sagte, der von mir mitgebrachte Gast sei ungebeten gekommen. Sodann begann er, mir Jennifer zu beschreiben – wie sie gelebt, wen sie geliebt hatte und wie sie gestorben war.

Meine Nackenhaare stellten sich auf. Ich war es nicht gewohnt, ungeladene Gäste im Schlepptau zu haben, aber ich musste daran denken, dass ich seit jenem Abend mit Brian im Anatomielabor unruhig schlief. Und nun sagte dieser weise alte Mann, Jennifers Seele hätte sich an mich gehängt.

»Das liegt daran, dass du warmherzig und mitfühlend bist«, sagte er. »Sie war zwar tot, aber ihre Seele war zwischen der Welt der Lebenden und der spirituellen Welt gefangen. Sie steckte in einem Albtraum fest, aus dem sie nicht erwachen konnte. Vielleicht wusste sie tief in ihrem Inneren, dass du sie zu mir bringen und wir sie von ihrem Leid erlösen würden.«

Der alte Mann erklärte, Jennifers Seele hätte sich an einen Gegenstand, an einen Teil von ihr geheftet, den ich unerlaubt an mich genommen hätte. Ich fing sofort an, in meinem Rucksack zu kramen, und zog das Mikroskoprähmchen heraus.

»Was ist das?«, fragte Don Antonio.

»Ein Teil ihres Gehirns«, erwiderte ich.

Er sah mich finster an. »Du hast etwas sehr Schlimmes getan«, sagte er. »Aber vielleicht war es ja zum Besten. Wir werden sie nun heilen und ihr helfen, in die Geistwelt zurückzukehren.«

Damit begann meine Ausbildung bei den Schamanen. Seither durfte ich meine eigene Seele sowie die Schönheit vieler anderer Seelen unmittelbar und greifbar erfahren. Ich weiß, dass sie der edelste Aspekt des Menschen ist, dass sie überall Schönheit findet, ganz gleich wie viel Hässlichkeit uns umgibt. Sie ist der Teil von uns, der nicht mehr nach Wahrheit sucht, sondern jede Begegnung mit Wahrheit durchdringt. Sie ist der Teil von uns, der nicht mehr nach dem

Glück sucht, sondern jeden Augenblick mit Freude erfüllt. Sie ist der Teil von uns, der gütig und freundlich ist und ein schlichtes Leben führt.

Die Schamanen glauben, die Seele sei der schönste und edelste Aspekt des Menschen. Sie kann ewig währen, da auch Schönheit und Adel ewig sind. Doch dazu müssen wir zunächst das Trauma und den Schmerz unserer Vergangenheit heilen und Erleuchtung finden.

Jeder von uns kann ein großes Experiment wagen: Wir können einen wesentlichen Teil von uns zurückholen, der infolge von Schmerz, Trauma und Stress verloren gegangen ist. Metaphorisch gesprochen handelt es sich dabei um den Teil, der nie aus dem Garten Eden vertrieben wurde, der noch immer verbunden mit Flüssen und Bäumen in Schönheit auf Erden wandelt und der leicht und mühelos mit Gott spricht. Wir glauben, der Schlüssel dazu liegt über unseren Augenbrauen, in unserem präfrontalen Kortex. Sobald dieser Teil erwacht, wird Synergie im Gehirn möglich und wir können verstehen, wer wir sind und was wir uns vom Leben wünschen.

NACHWORT

Alberto Villoldo:
Der Lohn des Sehers

Dritter Fastentag. Ich befinde mich am Südhang unterhalb der Ruinen von Machu Picchu in einer Tempelhöhle, die noch nicht von Archäologen restauriert wurde. Die Stelle, an der ich mein Lager aufgeschlagen habe, wird von den Resten verwaister Terrassen umrahmt, die einst landwirtschaftlich genutzt worden waren und eine ganze Stadt ernährt hatten. Im hinteren Teil der Höhle sind meisterhafte Steinmetzarbeiten der Inkas erkennbar. Ich habe das hohe Gras geschnitten und es mir an einer Stelle gemütlich gemacht, an der ich vor Sonne und Regen geschützt bin. Heute Morgen entdeckte ich am Fußende meines Schlafsacks eine Schlange, die sich wohl die ganze Nacht an meinem Körper gewärmt hatte. Ich weiß nicht, wer von uns beiden überraschter war. Aber die Nacht war kühl gewesen und die Schlange noch ein wenig träge, und ich konnte sie mit einem Stecken aus der Höhle locken. Ich bin mir sicher, dass dies ihre Höhle ist und ich der Eindringling bin, aber da war nichts zu machen. Ich würde noch zwei Tage bleiben.

Der gestrige Tag war schiere Folter. Das Knurren meines leeren Magens war nicht annähernd so schlimm wie die seelische Qual. Ich versuchte zu meditieren, aber sobald ich an den Schokoriegel dachte, den ich ganz unten in meinem Rucksack verstaut hatte, an den Geschmack von warmer Schokolade und daran, wie sehr jede Zelle meines Körpers nach der Stärkung durch Zucker und Kakao gierte, lief mir das Wasser im Mund zusammen, und ich wusste nicht, was ich dagegen tun sollte. Bei Sonnenuntergang durchwühlte ich schließlich meinen Rucksack, bis

ich das Folterinstrument gefunden hatte. Ich riss die Verpackung auf und warf den Riegel in den Urubamba.
  Was für eine Erleichterung. Nun musste ich mich nur noch um meinen knurrenden Magen sorgen…

– Tagebucheintrag

Der Unterschied zwischen Religion und Wissenschaft wurde mir einst so erklärt: In der Wissenschaft stellt man eine Hypothese auf und überprüft sie anhand von Fakten. Wenn die Fakten die These nicht stützen, verwirft man sie und überlegt sich etwas Besseres. Geht man etwa von der Annahme aus, Steine würden nach oben fallen, und die Fakten widerlegen dies, muss man umdenken. Wenn dagegen im religiösen Bereich die Fakten gegen die Hypothese sprechen, werden sie so lange ignoriert, bis sich bessere Beweise finden lassen. Denn in der Religion geht es nicht um Fakten, sondern um den Glauben. Fakten vermögen nur selten, die Seele oder die Fantasie anzurühren.

Bei Religionen gilt, je älter desto besser. Neue Religionen gibt es kaum. Bei der Wissenschaft gilt, je neuer desto besser. Sowohl die Physik als auch die Medizin von vor zwanzig Jahren sind inzwischen veraltet, aber Jahrhunderte alte Religionen sind quicklebendig. Nach Ansicht der Schamanen fallen Alt und Neu, Vergangenheit und Gegenwart in einem ewigen Augenblick zusammen. Der Schamanismus ist weder Wissenschaft noch Religion und beruht deshalb weder auf Beweisen noch auf dem Glauben. Er beruht auf Erfahrung.

Schamanen, Yogis und Mystiker in aller Welt ersannen eine Reihe von Bewusstseinsexperimenten. Jeder, der bereit ist, seine Nachforschungen mit der nötigen Mühe und Ausdauer zu betreiben, kann sie nachvollziehen. Dieses Experiment war ebenso elegant wie einfach: *Beruhige den Geist und finde den inneren Seher.* Sobald man ihn gefunden hat und in der Lage ist, in dem Moment zwischen den Augenblicken zu verweilen, wenn die Uhr aufhört zu ticken und man trotzdem weiterlebt, kann man Unendlichkeit erfahren und zum Meister seines Schicksals werden.

Natürlich waren die Seherinnen und Seher oft jene Frauen und Männer, die wussten, was der Sprung im Panzer der Schildkröte für die Zukunft des Kaisers bedeutete oder wo der Bison am nächsten Morgen anzutreffen war. Man sah darin aber nur die äußere Manifestation einer tieferen Begabung. Wenn der Seher den Blick nach innen wandte, wurde er dafür mit dem Wissen belohnt, wie die Schöpfung funktioniert und welche Rolle ihm bei der Entfaltung des himmlischen Plans zukommt.

Die Meisterschamanen der Anden bezeichnen dies als die »Weisheit, die man erfahren, aber nicht erklären kann«. Meine poetische Begabung reicht nicht aus, um zu beschreiben, wie groß die Freiheit und die Freude sind, wenn man den Seher findet. Jeder, der zu einem Versuch bereit ist, kann diese Erfahrung machen. Sie ist so alt wie die Menschheit selbst. Aber zuvor muss man die Bestie der giftigen Gefühle zähmen. Dieses Geschöpf ist ebenso furchterregend wie der Schokoriegel, von dem ich im Amazonas besessen war; so bedrohlich wie ein Ungeheuer mit vielen Köpfen – wie die sagenumwobene Hydra, die Herkules bekämpfen musste und bei der für jeden Kopf, den er abschlug, zwei neue nachwuchsen.

Die schamanischen Übungen in diesem Buch gehören zu den wirkungsvollsten und stärksten, die ich kenne. Zusammen mit den empfohlenen Gehirnnährstoffen, Ernährungsrichtlinien, Fastentagen, der Kalorienreduktion und körperlichen Bewegung werden sie Ihnen helfen, Traumata zu heilen sowie neuen inneren Frieden und Kreativität zu finden. Sie werden es Ihnen ermöglichen, die älteste Erfahrung im menschlichen Bewusstsein zu machen.

Wir möchten Sie einladen, das Programm auszuprobieren, Ihr Gehirn auf Vordermann zu bringen und sich anzusehen, wozu es fähig ist.

Zunächst aber müssen Sie sich von der Schokolade im Kopf befreien, müssen das innere Geschwätz störender Emotionen in den Fluss werfen, die trägen Schlangen der Ablenkung zu Ihren Füßen vertreiben. Beginnen Sie mit unserem Programm und verraten Sie uns, wie es geht!

■ ■ ■

David Perlmutter:
Die beste Medizin

Wir befinden uns an der Schwelle zum nächsten Quantensprung in der menschlichen Evolution. Zum ersten Mal in der Geschichte aller lebenden Wesen auf diesem Planeten wird eine Spezies bewusst eine aktive Rolle bei der Entwicklung ihres weiteren genetischen Schicksals übernehmen. Bislang vollzog sich die Evolution schrittweise und so, wie Darwins Lehre es vorsieht. In gewisser Weise entspricht sogar die von uns beschriebene, vom Menschen selbst gelenkte Evolution Darwins Theorie. Denn bereits die Entscheidung dafür ist ein Prozess der »natürlichen Selektion«.

Die empfohlene Umstellung von Ernährung und Lebensstil soll die Neurogenese anregen und die Neuroplastizität erhöhen. Damit verfolgen wir letztlich ein einziges Ziel: Wir wollen den beschriebenen Meditationsübungen einen fruchtbaren Boden bereiten, um so ihre Wirksamkeit zu erhöhen. In den letzten beiden Jahren, in denen wir dieses Programm entwickelt haben, war dies vor allem meine Aufgabe. Mit dem reichen Erfahrungsschatz, den Alberto bei seinen Aufenthalten und seiner Arbeit mit den Schamanen der Anden gewann, eignete er sich perfekt für den zweiten Teil.

Aber je länger das Projekt dauerte, umso deutlicher wurde uns beiden bewusst, dass wir uns immer stärker aufeinander zubewegten.

Ich fing an, in meiner neurologischen Praxis Meditationsempfehlungen auszusprechen. Alberto freundete sich allmählich mit den technischen und ernährungsbezogenen Ansätzen an, die das Herzstück meiner ärztlichen Praxis bilden.

In der Absicht, unsere scheinbar grundverschiedenen Positionen miteinander zu vereinbaren, boten wir ein einwöchiges Intensivprogramm in Naples, Florida, an. Wir machten die Patienten gezielt mit tiefgehenden schamanischen Techniken vertraut und behandelten sie gleichzeitig aggressiv mit modernsten Mitteln, um ihre Gehirnfunktion anzuregen und ihre Empfänglichkeit zu erhöhen. Dazu gehörten unter anderem die hyperbare Sauerstofftherapie und die intravenöse Verabreichung von Glutathion.

Was dann geschah, veränderte nicht nur das Leben der Teilnehmer. Es sollte auch für Alberto und mich eine umwälzende Erfahrung werden. Menschen, die sich zeitlebens mit denselben Problemen herumgeschlagen hatten, gelangten endlich zu der Einsicht, die dazu nötig war, tiefsitzende problematische Verhaltensweisen zu verstehen und zu verändern.

Das Gesamtprogramm war ganz offensichtlich sehr viel mehr als die Summe seiner Teile. Diese Erfolge halfen uns auch, die Vorgehensweisen an unseren Instituten, dem Center for Energy Medicine in Chile und dem Perlmutter Health Center in Naples, Florida, weiterzuentwickeln. Wenn man mit den in diesem Programm vorgestellten Methoden den Oxidationsschutz, die Entgiftung und das Wachstum der Mitochondrien verbessert sowie Entzündungen hemmt, geht der gesundheitliche Nutzen weit über eine gesteigerte Gehirnfunktion und eine reichere meditative Erfahrung hinaus. Entzündungen, die Bildung übermäßig vieler freier Radikale und das Vorhandensein von Giften sind pathologische biochemische Prozesse, die viele Gesundheitsprobleme wie Herzkrankheiten, Krebs, Arthritis, Diabetes, Asthma, chronisch-entzündliche Darmerkrankungen und Autismus begünstigen. Wenn man ein Auge auf diese Faktoren hat, wirkt sich das nicht nur positiv auf bestehende Erkrankungen aus, die Vorteile können von schlichtem Wohlbefinden bis hin zu besseren sportlichen Leistungen und gestärkten Abwehrkräften reichen.

Ich praktiziere seit fünfundzwanzig Jahren Medizin, erforsche die Grenzen der Biochemie der Ernährung und arbeite mit innovativen Ansätzen in der täglichen Betreuung von Patienten mit komplexen Störungen. Dabei ist mir die ebenso grundlegende wie erstaunliche Wirkung der Spiritualität als Bestandteil eines Behandlungsplans stets entgangen – bis jetzt.

■ ■ ■

Inzwischen ist klar, dass uralte Überzeugungen verbunden mit wohltuenden modernen Übungen für Körper und Geist die vielleicht beste Medizin sind – eine Möglichkeit, das Gehirn zu stärken, damit es suchen und finden kann, wonach der Mensch seit jeher strebt: Erleuchtung.

DANK

Wir danken Robert Weir und Nancy Peske. Sie haben die Herausforderung, zwei scheinbar grundverschiedene Stimmen zu einem harmonischen Ganzen zusammenzufügen, mit überwältigendem Erfolg gemeistert. Unser ehrlicher Dank gilt ferner dem Team von Hay House mit Patty Gift, die dieses Projekt mit ihrem Weitblick und ihrer Einsicht von Anfang an unterstützt hat; mit Laura Koch, deren Kommentare stets ins Schwarze treffen und die ein enormes redaktionelles Geschick besitzt; und mit Reid Tracy, Richelle Zizian, Johanne Mahaffey, Sally Mason und Christy Salinas.

DIE AUTOREN

Dr. med. David Perlmutter ist Neurologe und Fellow of the American College of Nutrition. Er ist medizinischer Leiter des Perlmutter Health Center sowie des Perlmutter Hyperbaric Center in Naples, Florida, und lehrt am Institute for Functional Medicine.

Dr. Perlmutter gilt international als einer der führenden Experten bezüglich der Frage, wie Ernährung neurologische Störungen beeinflusst. 2002 wurde er für seine Arbeit mit innovativen Ansätzen bei der Behandlung neurologischer Störungen mit dem Linus Pauling Functional Medicine Award ausgezeichnet. Im selben Jahr wurde er mit dem Denham Harman Award für seine Bemühungen ausgezeichnet, das Wissen um die Rolle der Biochemie der freien Radikale bei neurologischen Erkrankungen voranzutreiben. 2006 verlieh ihm die National Nutritional Foods Association die Auszeichnung »Clinician of the Year«.

Mit Veröffentlichungen in zahlreichen Fachzeitschriften leistet Dr. Perlmutter einen erheblichen Beitrag zur internationalen medizinischen Literatur. Darüber hinaus hat er vier Bücher verfasst: *BrainRecovery.com*, *The Better Brain Book*, *LifeGuide: Your Guide to a Longer and Healthier Life* und *Raise a Smarter Child By Kindergarten*.

Dr. Perlmutter tritt häufig in landesweit ausgestrahlten Radio- und Fernsehsendungen auf, unter anderem *20/20*, *The Faith Daniels Program*, *Larry King Live*, CNN, Fox News, *Fox and Friends*, *The Today Show*, *The Oprah Show* und *The CBS Early Show*.

Internetseite: **www.drperlmutter.com**.

Dr. Alberto Villoldo ist promovierter Psychologe und medizinischer Anthropologe und studiert seit über fünfundzwanzig Jahren die Heiltraditionen der Schamanen im Amazonasgebiet und in den Anden. Im Rahmen seiner Tätigkeit an der San Francisco State University gründete er das »Biological Self-Regulation Laboratory«, um die Psychosomatik von Gesundheit und Krankheit zu erforschen. In der festen Überzeugung, dass der Geist heilen kann, verließ er sein Labor und reiste in den Amazonas, um mit den Medizinmännern und Medizinfrauen des Regenwaldes zu arbeiten, ihre Heilmethoden und ihre Mythologie zu erlernen.

Villoldo leitet die »Four Winds Society«, die Menschen aus den Vereinigten Staaten und Europa in der Praxis des schamanischen Heilens unterrichtet. Er ist der Gründer der »Healing the Light Body School« mit Ablegern in Australien, Großbritannien, Schweden, Holland und Deutschland. Derzeit leitet er das »Center for Energy Medicine« in Chile, wo er die Neurowissenschaft der Erleuchtung erforscht und praktiziert.

Internetseiten: **www.thefourwinds.com** und **www.powerupyourbrain.com**.

ANMERKUNGEN

Einleitung

1 Dan Buettner, *The Blue Zones: Lessons for Living Longer from the People Who've Lived the Longest* (Washington, DC: National Geographic, 2008).

Kapitel 1: Die Neurowissenschaften der Erleuchtung

1 Marcel Griaule (1898-1956), *The Pale Fox* (1965), aus dem Französischen von Stephen C. Infantino (Chino Valley, AZ: Continuum Foundation, 1986).

2 Stuart R. Hameroff, *Ultimate Computing: Biomolecular Consciousness and Nanotechnology* (New York: Elsevier, 1987); Stuart R. Hameroff, Alfred W. Kaszniak und Alwyn Scott (hrsg.), *Towards a Science of Consciousness* (Cambridge: MIT Press, 1996).

3 Jack A. Tuszynski, *The Emerging Physics of Consciousness* (New York: Springer, 2006).

4 His Holiness the Dalai Lama, *Becoming Enlightened* (New York: Atria Books, 2009), 88.

5 Ebenda, 217.

Kapitel 2: Die Macht des Geistes

1 W. Edward Craighead und Charles B. Nemeroff, *The Corsini Encyclopedia of Psychology and Behavioral Science*, Bd. 3 (New York: John Wiley & Sons, 2001), 1212.

2 Darold A. Treffert, *Extraordinary People*, Backinprint.com, 2006.

Kapitel 3: Die Evolution von Geist und Gehirn

1 5. Buch Mose 2:20.

Kapitel 4: Die Mitochondrien und die weibliche Lebenskraft

1 Zur wissenschaftlichen Unterscheidung: Wenn kein Sauerstoff vorhanden ist, verfügen die Zellen auch über andere chemische Möglichkeiten der ATP-Herstellung. Der Wirkungsgrad dieser sogenannten anaeroben Energiegewinnung beträgt nur 1/18 der aeroben Energiegewinnung.

2 Streng wissenschaftlich bezeichnet der Begriff *freie Radikale* nicht nur die reaktiven Sauerstoffspezies (ROS), sondern auch eine ähnlich reaktionsfreudige Familie von Radikalen, die reaktiven Stickstoffspezies (RNS). Aus Gründen der Einfachheit werden wir den Begriff *freie Radikale* für die reaktiven Sauerstoffspezies verwenden, wie das in nichtwissenschaftlichen Publikationen inzwischen die Norm ist.

3 Nick Lane, *Power, Sex, Suicide: Mitochondria and the Meaning of Life* (New York: Oxford University Press, 2005), 189.

4 J. F. R. Kerr, A. H. Wyllie und A. R. Currie, »Apoptosis: A Basic Biological Phenomenon with Wide-Ranging Implications in Tissue Kinetics«, *British Journal of Cancer* 26, Nr. 4 (August 1972): 239-57.

5 D. Harman, »Aging: A Theory Based on Free Radical and Radiation Chemistry«, *Journal of Gerontology* 11, Nr. 3 (1956): 298-300.

6 Siehe Lynn Margulis, *Symbiosis in Cell Evolution*, 2. Ausgabe (New York: W. H. Freeman, 1992).

Kapitel 5: Neuronale Netze und geistige Gewohnheiten

1 R. C. Kessler et al., »Posttraumatic Stress Disorder in the National Comorbidity Study«, *Archives of General Psychiatry* 52, Nr. 12 (Dezember 1995): 1048-60.

2 Ebenda.

3 Julio F. Peres et al., »Cerebral Blood Flow Changes during Retrieval of Traumatic Memories before and after Psychotherapy: A SPECT Study«, *Psychological Medicine* 37 (Oktober 2007): 1481-91.

4 James Hillman im Vorwort zu *The Logos of the Soul* von Evangelos Christou (New York: Spring Publications, 2007): 8.

Kapitel 6: So schadet Stress dem Gehirn

1 Joan Stephenson, »Exposure to Home Pesticides Linked to Parkinson Disease«, *Journal of the American Medical Association* 238, Nr. 23 (21. Juni 2000): 3055-56.

2 »First BPA Detection in U.S. Infant Cord Blood«, Environmental Working Group Press Release, 2. Dezember 2009.

3 E. Dias-Ferreira et al., »Chronic Stress Causes Frontostriatal Reorganization and Affects Decision-Making«, Science 325, Nr. 5940 (31. Juli 2009): 621-25.

4 Robert M. Sapolsky, zitiert von Natalie Angier in »Brain is a Co-Conspirator in a Vicious Stress Loop«, *New York Times*, 17. August 2009, http://www.nytimes.com/2009/08/18/science/18angier.html.

5 Robert M. Sapolsky, *Stress, the Aging Brain, and the Mechanisms of Neuron Death* (Cambridge: MIT Press, 1992), 327.

Kapitel 7: Das Geschenk der Neuroplastizität

1 Sharon Begley, *Neue Gedanken – neues Gehirn: die Wissenschaft der Neuroplastizität beweist, wie unser Bewusstsein das Gehirn verändert* (München: Goldmann, 2010), 282 ff.

2 Ebenda, 284.

3 Joe Dispenza, *Schöpfer der Wirklichkeit: der Mensch und sein Gehirn – Wunderwerk der Evolution* (Burgrain: Koha, 2010), 216.

4 Sharon Begley, »How Thinking Can Change the Brain«, *Wall Street Journal*, 19. Januar 2007, http://online.wsj.com/article/SB11691505 8061980596.html.

5 Alvaro Pascual-Leone et al., »The Plastic Human Brain Cortex«, *Annual Review of Neuroscience* 28 (Juli 2005): 377-401.

6 Dispenza, *Schöpfer der Wirklichkeit*, 215.

7 Begley, *Neue Gedanken – neues Gehirn*, 269.

8 Jeffrey M. Schwartz und Sharon Begley, *The Mind and the Brain: Neuroplasticity and the Power of Mental Force* (New York: HarperCollins, 2003), 17-18.

9 Andrew Newberg und Mark Robert Waldman, *Der Fingerabdruck Gottes: wie religiöse und spirituelle Erfahrungen unser Gehirn verändern* (München: Kailash, 2010), 36-37.

10 Ebenda, 165.

Kapitel 8: Neurogenese: Das Wachstum neuer Gehirnzellen

1 Begley, *Neue Gedanken – neues Gehirn*, 111-12.

2 Ebenda, IX-X (Geleitwort des Dalai Lama).

3 Nicola Lautenschlager et al., »Effect of Physical Activity on Cognitive Function in Older Adults at Risk for Alzheimer's Disease«, *Journal of the American Medical Association* 300, Nr. 9 (3. September 2008): 1027-37.

4 Jennifer Weuve et al., »Physical Activity, Including Walking, and Cognitive Function in Older Women«, *Journal of the American Medical Association* 292, Nr. 12 (22. September 2004): 1454-61.

5 A. V. Witte et al., »Caloric Restriction Improves Memory in Elderly Humans«, *Proceedings of the National Academy of Science* 106, Nr. 4 (27. Januar 2009): 1255-60.

6 Mark P. Mattson et al., »Prophylactic Activation of Neuroprotective Stress Response Pathways by Dietary and Behavioral Manipulations«, *NeuroRx* 1, Nr. 1 (Januar 2004): 112.

7 Ebenda, 113.

8 Yakir Kaufman et al., »Cognitive Decline in Alzheimer Disease: Impact of Spirituality, Religiosity, and QOL«, *Neurology* 68 (Mai 2007): 1509-14.

9 Karin Yurko-Mauro et al., »Results of the MIDAS Trial: Effects of Docosahexaenoic Acid on Physiological and Safety Parameters in Age-Related Cognitive Decline«, *Alzheimer's & Dementia* 5, Ausgabe 4 (Juli 2009): 84.

Kapitel 9: Drei Probleme, die Sie vermeiden sollten

1 William R. Markesbery und Mark A. Lovell, »Damage to Lipids, Proteins, DNA, and RNA in Mild Cognitive Impairment«, *Archives of Neurology* 64, Nr. 7 (Juli 2007): 954-56.

2 Ebenda, 955.

3 Ling Gao et al., »Novel n-3 Fatty Acid Oxidation Products Activate Nrf2 by Destabilizing the Association between Keap1 and Cullin3«, *Journal of Biological Chemistry* 282 (26. Januar 2007): 2536.

4 M. R. Vargas et al., »Increased Glutathione Biosynthesis by Nrf2 Activation in Astrocytes Prevents p75NTR-dependent Motor Neuron Apoptosis«, *Journal of Neurochemistry* 97, Nr. 3 (Mai 2006): 687-96.

5 Walter F. Stewart et al., »Risk of Alzheimer's Disease and Duration of NSAID Use«, *Neurology* 48 (März 1997): 626-32; Honglei Chen et al., »Nonsteroidal Anti-inflammatory Drugs and the Risk of Parkinson's Disease«, *Archives of Neurology* 60, Nr. 8 (August 2003): 1059-64.

6 A. Cagnin et al., »In-Vivo Measurement of Activated Microglia in Dementia«, *Lancet* 358 (11. August 2001): 461-67.

7 Narayanan Venkatesan et al., »Curcumin Prevents Adriamycin Nephrotoxicity in Rats«, *British Journal of Pharmacology* 129, Nr. 2 (Januar 2000): 231-34.

8 T. L. Perry et al., »Parkinson's Disease: A Disorder Due to Nigral Glutathione Deficiency?« *Neuroscience Letters* 33, Nr. 3 (Dezember 1982): 305-10.

9 D. Perlmutter und D. Townsend, »Parkinson's Disease: New Perspectives«, *Townsend Letter for Doctors and Patients* (Januar 1997): 48-50.

Kapitel 10: Modernste Therapien für eine bessere Energiegewinnung

1 Persönliches Gespräch mit Dr. Richard Neubauer am 20. Dezember 2006.

2 Glutathion ist erhältlich über Wellness Pharmacy, 3401 Independence Drive, Suite 231, Birmingham, AL 35209; Telefon (800) 227-2627.

3 G. Sechi et al., »Reduced Intravenous Glutathione in the Treatment of Early Parkinson's Disease«, *Progress in Neuro-Psychopharmacology and Biological Psychiatry* 20, Nr. 7 (Oktober 1996): 1159-70.

4 Christopher A. Shaw (Hrsg.), *Glutathione in the Nervous System* (Boca Raton, Fl: CRC Press, 1998), 4.

5 L. Ye et al., »Quantitative Determination of Dithiocarbamates in Human Plasma, Serum, Erythrocytes and Urine: Pharmacokinetics of Broccoli Sprout Isothiocyanates in Humans«, *International Journal of Clinical Chemistry* 316, Nr. 1-2 (Februar 2002): 43-53.

Kapitel 11: Das Geschenk der Schamanen

1 Calvin C. Clawson, *Mathematical Sorcery: Revealing the Secrets of Numbers* (New York: Basic Books, 2001), 10.

Kapitel 12: Machen Sie Ihr Gehirn fit für die Erleuchtung

1 William H. Calvin, *A Brain for All Seasons: Human Evolution and Abrupt Climate Change* (Chicago: University of Chicago Press, 2002), 307.

2 G. F. Cahill, Jr. und R. L. Veech, »Ketoacids? Good Medicine?«, *Transactions of the American Clinical and Climatological Association* 114 (2003): 149.

3 M. A. Reger et al., »Effects of Beta-hydroxybutyrate on Cognition in Memory-impaired Adults«, *Neurobiology of Aging* 25, Nr. 3 (März 2004): 311-14.

4 Siehe http://www.treeoflife.nu/media-library/articles-videos-more/why-fast/.

5 Paramahansa Yogananda, *Die ewige Suche des Menschen: Gesammelte Vorträge und Essays – Gott im täglichen Leben verwirklichen* (Los Angeles: Self-Realization Fellowship, 2001), 126.

6 Thomas Ryan, CSP, *The Sacred Art of Fasting: Preparing to Practice* (Woodstock, VT: SkyLight Paths Publishing, 2005), 163.

7 N. T. Lautenschlager et al., »Effect of Physical Activity on Cognitive Function in Older Women«, *Journal of the American Medical Association* 300, Nr. 9 (3. September 2008): 1027-37.

8 J. Weuve et al., »Physical Activity, Including Walking, and Cognitive Function in Older Women«, *Journal of the American Medical Association* 292, Nr. 12 (September 2004): 1454-61.

9 R. D. Abbott et al., »Walking and Dementia in Physically Capable Elderly Men«, *Journal of the American Medical Association* 292, Nr. 12 (September 2004): 1447-53.

Kapitel 13: Schamanische Übungen

1 E. Epel et al., »Can Meditation Slow Rate of Cellular Aging? Cognitive Stress, Mindfulness, and Telomeres«, *Annals of the New York Academy of Sciences* 1172 (August 2009): 34-53.

2 Dichterische Bearbeitung der Yoga-Sutras von Patanjali, 1.32, von Alberto Villoldo, in: *Yoga, Power, and Spirit: Patanjali the Shaman* (New York: Hay House, 2007), 27.

Kapitel 14: Wege zu einem neuen Gehirn – Das Programm

1 Celiac Disease Awareness Campaign of the National Institutes of Health, »Provider Points: Testing for Celiac Disease«, http://digestive.niddk.nih.gov/ddiseases/pubs/celiactesting/Celiac_Testing_CDAC_PP.pdf.

2 Ihr Arzt kann diesen Test unter der Telefonnummer (800) 255-4762 oder über die Internetseite www.genovadiagnostics.com bei Genova Diagnostics für Sie anfordern.

3 »Moderate Drinking Can Reduce Risks Of Alzheimer's Dementia And Cognitive Decline, Analysis Suggests«, *Science Daily,* 31. Dezember 2008, http://www.sciencedaily.com/releases/2008/12/081229200750.htm.

Kapitel 15: Auf der Suche nach der Seele

1 Alberto Villoldo und Erik Jendresen, *Die Macht der vier Winde: Eine Reise ins Reich der Schamanen* (Reinbek bei Hamburg: Rowohlt, 1993), 15 ff.

Alberto Villoldo –
Vermittler schamanischen Heilwissens

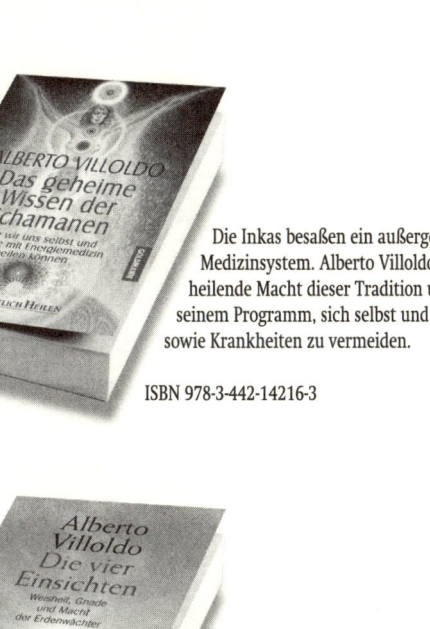

Die Inkas besaßen ein außergewöhnliches Medizinsystem. Alberto Villoldo studierte die heilende Macht dieser Tradition und ermöglicht mit seinem Programm, sich selbst und andere zu heilen sowie Krankheiten zu vermeiden.

ISBN 978-3-442-14216-3

Alle Schöpfung besteht letztlich aus Licht. Villoldo verbindet tiefgründige schamanische Einsichten mit praktischen Übungsanleitungen für umfassende Heilung.

ISBN 978-3-442-21805-9

Wie Schamanen
sich und die Welt heilen

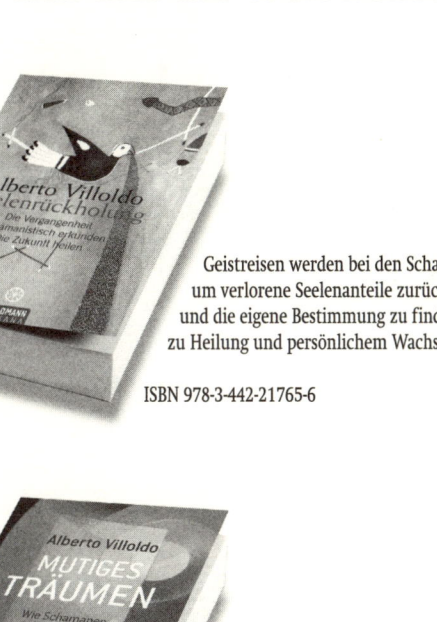

Heilen mit der Kraft des Geistes

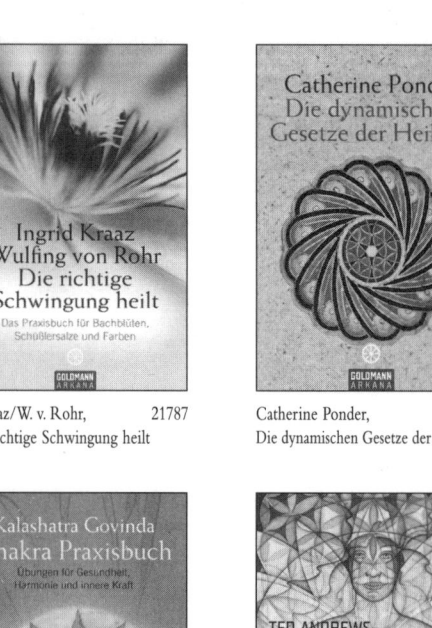

I. Kraaz/W. v. Rohr,   21787
Die richtige Schwingung heilt

Catherine Ponder,   21772
Die dynamischen Gesetze der Heilung

Kalashatra Govinda,   21758
Chakra Praxisbuch

Ted Andrews,   21737
Kleines Lehrbuch für Heiler

GOLDMANN
ARKANA